兒童語音障礙
理論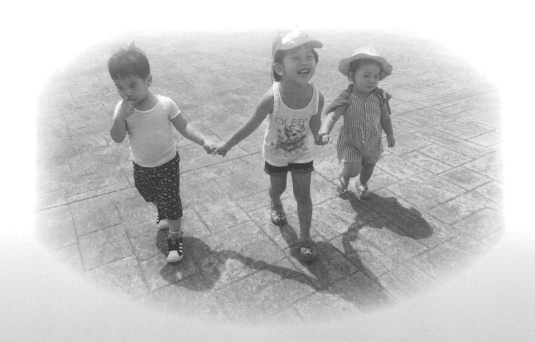與實務

錡寶香　主編

錡寶香、陳佳儀、張旭志、謝采容、宋韋均　著

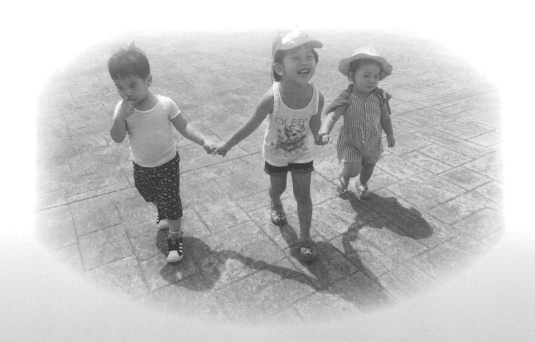

《兒童語音障礙：理論與實務》勘誤表

頁數	說明	修改後內容
5	圖 1-1	**語音障礙** **功能性** 構音障礙　音韻障礙 語音層次　音韻層次 動作層面　語言層面 **器質性** 感官／知覺：　構音器官結構　動作執行 聽損　　　　舌繫帶過短　（吶吃） 中耳炎　　　唇顎裂　　　動作計畫 　　　　　　　　　　　　（言語失用症）
39	圖 1-6	喉腔　鼻腔　硬顎　軟顎　懸壅垂　咽腔　舌根　舌面　舌尖　牙齒　上唇　下唇

232	表格「常見錯誤」右欄第一行： ・替代（前置音化）：以雙唇音的[ㄅ]音取代[ㄇ]音	改成： ・替代：以非鼻音的[ㄅ]音取代[ㄇ]音
233	表格「詞彙建議表」第三行： 詞中：什麼、阿嬤、棉花、我們	改成： 詞中：什麼、阿嬤、做夢、我們、小妹
237	表格「語音脈絡」右欄第五行 「蛋糕」	刪除「蛋糕」
241	表格「語音脈絡」右欄第二行 /ㄜˊ/	改成：/ㄧˊ/
292	表格「語音位置法」右欄第八行 /ㄅˊ/	改成：/ㄇˊ/
300	表格「目標音練習：音節」右欄的圖	

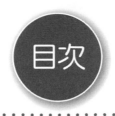

目次

主編者簡介

錡寶香

學歷：美國威斯康辛州立大學麥迪遜校區溝通障礙博士

曾任：國立彰化師範大學特殊教育學系副教授

中山醫學大學語言治療與聽力學系兼任副教授

國立臺北護理健康大學聽語障礙科學研究所兼任教授

臺北市立大學語言治療碩士學位學程兼任教授

國立臺北教育大學特殊教育學系／中心主任

中華溝通障礙教育學會理事長／理事

現任：國立臺北教育大學特殊教育學系教授

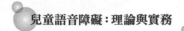

作者簡介

錡寶香

請見「主編者簡介」

陳佳儀

學歷：中山醫學大學語言治療與聽力學系語言治療組學士

執照：臺灣專技高考語言治療師及格

曾任：中國醫藥大學附設醫院復健科語言治療師

　　　桃園市大明醫院語言治療師

　　　桃園市振雄診所語言治療師

現任：語研語言治療所語言治療師

　　　新北市／桃園市學校系統特殊教育專業團隊語言治療師

　　　桃園市長期照護專業團隊語言治療師

　　　桃園市兒童發展通報轉介中心合作語言治療師

張旭志

學歷：國立臺北護理健康大學語言治療與聽力學系語言治療組碩士

　　　國立臺北教育大學特殊教育學系學士

執照：臺灣專技高考語言治療師及格

國小階段特殊教育教師證書

教育部定高等教育講師證書

曾任：臺北市學校系統特殊教育專業團隊語言治療師

臺北市樂活診所語言治療師

長庚科技大學幼兒保育系約聘講師

國立臺北教育大學特教中心兒童發展教室特約語言治療師

亞洲大學聽力暨語言治療學系專任講師

現任：新北市雄鶴診所語言治療師

新北市學校系統特殊教育專業團隊語言治療師

臉書「腦中風復健教育團隊」專頁語言治療小編

謝采容

學歷：國立臺北教育大學特殊教育學系早期療育研究所碩士

中山醫學大學語言治療與聽力學系語言治療組學士

執照：臺灣專技高考語言治療師及格

曾任：臺北市立萬芳醫院復健部語言治療師

永和復康醫院語言治療師

國立臺北教育大學特教中心兒童發展教室特約語言治療師

雙北市學校系統特殊教育專業團隊語言治療師

雙北市長期照護專業團隊語言治療師

現任：童樂語言治療所語言治療師

桃園市大明醫院語言治療師

桃園市學校系統特殊教育專業團隊語言治療師

桃園市長期照護專業團隊語言治療師

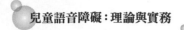

宋韋均

學歷：國立臺北護理健康大學語言治療與聽力學系語言治療組碩士
　　　國立臺北教育大學特殊教育學系學士

執照：臺灣專技高考語言治療師及格

曾任：臺北市學校系統特殊教育專業團隊語言治療師
　　　臺北市立聯合醫院陽明院區語言治療師
　　　長庚科技大學幼兒保育系約聘講師
　　　上海禾基兒童中心師資培訓督導
　　　上海納星灣兒童發展中心師資培訓督導
　　　芽芽兒童教育中心語言治療師

現任：新北市雄鶴診所語言治療師
　　　新北市長期照護專業團隊語言治療師
　　　新北市學校系統特殊教育專業團隊語言治療師

作者序

　　多年以前，當我還在美國威斯康辛大學溝通障礙學系（Department of Communication Science and Disorders）攻讀博士學位時，選修了 Professor Shriberg 開設的「phonological disorders」課程，開啟了我對語音障礙領域的興趣。過去幾年來，我也將興趣轉化執行多個與語音障礙主題相關的科技部研究計畫。此外，當國立臺北護理健康大學聽語障礙科學研究所成立、臺北市立大學語言治療碩士學位學程開設的前幾年，我也支援上了幾年的「構音／音韻異常」課程。這些年來，一直想將這些研究資料與課程中所整理的上課資料彙整組織成書，卻始終只是缺乏行動力的空想。

　　直到與本書作者群閒聊語言治療工作，乃發想以兼顧理論與實務的角度去撰寫一本語音障礙的書，讓主修語言治療或特殊教育的學生，或是初任語言治療師／特殊教育教師者，可以有多一些相關書籍或訊息，幫助他們對語音障礙有所了解。本來是 must do list 中一個未來規劃項目，乃有機會破繭而出，變成一本大家共同合作完成的書籍。

　　過去 20 年來，我在基隆、宜蘭、臺北或高雄的特殊需求學生鑑定會議上，常常碰到在語音學習上有需求的兒童。雖然學校系統中有專業團隊語言治療師可以協助，但可以提供的服務時數極為不足，因此亟需特教教師與專團語言治療師合作，協助語音障礙兒童在學校學習情境與生活日常中，練習及實際應用被治療的目標語音。然而，大部分特教教師對語音障礙並不熟悉，為讓這些關心語音障礙兒童的教師也可有參考的資料，也是激發本書撰寫的初心。

　　每個語音障礙或語言／溝通障礙的兒童都是一個獨特的個體，在未來生命歷程中有很多的可能性與展望，他們有權利獲得也需要我們的關注。衷心冀望本書以兒童為本的撰寫初衷能創造差異（Making a difference），支持與協助在語言治療與特殊教育持續投入的工作者，可以有實用的知識去幫助在語音學習上有需求的兒童。

錡寶香　謹識於

國立臺北教育大學特殊教育學系

2022 年 8 月 22 日

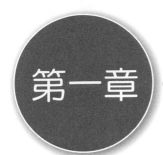

第一章

語音障礙：
概觀與基本概念

錡寶香

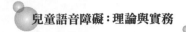

第一節　前言

　　5 歲 8 個月大的男童對著媽媽說：「拿狗。我不要欺。計個很ムㄨㄚ。計個薩滅有鬼。」

　　媽媽說：「不會啦。這個很甜喔！我把上面的水擦乾。來！要不要吃看看？」

　　在日常溝通情境中，我們在說話時偶爾也會出現發錯語音的情況，而我們通常馬上就可以自我覺察，立即更正或是更為注意自己接續話語產出的動作。在與兒童接觸的經驗中，我們發現在兒童語言發展朝向成人形式的學習進程中，會出現錯誤發音的詞彙與話語。這是兒童語言發展過程中自然的現象，且會隨著年齡的增長慢慢精熟母語中的所有語音，亦即其語音發展一定會達陣里程碑，說出的語音和大人是一致的。

　　然而，對某些兒童而言，其語音的發展過程與同齡兒童相比，卻無法發展出符合年齡期望應有的語音精熟度，仍會出現語音錯誤現象，這些兒童可能就是語音障礙兒童（children with speech sound disorders）。例如，在前述例子中，這位小男生已經快接近 6 足歲了，但在他的話語中仍出現很多語音錯誤，像是將／ㄗ／音發成／ㄍ／音，所以「拿走」會說成「拿狗」；／ㄔ／音發成／ㄑㄧ／音（吃說成欺）；／ㄓ／音發成／ㄐㄧ／音（「這」說成「計」）；／ㄕ／音也發成／ㄍ／音（「有水」變成「有鬼」）。另外，他也將／ㄢ／的音發成／ㄚ／音，省略掉後面的鼻音聲母／ㄋ／，把「酸」說成／ㄙㄨㄚ／。把「面」說成「滅」。

　　上述幼童的語音問題或是俗稱說話「**臭乳呆**」的現象，聽起來還滿可愛的，但是若是未及早修正，任由問題持續到學齡階段或成人階段，可能就會對個體造成傷害，影響其心理、社會互動、生涯發展／抉擇等層面的發展。事實上，語音障礙是兒童溝通障礙中最常見的類型（Bleile, 2015）。無論是美國（Gierut, 1998）或臺灣的臨床語言治療師，服務的兒

童對象中都是以語音障礙兒童人數為最多。此外，在美國與臺灣的特殊教育中皆有說話語言障礙（美國：speech and language impairment）或是語言障礙類別的特殊需求學生，其中一個亞型即為構音異常，且依據美國統計資料顯示，語言障礙學生人數在特殊教育學生中多年來都是占據第二高（U.S. Department of Education, 2021）。針對這些在語音發展上出現遲緩或困難的兒童，語言治療以及特殊教育領域需要釐清其困難，並提供必要的治療與支持，以期能及早介入，預防後續可能衍生的問題。

　　為能清楚了解語音障礙的本質、評量程序內容，以及介入治療方針／策略或內涵，專業人員須熟知與語音障礙相關的重要知識領域，包括：(1)說話和言語相關的解剖和生理知識（如：正常的口腔顏面機轉）；(2)語音學的知識；(3)兒童音韻發展的知識；(4)對語言和構音動作連結的知識；(5)構音異常相關因素的知識。據此，本章將於下文中依序介紹這些與語音障礙相關的基本概念。

第二節　語音障礙的定義

　　語音障礙主要是指在使用口語表達過程中出現語音產出困難或錯誤的現象（Bernthal, Bankson, & Flipsen, 2017; McLeod & Baker, 2017）。依據 DSM-5（台灣精神醫學會譯，2014）的界定，語音障礙的診斷基準為：語音產出出現持續的困難，且妨礙言語清晰度，造成口語溝通訊息的表達不清。而根據美國聽語協會（American Speech-Language-Hearing Association, ASHA, 2022a）的定義：語音障礙是一統稱的專有用語，主要是指在語音或音段的知覺、動作、音韻表徵上出現任何或是混合的困難。綜合上述，語音障礙乃指在語言中使用語音（如：音韻），以及如何產出語言的聲音（如：構音）相關的困難（Owens & Farinella, 2019）。

　　事實上，語言治療專業在人類社會中出現時，即是從語音障礙領域開始發展的，也因此歷經百年以上專業改變歷程，其名稱包括：「構音障礙」（articulation disorders）、「音韻障礙」（phonological disorders）、「構音／音韻障礙」（articulation / phonological disorders），只是近年來逐漸改以「語音障礙」或是「語音異常」（speech sound disorders）來統稱語音出現困難或錯誤的溝通問題（Peña-Brooks & Hegde, 2015）。

　　根據 DSM-5 的界定，語音障礙包括構音與音韻障礙兩項。構音障礙係指兒童在說出符合年齡發展期望的語音上出現困難，無法做出正確發出該音所需要的動作；此項界定係聚焦於說話或發音的動作協調。音韻障礙則指兒童在習得掌控語言系統中的語音規則上出現困難。針對構音障礙部分，美國各州特殊教育鑑定也都有其界定方式。舉例來說，美國田納西州教育處對構音障礙的界定為：「在交談對話中說出語音的能力出現明顯的缺陷，且不符生理年齡應有之發展。這些異常的語音產出包括：替代、省略、添加與歪曲等錯誤類型，會影響個體交談對話的言語清晰度，且會阻礙其在教育情境中的學習與成功的口語溝通。語音錯誤可能是損傷的音韻、口腔動作或其他因素所造成之結果。」（Tennessee Department of Education, 2018）

　　此外，依據美國聽語協會（American Speech-Language-Hearing Association, 2022a）的分類，語音障礙可分成二種主要類型：功能性與器質性語音障礙。茲以圖 1-1 及下文說明之。

1. 功能性（functional）語音障礙：主要是指因未知致因使兒童在動作層面的構音，或是語言層面的音韻上出現困難，造成兒童在說出語音的過程中，無法正確地使用語言中的語音。這些有明顯說話語音缺陷、但卻無法找出明顯病因或難以明確判定其致因的兒童被稱為「特發性語音障礙」（idiopathic speech sound disorder），在語音障礙兒童中所占的人數比例最多（Bernthal et al., 2017）。

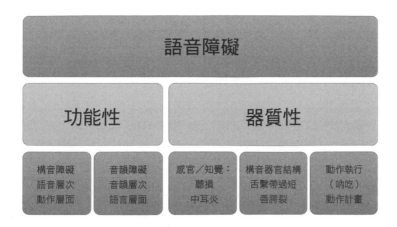

圖 1-1　語音障礙分類圖

資料來源：American Speech-Language-Hearing Association（2022a）、Bowen（2015）。

2. 器質性（organic）語音障礙：主要是指已知致因使兒童的發展性或習得的語音產出有困難或缺陷，可再細分為下列三種：

　(1) 動作／神經類型的語音障礙：主要是指在言語說話動作上的執行〔如：吶吃（dysarthria）〕，或是動作的計畫〔如：言語失用症（childhood apraxia of speech-CAS）〕出現困難，導致語音產出困難或錯誤。

　(2) 說話結構問題的語音障礙：主要是指因唇腭裂或其他顱顏異常，或是構音器官機轉的缺陷（如：缺牙、舌繫帶過短），以及因創傷或是手術造成的結構缺陷，而造成說話語音產出的困難。

　(3) 感覺／知覺問題的語音障礙：主要是指因為聽損或中耳炎造成語音產出的不清晰或困難。

　　綜合上述，語音障礙係指無明確原因、或是因先天或後天的生理結構或神經問題，造成兒童話語中的語音出現錯誤現象。在學術與實務領域中則將語音障礙區分成：(1)構音障礙：無法精熟地控制口語表達的神經肌

肉動作，導致產出語言中的語音或是語音序列出現困難；(2)音韻障礙：在掌控音素或音位（phoneme）以組合形成詞彙的語言規則知識或表徵出現問題，使其在說出語音的過程中，無法依據語音結合或產出規則來正確使用語言中的語音。具體而言，被界定為語音障礙的兒童所說出的詞彙，聽起來和一般認定的有所不同，可能影響其將所建立的語意、語法、語用技能適當地表現出來，進而影響溝通互動。例如：兒童的溝通意圖是要分享他的褲子上有兔子圖案，卻說成「我肚子上有兔子」，如此會因語音產出問題而造成同音異義詞彙（homonymy）的混淆，造成溝通障礙。最後，雖然語音障礙可區分成構音與音韻困難，但在臨床上有些幼兒可能同時出現構音和音韻缺陷。

第三節　語音的學習：音韻表徵的建立

　　在兒童語言發展過程中，將在環境中聽到的言語編碼在認知語言系統中是一項非常複雜的歷程。兒童必須學習如何將一連串的言語聲音切割成個別詞彙並與指稱物或情境意義連結。詞彙儲存進入記憶的系統中，包含三個不同的表徵（representations）類型，分別為音韻表徵、詞彙表徵和語義表徵（Stemberger, 1992）。音韻表徵係指組成詞彙中的每一個單獨的語音（sound），且將每一個單獨的語音視為可分離的單位（Vitevitch & Luce, 1999）。相對地，詞彙表徵則將詞彙中的語音序列（sound sequence）視為一個完整的整體獨立單位（Vitevitch & Luce, 1999）。最後，語義表徵為詞彙所代表的意義（Stemberger, 1992）。兒童在習得語言或詞彙發展的過程中，會同時學習此三種表徵，並且音韻的習得會影響詞彙的習得，在這過程中，兒童會逐步從輸入的口語詞彙建立起音韻表徵系統。也因此，音韻表徵系統乃是心理詞彙庫中詞彙音韻形式或特徵的儲存表徵（Edwards, 1995; Stackhouse & Wells, 1997）。

　　根據 Munson、Edwards 與 Beckman（2005）的論述，個體的音韻表徵系統中含括四種音韻知識（phonological knowledge）：(1)聽知覺知識（perceptual knowledge），為對於語音中的聽知覺特質的知識，也就是當語音訊息改變時，如何將其辨識為相同的語音；(2)構音知識（articulatory knowledge），為對於語音中的構音特質的知識；(3)高階層音韻知識（higher level phonological knowledge），為詞彙如何被分析為語音及如何將語音結合而成為詞彙；(4)社交指標知識（social-indexical knowledge），為藉由發音方式的改變來傳達溝通互動社交指標的訊息，如：在不同的社會階層、種族、性別、地方方言等的發音方式可能不同。

　　綜合而言，音韻表徵可被假設為個體在語言輸入與語言表達過程中的資源庫，音韻的處理歷程與口語表達都仰賴它的運作。據此，兒童在言語產出所出現的語音障礙可以被視為音韻表徵出現缺陷或問題。事實上，Munson 等人（2005）即認為語音障礙或音韻障礙兒童可能在高階層音韻知識發展未成熟，才會造成其語音表達的問題。

　　承上所述，兒童在發展詞彙時需要使用正確的語音或音韻形式將該詞彙表達出來，因此語音發展是與詞彙或語意同時發展的。另外，兒童口語語言的學習需要聽取環境中的語言輸入，方能建立詞彙的語音或音韻形式的表徵，再以構音器官動作的協調與控制將記憶、表徵的語音或音韻重現出來。也因此，對那些出現語音產出問題、卻又無法確認其致因的語音障礙或音韻障礙兒童而言，有可能是其音韻表徵的建立有所不足或缺失，才會導致語音產出的問題。

　　圖 1-2 為音韻表徵系統架構圖，係根據 Preston（2008）以及錡寶香（2006）所發展的理論架構圖改編而成。根據本圖，音韻表徵系統是詞彙庫中詞彙音韻形式的儲存，是個體語音表達與音韻處理的資源庫。當個體要說出某個詞彙時，除了需提取該詞彙的意義表徵之外，也需要立即激發其相對應的語音形式，再以神經肌肉動作協調說出該語音。而自體回饋讓

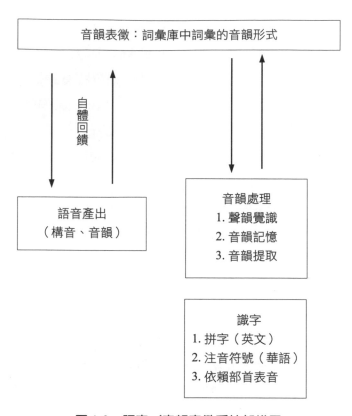

圖 1-2　語音／音韻表徵系統架構圖

資料來源：錡寶香（2006）、Preston（2008）。

個體聽到自己所說的語音，又可強化該詞彙的語音或音韻表徵。另外，當需要進行音韻處理工作時，個體也需由音韻表徵系統中提取與操弄語音或音韻形式。因此，正確與精準的音韻表徵對於音韻處理技能的發展是絕對必要的（Snowling, 2000）。此外，音韻處理也是文字字彙識讀的基礎，畢竟閱讀時文字的觸接是需要透過音韻轉錄（phonological recoding）歷程來加以處理。依據此圖可更明確說明語音發展或語音障礙與個體的音韻表徵建立之關係，也是臨床語言治療師在執行評估、擬定治療或教學目標，以及實際進行治療時可參考之理論依據。如同 Senechal、Ouellette 與 Young（2004）研究指出，兒童的語音產出或構音可能反映出其語音或音韻表徵。Rvachew（2007）以及 Swan 與 Goswami（1997）也曾提出音韻表徵強度不足或薄弱可能導致語音障礙、音韻障礙或聲韻覺識問題。

　　綜合上述，語音的產出涉及幾項處理歷程：(1)從詞彙庫中提取詞彙的音韻形式；(2)以神經肌肉動作協調說出被提取之詞彙的目標語音。據此，在了解語音障礙兒童的語音產出問題上，可推論其是否出現音韻表徵缺陷。此外，在進行評估與治療、教學時以音韻表徵建立的理論或架構圖為參考依據，也可讓實務工作者更清楚是為何而做。

第四節　語音學基礎：了解語音

　　為了能適當評估與描述語音障礙兒童的語音或音韻技能，以及依據評估資料提供符合需求的治療與教學。在實務上，需要先釐清一些重要的概念，相關的名詞，例如：語音學、音韻／聲韻學、音素、異音、音段、超音段、協同構音、語音組合規則、辨音成分等用語或概念，皆需要先加以界定與說明清楚。

壹、語音（phonetic）

　　語音主要是研究話語／語言的聲音及其發音的特徵，亦即著重在個別語音（phone）的發音部位、發音方式、語音特徵的研究（余光雄，1994；Creaghead & Newman, 1989）。學術領域所探究的語音學中與語言治療相關的部分，包括：構音／生理語音學、聲響語音學、知覺語音學及應用語音學等。構音／生理語音學主要是聚焦在個體的生理系統如何運作以產出不同的語音；聲響語音學主要是了解聲波的特質與聲音的物理學有關；知覺語音學主要是探究語音的聽取判斷；而應用語音學則是將語音學的知識實際應用在臨床工作上（Shriberg & Kent, 2013）。

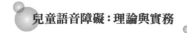

語音聚焦的重點為個體實際說出的語音以及描述語音的方式，強調正確記錄、轉譯語音，也因此在語音的研究或臨床語言治療上，通常會使用國際音標（International Phonetic Alphabet, IPA）書寫系統作為標準的語音標記方式。國際音標是一套以拉丁字母為基礎來標音的系統，分為：(1)寬式標音以兩斜線夾注（//）標示；(2)嚴式標音以兩方括號夾注（[ ]）標示；如以"key"為例，寬式音標即為 / k / ，而嚴式音標則為[kʰ]，其準確的發音取決於前後語音脈絡或語言環境（鄭靜宜，2020；Bauman-Waengler, 2004; Bernthal et al., 2017; Peña-Brooks & Hegde, 2015）。

綜合而言，語音涉及發聲器官的發音（發音語音學）或聲音（聲學語音學）在聽覺感官產生的效應。據此，語音所處理的層面是屬於語言的具體面，也因此，說話者只會注意語音的實質不同，而不會去管語音在整個語言系統裡有無意義，所以針對語音障礙所提供的語言治療，在進行語音分析時，主要會聚焦在語音被說出來的樣貌。語音書寫系統主要的重點在於能正確地記錄、轉譯所有由語音合成的音串。對語言治療師而言，建立語音的相關知識可以在基本的語音分析基礎上決定語音障礙的特徵和治療目標。具體而言，了解語音的相關知識可以：(1)幫助語言治療師理解錯誤語音；(2)知道錯誤語音是如何被產出或是說出來（Peña-Brooks & Hegde, 2015）。

貳、音韻（phonology）

音韻或稱為聲韻，是語言形式（form）裡的一個次語言要素（Bloom & Lahey, 1978）。音韻涉及語言中的音素以及其組織，更特定地來說，音韻關注的焦點是語言中語音的知識、語音形成的系統和類型，或是語音的功能，亦即串接、組合不同的聲音元素形成一個特定的語言，並且表達出特定的意義（Bauman-Waengler, 2004）。

具體而言，音韻是個體對音素或音位（phoneme）的結構及其結合規

則的一種抽象知識的表徵（語音呈現的模式）。說話者可以有系統地運用心智表徵中的音韻知識說出語音，組成新詞彙，形成有意義的話語，也可以辨識他人話語的語音特徵。例如：華語中並未有 th（／θ／）語音，兒童聽到話語中 th（／θ／）的語音，即可以判斷這不是其從小學習的語言或是平時說話中的語音，但他們也會覺察／θ／音和華語中的／ㄕ／或／ㄙ／聽起來是相似的。

　　綜合上述，音韻涉及語言系統中語音規則的掌控，包含：在語言系統中應用的所有個別語音、詞彙發音的基本規則，或是語音結合、排序形成詞彙的規則，亦即聲母與韻母結合的規則。而從音韻建立的心智表徵觀點來看，個體在語言學習的過程中，即會儲存其母語系統中的音韻規則或聲音類型，例如：知道「ㄓㄔㄕㄖ」都是同一組的語音，因為它們的發音或產出動作都很相似；或是知道英文中的／p／音聽起來或說起來和華語中的／ㄆ／音很近似（錡寶香，2006）。

參、音素（phonemes）

　　音素亦稱為音位，係指人類語言中能夠區別意義的最小聲音單位。更特定地來看，每一種語言都使用人類所能發出的、有限的音去組合成詞彙，這些音就是音素，也就是說話／言語聲音中最小的單位，或是口語語言中最基本的單位，用以決定意義、區隔不同詞彙。例如：「豬」、「書」兩個詞彙中的／ㄓ／與／ㄕ／都是個別音素，即使與同一個韻母（／ㄨ／）組合成詞彙，仍可辨義（錡寶香，2009）。又如：「bat 對應 cat」、「den 對應 pen」，即是音素在詞組中創造對比意義，可以再與其他的音素結合，創造出有意義的範例。

　　世界上每一種語言都有其音素群，用來組合形成語言中的詞彙（Creaghead & Newman, 1989），而所有語言的音素群都可以再區分成聲母與韻母兩種。母語學習者從小沉浸在語言使用的溝通情境中，會從語言輸入與

學習的經驗中，被訓練成可以將其區分成好幾個音群，並將無意義的語音排除。例如：我們所學習的華語共有 37 個語音的音素群，包括 21 個聲母、16 個韻母。英文中的 /θ/ 並不是華語的音素，當我們聽到某人將「算數」說成「θㄨㄢˋ θㄨㄟˋ」，即會覺察說話者所說出的語音並非華語中的音素。

　　音素並不是實質上的聲音或是物理上具體的聲音，而是語言中音韻單位的抽象心智表徵，是我們在心理詞彙庫表徵的詞彙形式。最後，如同前述語音（phonetic）的概念所提及，語音可以定義成人類使用聲道（即：嘴巴、喉頭、鼻子、舌頭等）所實際說出來的聲音；而音素則是語言中一個表徵的單位，並不是真正的聲音（Ball, 2016; Bauman-Waengler, 2004; Peña-Brooks & Hegde, 2015）。

肆、同位異音（allophones）

　　上述音素或音位的定義為說話／言語聲音中最小的單位，然而更特定地說，一個音素即是一個說話聲音組別（a category of speech sounds），而這個說話聲音組別是由不同的同位異音所組成。同位異音即是同音變異，主要是指個體在說出一個詞彙中的某個語音時，有輕微的變異但不會改變其意義，亦即當每個語音被發出來時，會受到前後語音的影響而出現些微的差異，但我們在知覺上仍會將其歸為同一個音素。例如：「Good luck!」、「look」與「This lake」三者中的 /l/ 音皆是屬於同一音群，但三者的發音卻會因前後不同語音的影響，而在產出時出現些許的差異，此種現象乃稱之為同位異音異音（Ball, 2016; Bauman-Waengler, 2004; Peña-Brooks & Hegde, 2015）。

伍、音段（segmental）

　　上面所介紹的語音、音素，主要是描述每個個別語音的大小

（size），因此每一語音或音素乃又稱為一個音段，而每個聲母、韻母也就是一個音段（Kent, 1998）。

陸、超音段（suprasegmentals）

　　華語是屬於聲調語言。我們所熟知的四聲，即是在單一語音或音節之外的語音現象，且不受音段限制，可以變化形成不同意義。華語的四聲包括：陰平（第一聲）、陽平（第二聲）、上聲（第三聲）、去聲（第四聲），例如「三、民、主、義」四字即代表國音的四聲；又如「刀子」相對於「稻子」，兩個詞彙的音段相同，差別只在一聲與四聲的變化差異，這即是超音段的功能。

　　具體而言，超音段乃是獨立於個別語音之外的言語中更大的單位，例如：音節、詞彙、短語或句子，這些都是音段之上，因此被稱之為超音段。超音段主要涉及重音（stess）、語調（intonation）、音量（loudness）、音高（pitch）、斷句（juncture）、說話速率等向度，並共同型塑成說話的韻律特徵。錡寶香（2009）彙整上述超音段特徵如下：

1. 重音：主要是指話語中強調或凸顯的部分，在英文中每個詞彙都有其重音，例如：explosive（ikspl'ousiv）的重音在／ou／，phonology（fò nɑləd͡ʒɪ）的重音在／ɑ／。

2. 音量：主要是指個體對所接收到話語的強度的主觀感受，亦即說話者聲帶用力程度所產生的話語或聲音強度，對聽者所激發的聲音響度聽覺感受。

3. 音高：主要是指個體對所接收到話語的高低音的主觀感受。在聲音物理學層面，音高指每秒中聲音振動的次數（即：頻率），振動的次數愈多，聲音則較高或較尖銳；振動的次數愈少，聲音則較低或較低沉。

4. 斷句：個體在口語表達時，會出現語調、停頓的結合現象，造成話語

訊息意義的不同。這種說話特徵即是斷句，是一種話語或聲音標點符號（vocal punctuation），例如：「Let's eat, Grandma.」及「Let's eat Grandma.」，因為話語中停頓或語調的不同，使其意義也截然不同（Kent, 1998）。

5. 說話速率：主要是指個體在產出話語時動作的快慢，常常是以每秒鐘說出的詞彙數、每秒鐘說出的音節數，或每秒鐘說出的語音數作為評量的標準（Kent, 1998）。

柒、協同構音（coarticulation）

根據前述，語言中的每個語音是各自獨立的單位。然而，因為人類的話語是將語音組合成音節，再結合成詞彙，以連續產出的方式說出來。因此，當我們在說出連續連結在一起的詞彙、短語、語句等話語時，產出語音的構音動作可能會出現兩個構音器官同時移動的現象，造成某個語音前或某個語音後對目標語音產出的影響，這種現象就是協同構音（Creaghead & Newman, 1989）。舉例來說，「He sneezed」中的 / s / 與 / n / 受到 / i / 構音動作的影響，因此會變成非圓唇的 / s /、/ n / 音；但是在「He snoozed」中，/ s / 與 / n / 受到 / u / 構音動作的影響，因此會變成圓唇的 / s /、/ n / 音（Bernthal et al., 2017）。上述 / s / 與 / n / 的發音就是協同構音例子。再以中文例子來說，筆者常常說到「語言」這個詞彙時，會發成「ㄩˇㄩㄢˊ」，或是在留言時說出「我將儘快與您「ㄌ～ㄧㄢˊ絡」，將「絡」鼻音化的話語，這些也是協同構音現象。簡而言之，語音的產生會受其前後的語音影響，這種語音之間的相互影響就稱為協同構音。

捌、語音組合規則（phonotactics）

語音組合規則係指掌控語音組合的順序與位置（Kamhi & Pollock,

2005）。如同前述，全世界每種語言都是由不同的音素去組合以形成不同的詞彙，每種語言也都包括聲母與韻母，而聲母與韻母的組合有其必然的規則。決定某些語音的組合是合理、可被接受的原則或規則，即稱之為語音組合法（Peña-Brooks & Hegde, 2015）。舉例來說，在英文中聲母＋聲母形成雙子音串的組合（即 consonant cluster，子音串連，如 Class、Student）是可被接受的音節類型，但是華語中並未有兩個子音串連的組合，因此 CCV（聲母＋聲母＋韻母）的音節類型就不是華語的音節。又例如在華語中「ㄧ」音則絕對不可能與「ㄓㄔㄕㄖ」等捲舌音組合在一起，而「ks」的組合從未出現在英語詞彙中的詞首，但卻可以出現在詞尾如「books」[buks]。這些舉例都可清楚說明語音組合法的概念。綜合而言，語言中每個語音與其他語音的組合並非任意的，而是依循某種組合的規律，這就是語音組合規則，或稱之為語音組合法（謝國平，1990）。

玖、辨音成分（distinctive features）

辨音成分是由 Chomsky 與 Hale（1968）提出的語音學理論，認為語音可依據發音的類型及聲學特質加以界定。每一種語言中的語音都是由一束二元特徵所組成，並以是否出現特徵加以界定之，例如：有聲（＋／－）、鼻音性（＋／－）。具體而言，辨音成分主要乃指有些語音在發音特徵上相似，其組合及變化的類型也極相像，因此可將其歸為一組有共通特質的語音群。這些成分要素包含：子音性、響音性、延續性、腭齦前性、舌葉提升性、緩放性、粗擦性、濁音性、鼻音性、緊音性等（Ball, 2016; Peña-Brooks & Hegde, 2015）。

拾、華語聲調語言的特徵

相對於印歐語系，華語是一明顯不同的語言，例如在詞彙的音節結構、聲調與音節的界限上皆有不同。在音節結構方面，華語只有十種不同

的音節結構類型，分別為 V、VV、VVV、CV、CVV、CVVV、VC、VVC、CVC 及 CVVC（V 代表韻母，C 代表聲母）等十種類型（林燾、王理嘉，1992）。在印歐語系中，可以出現不同子音所組成的子音群 CC 和 CCC（如：strike），而華語中則無此種音節的結構形式（林燾、王理嘉，1992）。此外，在聲調方面，印歐語系並非聲調語言，音節中的音高變化只會造成語氣的改變，並不具備區辨意義的功能；但華語中的聲調（即四聲）卻具有區辨意義之功能，例如：「ㄅㄚ」的音節加上四聲變化，會有「八、拔、把、爸」分別代表四種不同的意義（林燾、王理嘉，1992）。

基本上，華語的音節結構仍然是由聲母和韻母組成，且每個音節都有聲調。若由語音對應國字的角度來看，每一個音節就是一個完整的獨音體，代表一個詞素（morpheme），亦即最小有意義的單位。例如：「河流」、「河」、「流」等（葉德明，2005）。

華語只有37個語音，四個聲調或調號，但可拼出410個音節，再乘以四聲即可產生 1640 個音節。聲母和韻母的配搭有一定的分布，且每個音節一定會有聲調。有些聲母和韻母的結合並不在華語裡出現，也就不成詞義，例如：／ㄅㄧㄤ／、／ㄉㄩ／等（葉德明，2005）。大多數聲母和韻母的結合有其相對應的字，若對應到口語中的詞彙，則有單音節詞彙，例如：天、地、山、水、筆等；有二音節的詞彙，例如：鉛筆、開水等；有三音節的詞彙，例如：觀世音、王八蛋、礦泉水、原子筆等；四音節的詞彙，例如：摩天大廈、可口可樂、重型機車、齊天大聖、中華民國、隱形眼鏡、企鵝家族等；五音節詞彙，例如：飛天小魔女、迴轉壽司吧、哥斯大黎加、拉布拉多犬等；六音節詞彙，例如：南無阿彌陀佛、美利堅共和國等。但多音節的詞彙，其實仍是單音節詞的綴組，其詞單獨仍可成立，故多音節的複合詞，僅是單詞在使用上的輔助或變化。正因為如此，語言學界普遍認為：整個華語，乃是一個與其他語系極為不同的單音節語言體

系，英語中的音節就不像華語簡潔（葉德明，2005）。

拾壹、華語的連聲變調

華語中的聲調具辨義功能，但當一些詞彙的組成可能是同時由兩個或三個三聲的音節／字所組成時，為了讓口語表達更為順暢，因此會出現連聲變調（tone sandhi）之現象。兩個都為第三聲的音節／字連讀時，前一個要變成第二聲，原本 33 式的聲調組合，就變成了 23 式。例如：「老鼠」兩字都是三聲的音節／字，會變成／ㄌㄠˊㄕㄨˇ／。而當三個三聲的音節／字連讀時，則應該先按詞彙的結構判斷詞意，再根據三聲相連的要求進行變調。例如：「展覽館」會變調為／ㄓㄢˇㄌㄢˊㄍㄨㄢˇ／，「米老鼠」則會變調成為 323 形式（即：／ㄇㄧˇㄌㄠˊㄕㄨˇ／）（國立臺灣師範大學，2009；Chen, 2000）。

綜上所述，了解語音相關概念是語音障礙實務上的必備基本知識，我們需釐清語音或語音學、音韻、語音組合規則、辨音成分、同位異音、協同構音、音段、超音段等之意涵。另外，華語的音節結構、聲調特徵等迥異於西方的印歐語言，為能提供精準的評估與治療，實務工作者也需要了解這些華語語音學的概念。

第五節　語音的分類：韻母與聲母

語言是人類特有的溝通方式，而語音是語言的基礎。全世界人類使用口語相互溝通時所發出有意義的聲音就是語音。構成英文的基本語音共有 44 個，華語則有 37 個，它們是由聲道形狀來決定的，可分為韻母及聲母，也可由聲帶的振動與否分成有聲及無聲（或是濁音或輕音）之語音。

　　大體而言，韻母是由相對較為開放或未被阻礙的聲道結構（vocal tract）所產出的語音。個體說出韻母時，舌頭不會和任何特定的構音器官接觸。聲母則是由一些縮小或全部緊閉或部分緊閉的聲道所產出的聲音，發音時構音器官彼此之間需觸接運作，才會讓構音器官產生閉鎖，造成不等程度的氣流阻礙。例如：／b／與／k／是由完全緊閉的聲道所產出的聲母，而／f／與／l／則是由部分緊閉的聲道所產出的語音（謝國平，1990；Ball, 2016; Bauman-Waengler, 2004; Peña-Brooks & Hegde, 2015; Silverman & Miller, 2016）。

　　具體來看，不同的韻母是根據舌頭與嘴唇的位置，以及構音器官的張力程度而加以界定分野；聲母則可以根據發音時所使用到的構音器官（構音位置）、如何產生（發音方式），以及喉頭是否震動（有聲或無聲）加以分類（錡寶香，2009）。全世界不同國家、人種、文化的所有口語語言都有韻母與聲母，在口語的溝通中，話語清晰度主要是由聲母所決定，而聲音能量主要則是來自於韻母（錡寶香，2009）。

壹、韻母（vowel）

　　韻母又稱之為母音、元音或後音，其產出方式是由氣流不受阻礙地通過口腔所發出。個體在發出韻母語音時，氣流會從肺部通過聲門震動聲帶，再通行無阻地穿過口腔、鼻腔，藉由舌頭、嘴唇的調節而發出不同的韻母語音。具體而言，韻母的發音特徵是聲道較為開放，構音器官並不緊接，口腔內並無阻礙，氣流可以暢行無阻，且聲帶同時亦振動，並會隨聲母交替變化以產出音節（謝國平，1990；Kent, 1998）。

　　Kent（1998）指出，不同韻母的發音主要是根據舌頭的位置，以及嘴唇的張開程度決定的，舌頭提高的部位（舌前、舌中或舌後）、舌頭的相對高度（高、中、低）、構音器官的緊張度（拉緊、鬆弛），以及嘴唇是圓唇（噘起）或展唇（嘴唇拉開像微笑），會共同決定語言中的所有韻母

語音（國立臺灣師範大學國音教材編輯委員會，2009）。

　　韻母可以被分類為單韻母（monophthong）或複韻母（diphthong）。單韻母可以進一步分成：(1)舌面單韻母；(2)舌尖單韻母；(3)鼻音尾韻母；(4)捲舌韻母。舌面單韻母發音時，舌面某部分為最高點，華語中包括／ㄧ／、／ㄨ／、／ㄚ／、／ㄛ／、／ㄜ／、／ㄝ／、／ㄩ／；舌尖單韻母發音時，以舌尖為最高點，如：／ㄧ／；鼻音尾韻母是聲母後面帶著鼻音聲母韻尾的韻母，簡稱鼻音韻母或是聲隨韻母，華語中包括／ㄢ／、／ㄣ／、／ㄤ／、／ㄥ／；捲舌韻母係指單韻母，後面帶著捲舌韻母韻尾，華語中只有／ㄦ／音（國立臺灣師範大學國音教材編輯委員會，2009）。

　　此外，舌面升降也會改變口腔的共振區，隨之改變語音。據此，依舌位高低分類的韻母，可分成：(1)最高韻母（／ㄧ／、／ㄨ／、／ㄩ／）；(2)中高韻母（／ㄜ／）；(3)正中聲母（／ㄝ／、／ㄛ／）；(4)最低聲母（／ㄚ／）。而舌體前伸與後縮，會形成舌體前後活動區域，造成不同語音，因此依舌位前後區分的韻母，包括：(1)前韻母（／ㄧ／、／ㄩ／、／ㄝ／）；(2)央韻母（／ㄚ／）；(3)韻母（／ㄨ／、／ㄛ／、／ㄜ／）。再者，嘴唇圓展會配應舌位前後活動區域形成不同韻母，其中，說出後韻母時，嘴嚦讓嘴唇做圓唇狀；說出前韻母時，平展嘴唇作展唇狀。而依嘴唇圓展的變化，分成：(1)圓韻母（／ㄨ／、／ㄩ／、／ㄛ／）；(2)展韻母（／ㄧ／、／ㄚ／、／ㄜ／、／ㄝ／）（國立臺灣師範大學國音教材編輯委員會，2009）。

　　最後，複韻母或稱之為雙元音或複元音，主要是由兩個以上的韻母組成，當兩個韻母是緊鄰接續地發出時，即會產出複韻母這一種特別的語音，例如：英語的語彙「boy」有／ɔɪ／（國立臺灣師範大學國音教材編輯委員會，2009；錡寶香，2009）。華語複韻母包括：／ㄞ／、／ㄟ／、／ㄠ／、／ㄡ／。結合韻母則有：／ㄧㄚ／、／ㄧㄛ／、／ㄧㄝ／、／ㄧㄞ／、

/ㄧㄠ/、/ㄧㄡ/、/ㄧㄢ/、/ㄧㄣ/、/ㄧㄤ/、/ㄧㄥ/、/ㄨㄚ/、/ㄨㄛ/、/ㄨㄞ/、/ㄨㄟ/、/ㄨㄢ/、/ㄨㄣ/、/ㄨㄤ/、/ㄨㄥ/、/ㄩㄝ/、/ㄩㄢ/、/ㄩㄣ/、/ㄩㄥ/（國立臺灣師範大學國音教材編輯委員會，2009）。

綜合上述，華語的韻母係當聲道在產生聲音時，相當自由地穿過口腔，且依據舌頭位置及在口腔中被形成的位點所產出。圖 1-3 為依據舌頭高度與前後所分類之韻母，包括單韻母與複韻母。

貳、聲母（consonant）

聲母也稱之為子音或輔音，其產出方式係依據在聲道某處受到阻礙、或閉合的程度不同，而出現不同特徵的語音。具體而言，聲母會以發音部位、方法以及有聲或無聲三向度加以分類，茲說明如下。

一、發音部位

發音部位係指在發出某個語音時所使用到的構音器官，以及在聲道中

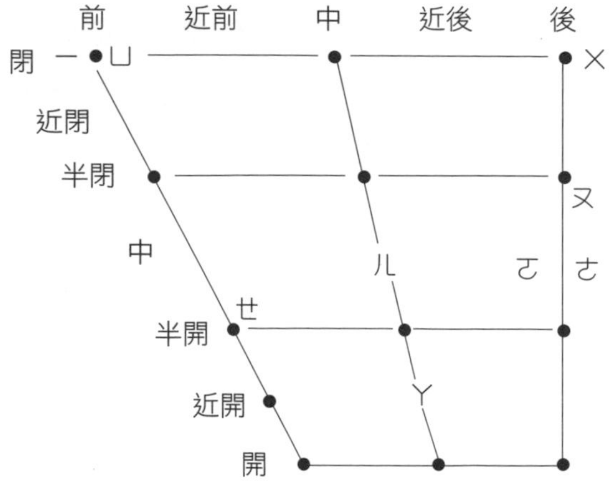

圖 1-3　韻母發音位置分類

資料來源：葉德明（2005）、謝國平（1990）、國立臺灣師範大學（2009）。

氣流受到阻礙或約束的部位，例如：嘴唇、牙齒、齒齦、硬腭和軟腭等，這些構音器官相互接觸，會形成不同語音。而若語音的發音部位是相同的，則會被歸納為同部位的語音（黃家定，1995）。據此，由雙唇產生的阻礙而發出的語音稱之為**雙唇音**（bilabial），字面之意即為「兩個嘴唇」。**唇齒音**（labiodental）是由下唇與上齒接觸而產生。齒間音（interdental）是舌頭放置於上下排牙齒之間所產生，有時也被稱之為**舌齒音**（linguadental）。**齒槽脊音**（alveolar）是由舌尖碰觸齒槽或上齒齦脊所發出。**硬腭音**（palatal）是由舌頭中央部位靠近硬腭所產生。而在說出**軟腭音**（velar）時，舌頭後部會靠近軟腭（錡寶香，2009；謝國平，1990；Ball, 2016; Bauman-Waengler, 2004; Peña-Brooks & Hegde, 2015; Silverman & Miller, 2016）。

二、發音方式

　　發音方式或構音方式，主要是指在發出某個語音時，氣流如何在口腔裡被阻擋或修飾的機制，例如：完全阻塞、部分阻塞、氣流由鼻腔釋出等。而依據聲道受到阻礙或閉合的程度，則可分類為不同類型的語音，例如：氣流因聲道完全閉合而被完全阻塞會產出**塞音**（stop consonants）（如：/ p /、/ b /；/ t /、/ d /；/ k /、/ g / 或 / ㄅ /、/ ㄆ /、/ ㄉ /、/ ㄊ /），說出塞音時氣流會在阻礙點之後被加大加強，立即被阻礙再釋放出來，就像 / p / 音。**擦音**（fricatives）（如：/ s /、/ z /；/ f /、/ v / 或 / ㄈ /、/ ㄙ /、/ ㄒ /、/ ㄏ /、/ ㄕ /、/ ㄖ /）為氣流由狹窄通道穿過，產生一種類似摩擦的聲音。**塞擦音**（affricates）（如：/ tʃ / 和 / j / 或 / ㄗ /、/ ㄘ /、/ ㄐ /、/ ㄑ /、/ ㄓ /、/ ㄔ /）開始係以塞音方式形成，之後氣流被釋放的方式則像擦音。**鼻音**（nasals）（如：/ m /、/ n /、/ ŋ / 或 / ㄇ /、/ ㄋ /）是唯一一種腭咽（velopharyngeal）端口開啟產生的聲音，因此聲音是通過鼻子傳出，而

不是嘴巴。**滑音（glides）**（如：／w／）為當構音位置逐步從聲母變化至韻母時所產生。**流音（liquids）或邊音**包括／l／與／r／或／ㄌ／，是由保持通暢的發聲道產生，也因此被認為是半母音（錡寶香，2009；謝國平，1990；Ball, 2016; Bauman-Waengler, 2004; Peña-Brooks & Hegde, 2015; Silverman & Miller, 2016）。

三、有聲或無聲（清音或濁音）

聲母發音時，聲帶的振動與否會造成有聲或無聲的語音。發有聲（濁音）語音時，聲帶會充分振動；發無聲（清音）語音時，聲帶則完全不振動。舉例來說，英文中有聲語音／z／相對應配對的無聲語音是／s／，其構音差別是在聲道的結構型態，發／z／音時，兩條聲帶靠近；發／s／音時，兩條聲帶會分開，我們發一個延長的／z／和一個／s／，同時觸摸頸部前面喉頭的地方，就會感受到發／z／的時候，會有震動的感覺，但發／s／時則沒有震動感覺（錡寶香，2009；謝國平，1990；Ball, 2016; Bauman-Waengler, 2004; Peña-Brooks & Hegde, 2015; Silverman & Miller, 2016）。

表 1-1 為參考錡寶香（2009）以及華語語音學（國立臺灣師範大學，2009），將華語以及英文語音依據發音部位、發音方法、有聲無聲（清濁音）列表說明。需要特別說明的是，在英文的語音學中，認為送氣或不送氣應該只有在塞音和塞擦音才成立，擦音則並不區分為送氣或不送氣，只分清濁音（鄭靜宜，2020）。但本文主要是以華語語音學為本，因此乃參考華語語音學，仍在擦音中列出送氣或是不送氣。

綜合上述，人類語言系統中，係以韻母及聲母的語音去組合形成詞彙。韻母是由聲帶振動產生的氣流聲能，穿過通暢的聲道，再加以調整或共鳴而產生。舌頭與嘴唇位置及發音張力，可以產出不同的韻母，實際發出的韻母音是根據舌頭提高的部位（舌前、舌中或舌後）、舌頭相對高度

表 1-1　華語語音特徵分類表

發音部位	語音	發音方式	有聲或無聲
雙唇音 bilabial	ㄅ	塞音	無聲（清音）
	ㄆ	塞音	無聲（清音）
	ㄇ	鼻音	有聲（濁音）
唇齒音 labiodental	ㄈ	擦音	無聲（清音）
舌尖前音（舌齒音） linguadental	ㄗ	塞擦音	無聲（清音）
	ㄘ	塞擦音	無聲（清音）
	ㄙ	擦音	無聲（清音）
舌尖音 （齒槽音／尖齦音） lingua-alveolar	ㄉ	塞音	無聲（清音）
	ㄊ	塞音	無聲（清音）
	ㄋ	鼻音	有聲（濁音）
	ㄌ	邊音	有聲（濁音）
舌面前音 （舌面音／腭音） lingua palatal	ㄐ	塞擦音	無聲（清音）
	ㄑ	塞擦音	無聲（清音）
	ㄒ	擦音	無聲（清音）
舌面後音（舌根音） linguavelar	ㄍ	塞音	無聲（清音）
	ㄎ	塞音	無聲（清音）
	ㄏ	擦音	無聲（清音）
舌尖後音（捲舌音） rhotic	ㄓ	塞擦音	無聲（清音）
	ㄔ	塞擦音	無聲（清音）
	ㄕ	擦音	無聲（清音）
	ㄖ	擦音	有聲（濁音）

資料來源：國立臺灣師範大學（2009）、錡寶香（2009）。

（高、中、低）、構音器官的緊張度（拉緊、鬆弛）而決定。而比起韻母，聲母需要更精準的構音，也因此兒童的語音發展顯示聲母比韻母更為困難。不同聲母的構音取決於部位、方式與有聲無聲。構音的方式是指氣流通過發聲道被調整；構音的部位是指發聲道說出每個語音的位置；有聲無聲則是指聲帶在說出語音發音時有沒有振動。

第六節 兒童語音發展

　　語音的評估與異常的判定，需要有典型發展兒童的語音發展資料作為參考依據。也因此在臨床上，我們需要了解典型兒童的語音、構音或音韻發展。在兒童語音發展歷程中，隨著年齡的成長，他們慢慢學會語音產出的肌肉控制，並將這些動作發展得更為成熟與自動化。當兒童進入小學就讀時，應該可以正確地說出其母語中的所有語音（Owens, 2016）。此外，如同前面介紹的音韻表徵架構所述，音韻是與其他語言組成要素同時發展的，也因此隨著語言符號與規則的發展愈趨成熟，兒童的音韻結構也會自然達陣發展里程碑。茲將參考自錡寶香（2009）所彙整之不同階段的語音發展資料，整理如表 1-2。

　　由語音群來看兒童的語音發展，過去研究指出，習英語或美語的兒童在 3 歲時已能正確地發出其母語中的所有韻母（Palmer & Yantis, 1990）。習華語兒童最先發展出來的韻母為單韻母，再來為複韻母，最後習得的是聲隨韻母。在個別韻母部分，3 歲兒童已能精熟／ㄚ／、／ㄛ／、／ㄜ／、／ㄝ／、／ㄞ／、／ㄟ／、／ㄠ／、／ㄡ／、／ㄢ／、／ㄣ／、／ㄤ／、／ㄥ／、／ㄦ／、／ㄧ／、／ㄨ／等 15 個韻母，但／ㄩ／音則要等到 3 歲半時才精熟（林寶貴、林美秀，1993；許洪坤，1987；錡寶香，2009）。

　　而在聲母部分，過去研究顯示，習英語兒童的塞音（／p／、／b／、／t／、／d／、／k／、／g／）、鼻音（／m／、／n／、／ŋ／）以及滑音（／w／、／j／）是較早發展出來的語音類型；擦音（／s／、／z／）、塞擦音（／tʃ、j／）以及流音（／r／、／l／）是屬於較難發出的語音，也較晚習得；塞擦音（／tʃ／、／dʒ／）則是最後發展出來（Palmer & Yantis, 1990）。而在習華語兒童音韻發展的研究方面，許洪坤（1987）發現兒童語音發展的順序依序為塞音、塞擦音、擦音、捲舌音。另外，

表 1-2　兒童語音發展摘要表

年齡	發展階段	發展內涵
0 至 1 個月	早期發聲階段	1. 嬰兒會展現出反射性的發聲，例如：哭聲、咳嗽、打嗝、打噴嚏等聲音。這些聲音和音節性的鼻音或者是韻母近似。 2. 出生至 1 個月大左右時，發出來的聲音主要是哭泣聲。
2 至 3 個月	咕咕聲階段	1. 出現咕咕聲（cooing），主要是由口腔後部或舌根所發出來的韻母與聲母。 2. 嬰兒操弄自己的舌頭與嘴巴以產出聲音，這些動作的探索是後續語音發音的基礎。 3. 嬰幼兒所產出的語音和後韻母、或是包括後韻母和聲母的音節近似，是聲母發展的前導基礎。
4 至 6 個月	語音探索和擴展階段	1. 嬰幼兒開始出現與聲音玩耍的行為，出現近似成人所發出來的聲音與音調類型。 2. 嬰幼兒的聲音產出範圍，可以從發出與成人相似的韻母到尖叫聲、吼叫聲、叫喊聲、噓聲、摩擦聲。嬰兒發出的韻母有比較好的口腔共鳴，也比較像成人的形式而被認為是邊緣喃語。 3. 嬰幼兒發出近似語音的聲音，具高低音或輕重音的變化。
7 至 9 個月	標準喃語階段	1. 嬰幼兒發出相同音節重複的喃語，例如：／bababa／、／dududu／，以及相異音節的喃語，例如：／dubama／。 2. 最早出現的喃語語音為含括／ㄚ／、／ㄝ／的韻母語音。 3. 嬰幼兒發出更長的聲音，包括：CV音節（聲母＋韻母），更近似成人的言語，如：發出／ㄧㄧㄚ／、／ㄅㄚㄅㄚ／、／ㄇㄢㄇㄢ／、／ㄅㄚㄅㄚㄍㄚㄍㄚ／等一串音節。 4. 無論是臺灣或者是其他國家的嬰幼兒，在此階段常常會說出／mama／、／ㄇㄚㄇㄚ／、／ㄇㄢㄇㄢ／的音節。嬰幼兒常常會發出塞音、鼻音、滑音和鬆音韻母（lax vowel）。
10 至 11 個月	胡亂語階段	1. 嬰幼兒開始發出很多不同的聲母和韻母語音，像成人在說句子一樣，且有語調變化類型。 2. 開始進入喃語到有意義話語的轉銜階段。

表 1-2　兒童語音發展摘要表（續）

年齡	發展階段	發展內涵
12 至 18 個月	第一個說話或詞彙語音階段	1. 約在 12 個月大左右時所出現的第一個表達性詞彙，以「聲母＋韻母」的音節為主，例如：「ma」（mama）、「ba」（bottle）、「da」（dog）、「媽媽」、「爸爸」、「嬤」。另外，亦有重複音節的詞彙出現，例如：「mama」、「baba」、「dada」、「wawa」（water）、「麵麵」、「ㄋㄟㄋㄟ」、「ㄇㄋㄇㄋˋ」。 2. 第一個真正的詞彙，常常會與喃語混在一起，真正語音的發展仍需由其與詞彙的配合來觀察。 3. 幼兒快速地發展出詞彙，也發展近似成人的語音及音節。
19 至 50 個月	語音系統化習得階段	1. 幼兒的語言發展，從第一個詞彙出現開始，一直到 50 個詞彙之後，會來到詞彙爆炸期，快速地累積詞彙。而在說出詞彙時，幼兒同時亦在發展構音技能。 2. 在 2 歲時幼兒會使用後韻母。 3. 在 3 歲時擴展語音目錄。 4. 在 4 歲時省略歷程已極少出現，而大部分簡化的音韻歷程也已經被抑制（如：塞音化、前置音化）。 5. 言語清晰度（intelligibility）持續發展，20 個月大幼兒的話語只有 25% 是清晰可懂的；30 個月大幼兒的話語則有 50% 是清晰可懂的。 6. 幼兒因構音發展技能尚在系統化發展中，而其腦部中的語言符號運作比其構音動作還要快，因此會出現發展性不流暢（developmental dysfluency）現象。
51 至 80 個月	構音技能的穩定階段	1. 習英文或美語幼童，在 55 個月大左右時，幾乎已可正確發出其母語中的所有語音，5 至 6 歲兒童所說出的母語中的語音幾乎已全部穩定化。 2. 可能會出現「大舌頭」（lisping），將 / s / 、/ ʃ / 、/ z / 、/ tʃ / 、/ dʒ / 這些語音歪曲，以及會出現 / r / 、/ l / 音的歪曲（lalling）。 3. 在 5 歲時，兒童話語的清晰度可達到 100%。 4. 在 8 歲之前，已可發展出成人標準的語音。

資料來源：錡寶香（2009）。

在個別語音的發展狀況，張顯達、許碧勳（2000）探究臺灣 4 至 6 歲習華語兒童在國語聲母聽辨與發音能力，發現如果以 75%通過率為標準，三個年齡組都已掌握測試的 21 個聲母；如以 90%為指標，只有 4 歲組在／ㄔ／、／ㄕ／、／ㄖ／這三個音是仍未通過的。整體而言，各年齡組聽辨與發音都是同步漸進的。

　　綜合上述，錡寶香（2009）曾將臺灣習華語兒童的語音發展歸納如下：(1) 3 歲以前所發展出來的聲母語音為／ㄅ、ㄆ、ㄇ、ㄉ、ㄊ、ㄋ、ㄌ、ㄍ、ㄎ、ㄏ、ㄐ、ㄑ／；(2)／ㄗ、ㄘ、ㄙ／這三個舌尖前音或塞擦音／擦音習得的年齡範圍約在 3 至 6 歲之間；(3)／ㄈ／音約在 4 歲可發展出來；(4)／ㄒ／在 3 歲半至 4 歲之間發展出來；(5)／ㄓ、ㄔ、ㄕ、ㄖ／是最晚發展出來的聲母語音，而其中又以／ㄓ、ㄖ／兩音較難被正確發出。

　　至於在音韻歷程部分（如表 1-3 所示），習英文兒童在 4 歲時，應已抑制主要的音韻歷程，例如：最後一個聲母省略、弱音節省略、重複音節、同化、塞音化、前置等（林寶貴等人，2019；Bowen, 1998; Owens & Farinella, 2019; Peña-Brooks & Hegde, 2015）。而在習華語兒童部分，張維珊（2005）探究 2 至 6 歲兒童的塞音化歷程，發現塞音化抑制年齡約出現在 4 歲左右。Hua 與 Dodd（2000）探究中國北京兒童的音韻歷程發展，發現最常見的音韻歷程包括：同化歷程、省略歷程、舌前置化、舌根音化、ㄏ–舌根音化、塞音化、不送氣化及送氣化等歷程。在發展年齡方面，仍可發現超過 10%的 4 歲半兒童還保留舌前置化、舌根音化、ㄏ–舌根音化、塞音化、不送氣化、送氣化等歷程。另外，鄭靜宜（2020）指出各音韻歷程達到抑制的年齡為：唇音化（2.5 歲）、前置音化（3 歲）、唇音化（2.5 歲）、聲母省略與摩擦音化（3.5 歲）、不送氣化（4 歲）、塞擦音化、後置音化、塞音化（5 歲）。

　　上述語音發展年齡或順序是依據多項研究之結果所彙整。在兒童發展語音的過程中，語音的確切精熟年齡是一個有很多爭議的議題，因為不管

表 1-3　習英語／美語兒童音韻歷程發展摘要表

音韻歷程	說明與舉例	抑制年齡
去鼻音化	鼻音被非鼻音替代，例如：/ m /、/ n / 被 / b /、/ d / 替代，「nose → dose」、「monkey → bunkey」。	2 歲半
詞尾聲母省略	「hat → ha」。	3 歲
疊語化	重複說某個語音或是不完整的音節，例如：「bottle → baba」。	3 歲
同化（assimilation）	被詞彙內另一鄰近語音替代，例如：「ladder → dadder」、「yellow → lello」。	3 歲
弱音節刪除	詞彙中第一個非重音音節被省略，例如：「banana → nana」、「potato → tato」。	4 歲
軟腭音前置（舌尖音化）	詞彙中舌根軟腭發音被舌尖音替代，例如：「gate → date」、「car → tar」。	4 歲
塞音化（stopping）	以塞音（短音）取代非塞音（長音，如：摩擦音或塞擦音），例如：「four → pour」、「sun → tun」、「tin → thin」、「two → chew」、「走路→抖路」、「老師→老都」。	4 歲 但是 / j /、/ ʃ /、/ ʧ / 音的塞音化，則可能到5歲才去除
後置（舌根音化）	齒槽音 / t /、/ d / 被 / k /、/ g / 音替代，例如：「tie → kie」。 註：後置歷程在習英文兒童身上是屬於非典型音韻歷程，可能只在嚴重語音或音韻障礙兒童身上出現。	4 歲
滑音化- / l /（gliding）	流音（liquids - / r /、/ l /）被滑音（/ w /、/ y /）取代，例如：「leg → weg」、「lamp → wap」。	4 歲
詞首雙子音串少音化	詞首雙子音串只發出其中一個聲母，例如：「spider → pider」。	5 歲
詞尾雙子音串少音化	詞尾雙子音串只發出其中一個聲母，例如：「wrist → wis / wit」。	6 歲
滑音化- / r /（gliding）	/ r / 音被 / w / 音取代，例如：「red→wed」。	7 歲

資料來源：林寶貴等人（2019）、Bowen（1998）、Owens & Fairnella（2019）、Peña-Brooks & Hegde（2015）。

是臺灣或美國，不同研究者的研究結果都出現不一致現象，例如：在美國廣為人知的 Sander（1972），Prather、Hedrick 與 Kern（1975），Templin（1957），Smit、Hand、Freilinger、Bernthal 與 Bird（1990），以及 Goldman Fristoe Test of Articulation（2000）語音常模顯示，兒童習得語音的年齡並未有一致的結果。舉例而言，/ t / 精熟的年齡有 2 歲半、3 歲、3 歲半、4 歲、6 歲，又如有些常模資料顯示 / s / 的語音可能是在 3 歲半或 8 歲精熟，/ r / 則是在 4 歲半或 8 歲精熟。

　　此外，常模資料顯示某些音韻歷程抑制的年齡也並未有一致之結果，例如：塞音化的抑制年齡究竟是 4 歲或 6 歲，可能也會因不同語音而有所差異，詳如表 1-3 所示。究其原因，可能是因不同研究對語音精熟或是決定音韻歷程抑制的標準不一所致（如：90%或 75%兒童未出現該音韻歷程）。此外，需要注意的是，華語是屬於聲調語言，其音節結構與詞彙組成之構詞皆迥異於英文，因此以印歐語言或是英語的音韻歷程概念套用在習華語兒童身上，在音韻歷程的界定，應該仍未有明確定論。再加上，目前臺灣針對習華語兒童音韻歷程抑制年齡的發展常模研究並不多，也因此臨床上在判定兒童音韻錯誤類型時仍須特別注意。而若從臨床上的經驗來看，目前臺灣習華語兒童接受語音矯正語言治療，以前置、後置、塞音化及聲隨韻母省略化為最多。

　　綜上所述，從發展的觀點來看，大部分兒童在學習說出新詞彙時，總是會犯一些錯誤，但是如果從語音障礙的界定來看，則強調如果兒童已經超過某個年齡，卻仍然會將某些應精熟的語音錯誤產出，就有可能是具語音障礙風險者；因為每一個語音的精熟，有其不同的年齡範圍，也因此兒童應該在某個年齡可以正確發出某些語音。據此，語言治療實務需要依賴常模去對照評量或診斷資料所呈現的兒童語音產出表現，以決定兒童是否為語音障礙、或發展遲緩、或具語言障礙或說話障礙的特教資格，需要語音治療。雖然語音發展常模有其應用價值與必要性，但是這樣的常模資料

卻有一些問題：第一，在決定兒童語音習得的年齡上，研究者會使用兩種不同的研究方法：一種是跨年齡研究，測試不同年齡兒童的語音技能；另一種是長期追蹤研究，測試兒童在一段較長時間內語音產出的表現。然而，比較不同研究的結果，可能會非常困難，因為決定語音正確或精熟程度，以及語音誘發方法，在不同研究中都是不盡相同的。有些研究界定的發展標準，為兒童需要達到百分之一百的語音正確率；有些研究則是使用75%的標準。此外，研究可能會從自發性的言語表達到直接模仿都有，有些研究則要求語音的精熟必須考量語音在詞彙中的位置（詞首、詞中、詞尾）。第二，常模常常會沒辦法顧及個別差異性。第三，研究結果也沒有一致性認定語音發展的順序。但儘管有不同的標準，臨床上大致也都同意不同語音習得的年齡，詳如表 1-4 所示。最後，在實務上的參考使用方面，專業人員不須拘泥於年齡與語音精熟或是音韻歷程抑制／消失的對應年齡，而是綜合個別語音錯誤及音韻歷程資料，再加上個別差異因素及兒童本身的相關技能去決定兒童語音的發展狀況。

第七節　語音產出的生理基礎：聲道與構音器官

　　人類說話／發音的運作過程涉及多個複雜的生理機制運作，包括：呼吸、發聲、共鳴及構音四個階段（如圖 1-4 所示）。更特定地來看，人類說話的過程是透過聲道（vocal tract）完全或部分的阻礙，進而發出組合成詞彙的不同語音。聲道係指發音時氣流通行的孔道，包括：喉頭、咽部、口腔與鼻腔。聲道中腔洞的構型（configuration）會決定哪個語音被發出來，每個語音都會有其獨特的構型。具體而言，由肺部出來的氣流，會穿過喉頭，再由嘴巴或鼻腔流出。在這過程中，聲道會因為某個移動的聲道器官（如：舌頭）與固定的聲道器官（如：硬腭）的動作與擺位，而改變聲道的構型調整氣流，產出不同語音（錡寶香，2009；Gillam & Ma-

表 1-4　臺灣習華語兒童語音發展年齡圖

	3 歲前	3 歲	3 歲半	4 歲	4 歲半	4 歲半後	5 歲	5 歲半	6 歲	6 歲後
ㄅ	▓	▓								
ㄇ	▓	▓								
ㄉ	▓	▓								
ㄊ	▓	▓								
ㄋ	▓	▓								
ㄍ	▓	▓								
ㄏ	▓	▓								
ㄎ	▓	▓								
ㄌ	▓	▓	▓	▓	▓					
ㄐ	▓	▓	▓	▓	▓					
ㄆ	▓	▓	▓	▓	▓					
ㄑ	▓	▓	▓	▓	▓					
ㄈ	▓	▓	▓	▓	▓	▓				
ㄒ	▓	▓	▓	▓	▓	▓				
ㄖ		▓	▓	▓	▓	▓	▓	▓		
ㄗ		▓	▓	▓	▓	▓				
ㄘ		▓	▓	▓	▓	▓				
ㄔ			▓	▓	▓	▓				
ㄙ			▓	▓	▓					
ㄕ			▓	▓	▓	▓	▓	▓		
ㄓ			▓	▓	▓	▓	▓	▓	▓	▓

註：顏色區塊係綜合 Hua 與 Dodd（2000）、林寶貴等人（2007）、卓士傑（2008）、Hua & Dodd（2000）的研究，整理該語音達 75～90％精熟的年齡區間。

rquardt, 2016; Hulit & Howard, 2006; Peña-Brooks & Hegde, 2015; Plante & Beeson, 2008）。

　　一般而言，個體在交談對話時每秒鐘會有 14 個語音被說出（Darley, Aronson, & Brown, 1975），也因此個體在說話時，聲道是持續處於轉變狀態中，而在決定是哪個語音被說出來時，口腔是聲道中最重要的組成

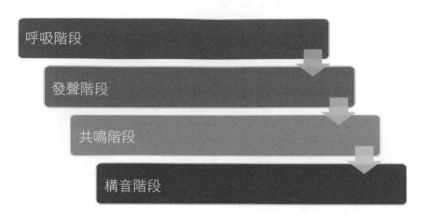

圖 1-4　說話／發音歷程階段

成分，除了 / h / 音外，其他聲母都會被口腔的構形決定，鼻腔則只影響 / m /、/ n / 與 / ŋ /（Peña-Brooks & Hegde, 2015）。更特定地來看，人類主要的構音器官為舌頭、上齒、上齒齦、上唇、下唇、硬腭、軟腭、懸壅垂或小舌、咽壁、聲門，茲將相關的說話生理構造介紹如下。

壹、呼吸系統

　　呼吸讓人類可以獲取維持生命的氧氣。個體與外界環境進行氣體交換的過程稱為呼吸，而肺部即是氣體交換之處。呼吸系統包括鼻、咽、喉、氣管、支氣管和肺等器官。鼻腔、咽、喉被歸類為上呼吸道，氣管和支氣管則為下呼吸道。呼吸的運作歷程為個體吸入空氣中的氧氣，透過肺泡進入毛細血管，再經由血液循環，輸送到全身各個器官組織，而各器官組織產生的代謝產物——二氧化碳，則會再透過血液循環運送到肺部，由呼吸道送出體外（Marquardt & Matyear, 2016; Peña-Brooks & Hegde, 2015; Plante & Beeson, 2008; Seikel, Drumright, & Hudock, 2019; Seikel, King, & Drumright, 2000; Silverman & Miller, 2016）。

呼吸（Aspiration）可以分為吸氣（inspiration）及呼氣（expiration），吸氣和呼氣又可以細分為平靜（quiet）與主動（forced），不同的呼吸模式會有不同的呼吸肌群參與（如圖 1-5 所示）。平靜吸氣時，主要參與的呼氣肌為橫膈肌（diaphragm），橫膈肌收縮下降，胸腔的垂直空間增加。根據波以耳定律（Boyle's law），胸腔內容積增加，胸腔內壓力則下降，此時肺內壓小於大氣壓力，氣體會由外流向肺部。主動吸氣時（例如：深吸一口氣），單靠橫膈肌作用是不夠的，此時則需要吸氣輔助肌群參與，主要係由外肋間肌（external intercostal muscles）、胸鎖乳突肌（sternocleido- mastoid muscle）及斜角肌（scalenus muscles）收縮，抬高肋骨，使胸腔內容積有更大幅度的增加，最終有更多的氣體由外向內流進肺部。平靜呼氣時，則無呼吸肌肉群參與，主要是依靠吸氣肌放鬆以及肋骨回彈，使胸腔內容積縮小，胸腔內壓力上升，此時肺內壓大於大氣壓力，氣體由肺部向外流出。主動呼氣時，則需要呼氣輔助肌群參與，主要

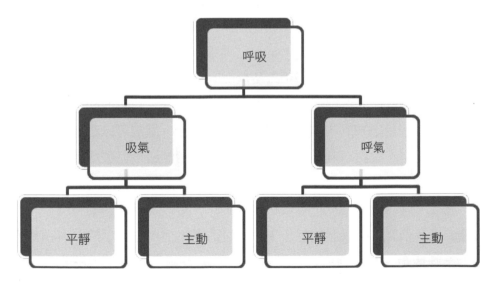

圖 1-5　呼吸類型

資料來源：Seikel, Drumright, & Hudock（2019）。

係由內肋間肌（internal intercostal muscles）和腹肌收縮，使胸腔內容積有更大幅度的縮小，讓氣體大量流出（Seikel et al., 2019）。

構成胸腔壁內的肋骨、胸骨、胸椎和肋間肌，對呼吸與說話特別重要。說話時，胸腔壁需要維持適當的壓力水平，以維持發聲所需的聲門下壓力。胸腔壁的效能主要是依賴肺容積（lung volume），肺容積的改變會轉而改變肺部內的壓力。高肺容積較容易維持高壓狀態，若是低肺容積，吐氣肌就需要更用力去運作以獲得相同的效能。據此，在高肺容積狀況下所發出的聲音會被視為正常的聲音品質，而在低肺容積所發出的聲音則有說話異常或是發聲困難的風險。另外，橫膈膜在肺容積轉變時調整壓力的作用扮演重要的角色，且在個體說出連續話語時，也具有可以促進快速吸氣的功能。再者，喉頭內聲帶和聲門下的緊縮，也會讓吐氣時間變得較慢以支持說話歷程（Marquardt & Matyear, 2016; Peña-Brooks & Hegde, 2015; Plante & Beeson, 2008; Seikel et al., 2019; Seikel et al., 2000; Silverman & Miller, 2016）。

一般而言，正常成年人的吸氣—呼氣循環，每分鐘約 12 至 20 次，嬰兒每分鐘約呼吸 40 次。然而，年齡、健康狀況等因素也會改變呼吸週期（Royal College of Physicians, 2017; Wheatley, 2018）。

呼吸與說話之間的關係，主要是在於說話時需要呼吸的配合。吐氣時間愈長，個體說出來的詞彙會愈多；且呼吸愈深，個體可以產出更大聲與更有力的聲音。說話時若氣流不足，會造成思緒無法被完整地陳述出來、話語說到最後的音量不足、聲帶無力以及說話音量不足等問題。

最後，同時啟動或催化吸氣和吐氣肌時，可以提供最好的胸腔壁功能的控制以及最適當的說話支持作用。一般而言，個體在說話時肺容積是平常正常呼吸的兩倍。再者，在人體正常的呼吸循環過程中，每吸一口氣（吸氣）約需2.5秒，同樣的吐出一口氣（呼氣）也差不多需要2.5秒。然而，當我們在說話時，控制呼吸作用的橫隔膜會控制氣流的流動，使得吐

氣的時間會延長至 15 秒或 15 秒以上。而說話／語音產出需要喉頭與上下氣流系統的緊密合作時，喉頭內聲帶和聲門下的緊縮也會讓吐氣時間變得較慢，這些都可支持說話歷程（錡寶香，2009；Hulit & Howard, 2006; Marquardt & Matyear, 2016; Peña-Brooks & Hegde, 2015; Plante & Beeson, 2008）。

貳、發聲

聲帶（vocal folds）為人類發聲器官的主要組成部分。生理構造上，聲帶是位於喉頭中央、兩片左右對稱的膜狀解剖結構，由聲帶肌、聲帶韌帶和黏膜三部分組成。此外，兩片聲帶間的裂隙為聲門。聲帶肌受迷走神經的控制，可以調整聲帶的張力，以改變振動頻率（錡寶香，2009；Hulit & Howard, 2006; Marquardt & Matyear, 2016; Peña-Brooks & Hegde, 2015; Plante & Beeson, 2008）。

聲帶的主要功能為發聲，且需要與呼吸機制相互配合，個體在呼吸時，兩片聲帶會往旁邊自然放鬆地拉開，讓氣流可以暢通無阻地進出，允許肺部與外界的空氣交換，而個體在執行說話或唱歌等發聲動作時，從肺部內被驅逐出來的氣流會穿過聲門，不斷衝擊聲帶，在喉頭創造出壓力降（pressure drop），當壓力降數量足夠時，聲帶即會開始震動發聲。達到發聲所需的最低壓力降即稱為發聲閾壓力（Marquardt & Matyear, 2016; Peña-Brooks & Hegde, 2015; Seikel et al., 2019; Seikel et al., 2000; Silverman & Miller, 2016）。

具體而言，說話或發聲時，聲帶會自然地靠攏，當靠攏到一定程度時，就會受氣流的衝擊而來回振動進而發聲。震動的產生，主要是因聲帶本身具有一種阻抗作用，會阻抗侵入的氣流，而在喉內肌肉協調作用的支配下，使聲門受到有規律性的控制聲帶的震動。個體發出的聲音愈低，聲帶的振動面積和振動幅度就愈大，振動的頻率（也就是每秒鐘來回振動的

次數）就愈少；發出的聲音愈高，聲帶的振動面積和振動幅度就愈小，振動的頻率就會愈高。一般而言，成人男性的聲帶較女性的聲帶更粗更寬，導致男性語音的基頻較低（Marquardt & Matyear, 2016; Peña-Brooks & Hegde, 2015; Seikel et al., 2019; Seikel et al., 2000; Silverman & Miller, 2016）。

根據研究發現，成年女性聲帶每秒鐘振動的次數為 250 次，成年男性聲帶每秒鐘振動的次數為 130 次，此即為基頻（fundamental frequency），從人耳聽覺的觀點來看，即代表聲音的高低。人體聲帶的長短、厚薄是決定振動次數的主因，這也是為什麼每個人自然發聲的音域範圍是不一樣的（錡寶香，2009）。此外在構音上，聲帶可調整穿過喉頭的壓力與氣流，而調整的氣流是大部分有聲語音（濁音）的主要成分（Peña-Brooks & Hegde, 2015）。

參、共鳴

如同前述，當個體準備說話時，大腦會傳遞出說話的訊號，啟動喉頭內的發聲機制，讓兩片聲帶由拉開狀態自然地靠攏閉合起來擋住氣流，造成聲帶振動。喉頭內聲帶所創造出來的聲音較為微弱，因此需要接續的共鳴作用以增強聲音能量。共鳴（resonance）係指當由聲帶振動所產生的聲波通過咽頭、嘴巴、鼻子的洞腔空間時，將振動能量放大的增強或擴大作用，共鳴所產生的聲音會受共鳴器官的大小與形狀所影響。一般而言，共鳴腔愈大，聲音就會愈低（錡寶香，2009；Peña-Brooks & Hegde, 2015）。共鳴關注的是聲道施加的音響效應，聲帶製造出的聲音，會選擇性地被聲道共鳴所增強，也影響著聽者與自身對聲音品質的知覺（Peña-Brooks & Hegde, 2015; Plante & Beeson, 2008）。

具體而言，聲帶的震動及後續的共鳴，只有在氣流往身體外面移出時才會發生。共鳴變化的品質是由呼吸氣流力道的強弱以及說話者如何塑形與拉緊共鳴體所定，茲說明如下：

　　第一，咽頭位在喉頭的上後方，且舌頭底部和咽頭附著在一起，因此，當個體在說話時，喉頭的垂直置位（高或低）以及嘴巴內舌頭的置位（前伸或後縮）會改變喉頭的尺寸大小與形狀。更特定地來看，舌頭的前後移動會帶動咽頭壁往內移動，造成咽頭的形狀不斷改變。內縮的舌頭置位，會在咽頭位階抑制聲帶產出的聲音，而前伸舌頭置位則會產生前置共鳴（forward resonance）；當喉頭往上提升或往下降低時，咽頭亦會跟著變化。這些變化會修飾聲音，產生聲音的共鳴（錡寶香，2009；Marquardt & Matyear, 2016; Peña-Brooks & Hegde, 2015; Rakerd, Hunter, & Lapine, 2019; Seikel et al., 2019; Seikel et al., 2000）。

　　第二，口腔是重要的聲音共鳴體。口腔在聲音共鳴所扮演的角色，主要是來自構音動作改變口腔的形狀，而這在說話歷程中才是影響共鳴最多的因素，亦即個體在說話時，口腔的張開動作會持續改變口腔的形狀與大小，下頜骨的移動、舌頭的尺寸、形狀與位移停置位置，以及硬腭的高度、寬度、長度都會影響共鳴。另外，牙齒、顴骨以及軟腭與後咽頭的接觸，也都在口腔共鳴時具有影響作用，這些作用決定了口腔打開的尺寸。另外，在構音過程中，舌頭會持續改變形狀與位置，進而同時改變口腔的形狀與大小。據此，持續變化的咽腔以及口腔的形狀與大小共同形塑了聲道的形狀。而如果氣流力道夠強，由咽部傳送而來的聲音進入口腔後，會從硬腭彈開穿過嘴唇流出去，這種歷程稱為前向共鳴（forward resonance）（錡寶香，2009；Marquardt & Matyear, 2016; Peña Brooks & Hegde, 2015; Rakerd et al., 2019; Seikel et al., 2019; Seikel et al., 2000）。

　　第三，鼻腔也是很重要的共鳴體。英文有三個鼻音 / m /、/ n /、/ ŋ /；華語有 / ㄇ /、/ ㄋ / 及 / ㄢ /、/ ㄣ /、/ ㄤ /、/ ㄥ / 六個鼻音，為能正確發出這些語音，就需要鼻腔共鳴來調整聲音。鼻腔共鳴的關鍵說話器官為軟腭，軟腭是一種肌肉組織，其中中央突起的圓錐體（水滴狀的組織）是小舌（懸雍垂）。平常呼吸時，軟腭會下放讓空氣可以在

鼻腔與口腔之間流動。而在說話時，藉由軟腭的上提與後咽頭接觸，關閉鼻腔與口腔之間的通道開口，擋住氣流在鼻腔共鳴，以便氣流只能前進口腔，在口腔中共鳴，個體就可以發出非鼻音之語音；而當個體需要說出鼻音時，軟腭會下降打開腭咽通道口，讓氣流同時通過口腔和鼻腔，同時產生共鳴（錡寶香，2009）。我們在說出連續的話語與句子時，軟腭會快速變化上提或下放的動作，也因此，如果無法快速地變化軟腭位置，可能會造成過度鼻音化現象（錡寶香，2009；Marquardt & Matyear, 2016; Peña-Brooks & Hegde, 2015; Rakerd et al., 2019; Seikel et al., 2019; Seikel et al., 2000）。

肆、構音

　　構音或是語音產出是一種獨特且複雜的動態肌肉活動，需要大腦動作中心指揮相關的構音器官，去執行與完成某些協調及整合的動作以創造出語音。簡而言之，構音主要是指由構音器官將氣流塑造成說話語音的歷程。由聲帶振動所發出的聲音會穿過聲道，藉由嘴唇、舌頭、硬腭、軟腭、咽頭等構音器官的磨擦、阻斷或修飾，而發出不同的語音。構音器官則可以分類成可移動和不可移動兩種類型。可移動構音器官包括：舌頭、嘴唇、軟腭、下巴；不可移動構音器官則包括：硬腭、齒齦及牙齒。可移動構音器官在發音時，會做出往不可移動的構音器官靠近或是移開的動作。可移動構音器官和不可移動構音器官之間的觸接，可以是完全接觸或是靠攏接近（Peña-Brooks & Hedge, 2015）。茲將構音器官的構造組織以圖 1-6 及下文說明之。

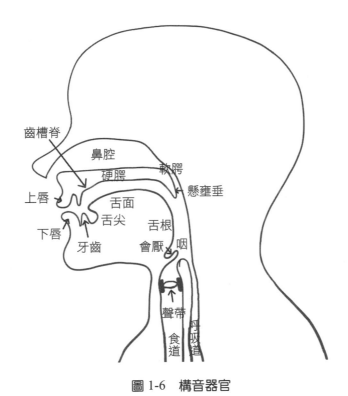

圖 1-6　構音器官

資料來源：Bernthal & Bankson（1998）。

一、可移動構音器官

（一）舌頭

　　舌頭是一種位居人體口腔中的肌肉，占據了口腔約四分之三的體積，是由舌內肌群（intrinsic tongue muscles）與舌外肌群（extrinsic tongue muscles）所組成。其中，舌內肌群包括：頦舌肌（genioglossus）、舌骨舌肌（hyoglossus）、莖舌肌（styloglossus）與腭舌肌（palatoglossus）。其主要功能為藉由改變舌頭位置，讓舌頭可以進行前伸、後縮、邊對邊左右移

動的動作，執行縱的、橫的、斜的動作走向。舌外肌群則包括：上縱肌（superior longitudinal muscle）、下縱肌（inferior longitudinal muscle）、垂直肌（vertical muscle）與橫走肌（transverse muscle），其主要功能為延長、縮短、捲曲、平放舌頭來改變舌頭形狀，讓舌頭固定在口腔裡面。因為有這麼多精細的肌肉及可隨意伸縮、上下移動方向的特徵，舌頭才能這麼靈活（Marquardt & Matyear, 2016; Peña-Brooks & Hegde, 2015; Plante & Beeson, 2008; Seikel et al., 2019; Seikel et al., 2000; Silverman & Miller, 2016）。

舌頭的主要功能除了咀嚼、吞嚥、感受味覺之外，也是人類不可或缺的構音器官。事實上，英文中語言（language）這個詞彙即是來自拉丁語「*lingua*」（舌）之意。在說話方面，舌頭是非常重要的構音器官，可以決定聲道中的構型，很多語音都是依舌頭不同的部位（如：舌尖、舌面、舌前、舌後、舌根）的動作而產生。舌頭擺放位置會影響個別語音及共鳴的產生。其中，舌頭的形狀與位置（如：舌尖、舌後根部）會決定韻母的發音；而舌頭的動作與擺位，則會修飾調整氣流的釋放量以產出不同的聲母（Peña-Brooks & Hegde, 2015; Seikel et al., 2019; Seikel et al., 2000; Silverman & Miller, 2016）。

另外，在舌頭底部有片薄膜狀的舌繫帶。若舌繫帶過短，舌頭在執行往前伸或捲曲的動作時，可能會出現某些程度的困難，影響舌尖前音（如：／ㄅ／、／ㄊ／）或捲舌音（如：／ㄓ／、／ㄔ／、／ㄕ／、／ㄖ／）之構音。然而，臨床上兒童舌繫帶過短的案例較少出現，且因華語的語音中，舌頭前伸幅度最大就只需要碰到牙齒的後方，因此只要兒童的舌頭能夠前伸到牙齒中間，就應該不會影響語音的產出或發音動作。

（二）嘴唇

嘴唇是人類的觸覺器官之一，主要功能為進食以及說話發音。嘴唇是

人類臉部上一個明顯易見的器官，是口腔外露的組織構造，由上下凸出觸感柔軟的兩唇構成，主要是由口輪匝肌（orbicularis oris）組成，藉由此內部肌肉牽引而自由移動。嘴唇的肌肉能以不同方式收縮，產生噘嘴、縮唇、展唇等動作，以及吸吮、咀嚼、大笑微笑和親吻等口腔行為（Marquardt & Matyear, 2016; Peña-Brooks & Hegde, 2015; Plante & Beeson, 2008; Seikel et al., 2019; Seikel et al., 2000; Silverman & Miller, 2016）。

　　在說話表達方面，嘴唇是重要的構音器官，嘴唇的動作與擺位搭配其他構音器官的動作，可以產出不同的語音。上下唇的接觸或是與牙齒接觸，可以發出雙唇音或是唇齒音；而圓唇動作則可發出韻母語音。舉例來說，如果發出／ㄛㄛㄛ／的語音，則嘴唇是圓的；將雙唇緊閉後再張開就可發出／ㄅ／音；以上齒咬住下唇則可說出／ㄈ／音。

（三）下巴

　　下巴位於嘴唇下方，是人類頭顱構造上的一塊大骨頭，也被稱之為下頜骨。下巴是嘴巴的下座，支撐下排牙齒，也是舌頭與嘴唇肌肉的骨架。在說話方面，下巴或下頜骨的移動可以讓嘴唇快速打開或關閉，促成構音和共鳴。下巴的動作會增加或減少口腔的形狀與大小，造成不同韻母與聲母語音之產出。說話時，個體需要整合嘴唇、舌頭與下巴的動作，方能正確構音。也因此說話時如果下巴動作不佳，則會影響舌頭執行說話動作，造成語音不清現象（Marquardt & Matyear, 2016; Peña-Brooks & Hegde, 2015; Plante & Beeson, 2008; Seikel et al., 2019; Seikel et al., 2000; Silverman & Miller, 2016）。

（四）軟腭

　　軟腭是靠近咽喉處掛在舌根上方的一種肌肉組織。軟腭是分隔口腔與咽部組織的一部分，因此有分隔呼吸系統與消化系統的作用。在結構組織上，它是硬腭延長所形成的一個雙褶皺形狀的口腔部分，由腭咽肌（palatopharyngeus muscle）和提腭帆肌（levator veli palatine）、腭帆張肌（tensor veli palatini）、腭舌肌（palatoglossus muscle）及懸壅垂肌（uvular muscle）的延伸所組成。當這些肌肉同步執行動作時，會讓軟腭往上與往後移動，與咽壁做緊密的接觸，達到腭咽閉合，發出鼻音之外的所有語音。其中，提腭帆肌的功能為向上拉提軟腭。腭咽肌的功能為拉緊軟腭，推升咽喉。腭舌肌的作用為將軟腭拉向舌頭去抬升後方舌頭。腭帆張肌的作用為拉緊與縮短軟腭。懸壅垂肌的作用則是將軟腭簇成一束，縮短軟腭（Helwany & Rathee, 2022）。個體在構音時，如果要說出非鼻音，軟腭會上提讓氣流穿過嘴巴；而當個體發出鼻音時軟腭則是下降的。此外，我們發舌根音如／ㄎ／、／ㄍ／時，舌頭會與軟腭的下部接觸，所以這兩個音又被稱為軟腭聲母（velar consonant）。在軟腭正中間的末端有一個椎體形狀的構造組織為懸壅垂（uvula），俗稱「小舌」（Peña-Brooks & Hegde, 2015; Seikel et al., 2019; Seikel et al., 2000; Silverman & Miller, 2016）。

二、不可移動構音器官

從說話或語音產出的角度來看，不可移動的構音器官包括：硬腭、齒齦及牙齒。茲說明如下。

（一）硬腭

硬腭位於口腔頂部，常常被稱為嘴巴的頂部或是嘴巴的屋頂。當我們用舌頭去感受硬腭的表面時，會感受到它是一塊薄的水平骨板，因為它是由上頜骨的腭突和腭骨的水平板所組成。也因為有上頜骨（maxilla）跟腭骨（palatine bones）在頂端，所以稱之為硬腭。上頜骨又分成腭突（palatine process）、齒槽突（alveolar process）與前上頜骨（premaxilla）。硬腭分隔了口腔和鼻腔，其底部由骨骼支撐。相對於軟腭，硬腭是不會移動的。舌頭與硬腭的交互作用可以產生一些語音，例如：高－前韻母、硬腭

聲母以及捲舌音（Peña-Brooks & Hegde, 2015; Plante & Beeson, 2008; Seikel et al., 2019; Seikel et al., 2000; Silverman & Miller, 2016）。

（二）齒齦

齒齦位於前齒頂端和硬腭之間。覆蓋在齒槽突及圍繞齒冠周圍的口腔黏膜是上排臼齒、前臼齒與犬齒的座槽，當我們用用舌頭去探索它時，會感受到齒齦的脊狀形狀。一些語音的構音是由舌頭去接觸齒齦而產出的，包括：英文中的 /t/、/d/、/s/、/z/、/n/、/l/，華語中的 /ㄉ/ 與 /ㄊ/（Peña-Brooks & Hegde, 2015; Seikel et al., 2019; Seikel et al., 2000; Silverman & Miller, 2016）。

（三）牙齒

雖然牙齒的主要功能是為了進食咀嚼食物，但人類在發出某些話語語音（如：/ㄈ/、/f/、/v/）時，也同時需要用到牙齒。事實上，語音的產出非常依賴牙齒、舌頭和口腔的合作，也因此牙齒的構造或完整度，關係著語音是否可正確說出。成人口腔內共有 32 顆牙齒，如果缺牙則會讓氣流無法適當地被阻擋或修飾，而造成語音的錯誤。一般而言，牙齒的生長發育可分成三階段：第一階段是 1 至 6 歲的乳齒列期，第二階段是 6 至 12 歲的混合齒列期，第三階段是 12 歲之後的恆齒列期。通常兒童會在 5 歲半至 6 歲半之間開始人生中的第一次換牙，因此需要關注在這階段牙齒的生長狀況，了解缺牙是否造成兒童構音問題（Peña-Brooks & Hegde, 2015; Seikel et al., 2019; Seikel et al., 2000; Silverman & Miller, 2016）。

三、構音相關器官

除了上面介紹的七個可移動和不可移動的構音器官之外，在聲道中也有幾個與語音產出相關的聲道生理組織構造，也會被認為是構音器官，茲說明與釐清如下：

1. 喉頭：喉頭也可以被稱之為構音器官，是非常複雜、也是獨立的一種構音器官。

2. 鼻子：鼻子也是人類說出語音時，很重要的一個生理組織構造，例如：鼻音，也因此會把它當作是發聲體。但是因為鼻子沒有和其他器官接觸，所以不能稱之為構音器官（Marquardt & Matyear, 2016; Peña-Brooks & Hegde, 2015; Plante & Beeson, 2008）。

綜合上述，當說話聲音產生時，氣流會由肺部穿過喉頭，使其內的聲帶發生振動。產生的聲音會在唇、舌、腭、咽等不同構音器官部位共鳴及修正，形成我們所聽到的話語。這些說話的歷程都是在瞬間自動化發生的，而移動改變構音器官的結構構型（如：嘴唇、舌頭、牙齒、下巴和軟腭），我們就可發出語言中的不同語音。

第八節　語音障礙的致因：成因或有關之因

使用口語說話是人類表達自身思考、感覺與想法的最主要溝通方式，然而語言及語音的習得並不是一件容易的事情。當兒童沒有按照常模標準的預期速率習得語音，或是在預期的年齡抑制或去除掉某音韻歷程，就可能出現語音障礙的問題（Bernthal et al., 2017）。為能幫助這些兒童發展出符合年齡期望的語音技能，實務工作者有必要釐清造成其語音障礙的可能因素，或是可能相互影響與交互運作的組合因素。

說話對我們每個人來說看似再容易不過的事，但是其中所涉及的層面卻非常廣泛與複雜。如同前述音韻表徵架構理論所示，兒童需要聽取環境中的語言輸入，方能建立詞彙的聲音或音韻形式的表徵，進而再以構音器官動作的協調與控制，將記憶、表徵的語音或音韻重現出來。兒童本身與

說話或發音相關的神經、生理結構、個人背景、特質、學習能力、家庭的語言學習環境、機會或支持等，都有可能影響其語音的發展。

事實上，過去學術上的研究即曾：(1)使用相關研究去找出與語音障礙有關之因素；(2)使用組別比較研究方法，去探究語音障礙／非語音障礙兒童相關能力之差異，或是(3)應用個案剖析／描述去釐清影響語音發展的可能因素（Bernthal et al., 2017; Peña-Brooks & Hegde, 2015）。這些研究的主要目的為了解可能造成語音障礙的致因，以期找出並釐清與語音障礙有關的生物生理、環境相關因素，其中所聚焦的相關變項，包括：說話／構音器官結構、中耳積液病史、聽力、語音知覺與區辨能力、口腔動作技能、運動言語缺陷、舌頭外凸的吞嚥問題、基因、認知能力、兒童個人背景等，茲說明如下。

壹、神經生理變項：運動言語異常

語音產出是一種獨特且複雜的動態肌肉活動，需要整合與協調神經肌肉與肌肉骨骼的活動。語音要表達清楚，有賴於正常的口腔動作跟口腔顏面的感覺，這些都需要適當的肌肉強力、動作速度、移動範圍、多重動作的整合與協調、動作穩定性、肌肉張力等之運作（Peña-Brooks & Hegde, 2015）。也因此如果個體出現神經動作障礙，可能會同時影響呼吸、發聲、腭咽功能與構音等說話動作，造成語音產出的困難與錯誤。在語音障礙領域中，則將吶吃與言語失用症歸為運動言語異常（motor speech disorders）。

一、吶吃

吶吃（dysarthrias）是指因神經肌肉損傷，造成負責說話的肌肉群組織疲軟、弱化、麻痺、緩慢、不協調和感覺損失等問題，因而形成言語表

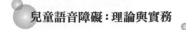
達困難。肌肉的軟弱無力和控制困難，會同時影響發聲、呼吸、腭咽功能與構音，造成不正確的語音產出，影響說話清晰度，也讓溝通對象無法理解吶吃者所說出來的話語訊息（Pindzola, Plexico, & Haynes, 2016）。

　　Mei、Reilly、Reddihough、Mensah 與 Morgan（2014）發現，約有 90% 的腦性麻痺兒童會出現從輕度到言語無法被理解之不等程度的吶吃問題，構音困難與降低的言語清晰度常是這些兒童在溝通發展需面對的問題。此外，Cummings（2008）指出大約有三分之二腦性麻痺者可能會有不同程度的認知缺陷，其伴隨的缺陷可能包括：癲癇、視覺處理歷程缺陷、及／或聽力損失。這些缺陷再加上粗大動作與精細動作功能的限制，皆會造成腦性麻痺兒童的語音產出更為困難。

　　一般而言，腦性麻痺個案的口腔構音器官可能較無力或麻痺、構音動作協調困難，使其在構音時較不精準，常出現聲母歪曲或替代之語音錯誤類型、韻母出現錯誤，以及韻律異常之問題。其韻律異常問題可能包含相同或過重的重音、突然的音量增加、語速慢、音高和音量的不正常變異。對大部分腦性麻痺兒童而言，即使接受治療，仍可能會出現程度不等的構音不精確現象（Bauman-Waengler, 2004; Peña-Brooks & Hegde, 2015; Pindzola et al., 2016）。

二、言語失用症

　　言語失用症（childhood apraxia of speech, CAS）和吶吃一樣，都是一種運動言語異常；但言語失用症和吶吃在言語表達上的困難本質是不一樣的。如同前述，吶吃主要是因為掌控說話言語機制的周邊或者是中樞神經系統有損傷，使得說話肌肉變得衰弱、肌肉無力、不協調或癱軟麻痺，造成語音產出的困難。相對地，言語失用症並沒有肌肉軟弱、麻痺、不協調的狀況，其語音問題是出在言語表達動作的計劃能力上，也因此言語失用

症曾經被認為是構音的動作計劃上的損傷（Bernthal & Bankson, 1998; Bernthal et al., 2017; Murray, McCabe, & Ballard, 2014; Peña-Brooks & Hegde, 2015; Pindzola et al., 2016）。

　　如同前述，口語表達機制涉及大腦神經系統下達命令激發掌控語音表達的對應肌肉，而當言語表達動作的計劃能力（包括：動作的選擇、計劃、組織、啟動）出現問題時，會造成個體無法如同一般兒童一樣，以快速與正確言語產生所需的動作計畫／程式執行語音產出肌肉動作協調機制，也因此會出現被分割得零零碎碎、不流暢、缺乏言語韻律變化的不清晰連續話語。簡而言之，言語失用症是一種神經性的語音障礙，個體在計劃或程式化正確言語產生時所需的動作序列有所限制，造成語音障礙（ASHA, 2007）。亦即，話在腦裡嘴難開，是言語失用症患者所面臨的挑戰。

　　言語失用症兒童的語音習得順序與典型發展兒童是不一樣的，他們的語音困難，可歸納為下列特徵：(1)語音錯誤變來變去，常常是不一致的，同樣一個詞彙可能每次都說得不一樣；(2)音節或詞彙重音錯擺；(3)常常省略語音、不適當地添加語音或是語音歪曲／改變；(4)語音數少的短詞彙說得比多語音長詞彙好；(5)單詞的語音比在連續話語的語音更為清晰正確；(6)句子長度／複雜度增加時，會出現更多的語音錯誤；(7)在語音與音節之間，會出現拉長與中斷的轉換；(8)鼻音或韻律的控制較差；(9)會知覺自己發音的錯誤，因此為了說出正確的語音，會重複嘗試說出相同的詞彙；(10)將語音依序說出來的能力有問題，例如：在口腔輪替運動測試「說出 pataka pataka」有較大困難；(11)意志性動作、語音模仿、一序列語音結合的模仿有困難；(12)出現構音器官摸索以及試誤的行為；(13)在治療時雖然很努力改善自己的說話，但進步緩慢（Bernthal & Bankson, 1998; Bernthal et al., 2017; Murray et al., 2014; Peña-Brooks & Hegde, 2015; Pindzola et al., 2016）。

貳、動作技能

　　說話和個體的動作技能有密切的關係，因此研究者以及實務工作者會假設語音障礙兒童的動作技能可能會比一般兒童較為不精熟。據此，過去研究曾探討兩種跟說話可能相互關聯的動作技能：一般動作技能及口腔顏面的動作技能，但研究發現並不支持語音障礙兒童在一般的動作技能（如：用手指頭拍打、丟球或其他精細動作與粗大動作技能）上並沒有比非語音障礙兒童差（Bernthal & Bankson, 1998; Bernthal et al., 2017; Murray et al., 2014; Peña-Brooks & Hegde, 2015; Pindzola et al., 2016）。

參、口腔感覺功能

　　由於構音涉及口腔動作，因此在語音障礙領域也有一種說法，認為語音障礙兒童的口腔感覺功能（oral sensation）或動作肌肉感覺可能較不靈敏，才會造成其在語音產出時出現困難。動作覺感受是覺察自己在構音時的肌肉動作跟位置，如果這樣的感受有缺陷，會讓兒童在說出語音的時候，無法將構音器官做適當的擺位跟移動。過去研究曾使用口腔形式識認方式來評估語音障礙兒童，讓兒童在沒有任何視覺的線索下，辨認放在其舌頭上不同的三維立體形狀的小塑膠物品（或是咬塊）。然而這些聚焦在口腔感覺導向的研究並未獲得一致之結果，有些研究指出語音障礙兒童的表現較差，有些則並未發現語音障礙與非語音障礙兒童之間有明顯差異（Bernthal & Bankson, 1998; Bernthal et al., 2017; Murray et al., 2014; Peña-Brooks & Hegde, 2015; Pindzola et al., 2016）。

肆、結構性的功能異常

　　當我們在說話時，發出一個特定的語音或結合語音組成音節，涉及很多構音器官或說話生理機制的運作。人體需要依賴下巴、嘴唇、舌頭、硬

腭、軟腭與牙齒等構音器官的動作與協調，方能產生快速與正確的構音動作，也因此探究影響語音障礙的相關因素，必然也需要了解這些結構的生理機制或功能。

結構上的異常，主要是指在聲道內一些和說話相關器官的尺寸大小、形狀或排列出現異常，或是這些結構有不完整或缺漏的現象，導致聲道在產出特定語音時出現問題。一般而言，被影響的構音器官或聲道結構的差異性，可能會造成個案輕微的語音歪曲或是完全無法發出某個特定的語音等不同程度的異常（Marquardt & Matyear, 2016; McLeod & Baker, 2017; Peña-Brooks & Hegde, 2015; Plante & Beeson, 2008）。而結構上的狀況，則可以由牙齒、嘴唇、舌頭、硬腭、軟腭或舌頭外吐（tongue thrust）等狀況來加以了解與說明。茲將 Bernthal 與 Bankson（1998）、Bernthal 等人（2017）、McLeod 與 Baker（2017）、Murray 等人（2014）、Peña-Brooks 與 Hegde（2015），以及 Pindzola 等人（2016）所討論語音產出相關的結構性異常說明如下。

一、牙齒

探討牙齒結構上的問題是否會造成語音障礙，會從缺牙、牙齒位置、上下齒咬合之比較等問題去釐清。具體而言，牙齒——尤其是中間或兩邊的門牙——在發某些聲母，特別是 / s /、/ z / 兩個語音時，聲道構型扮演著重要的角色。也因此若個案門牙掉落，發 / s / 音時，舌頭往前會沒有阻擋，變成以 / θ / 代替 / s / 這樣的語音替代錯誤，也就是前咬舌（lisp）構音問題（Silverman & Miller, 2016），但其中個別差異極大。兒童在掉牙階段，會有其補償策略去發出正確語音。此外，比較正常構音與有構音問題兒童的上下齒咬合狀況，也未發現有明顯差異。

二、舌頭

（一）舌切除

　　一般而言，舌頭大小並不會影響構音。舌頭，尤其是舌尖，會影響聲道在產出大部分聲母語音的構型，因此舌切除應該是會造成構音的錯誤。至於對言語清晰度的影響，則要看被切除的組織多寡及其位置而定。如果切除的組織比較多且在舌尖部分，會影響聲母的發音，言語清晰度可能會比較低；切除的部分如果是在舌頭後面，則較可能會影響到韻母的發音。除此之外，創傷所造成的口腔結構被切除之狀況（如：下巴、嘴唇或硬腭被切除等），也會影響構音。

（二）舌繫帶過短

　　過去研究發現，舌繫帶過短（tongue-tie）只會稍微造成個案舌頭的靈活伸展能力變差、出現稍多一點構音錯誤。此外，在語音障礙者中，也只有極少數出現舌繫帶過短現象。因此整體而言，舌繫帶靈活伸展能力並不會影響構音（McLeod & Baker, 2017; Peña-Brooks & Hegde, 2015; Bernthal et al., 2017）。

（三）舌頭外突

　　舌頭外突（tongue thrust）又稱為嬰兒式的吞嚥或反向吞嚥，是一種口腔筋肌異常的問題，主要是在吞嚥的時候舌頭的擺位不適當，個體在吞嚥時舌頭外突與下唇觸接、說話時舌頭前傾；靜止時，舌頭往前頂住或放在前齒中間。其產生的原因可能是習慣性、或是因為氣流通道阻塞、或是過大的扁桃腺，使得個體需不由自主地將舌頭前傾外突，好讓食物可被順利吞嚥進去。一般而言，舌頭外突可能會影響牙齒咬合不正、臉形變化與構音問題。而出現的構音錯誤則以大舌頭（sibilant）影響「／t／、／d／、

/ n / 、/ s / 、/ z / 、/ l / 」為主（Bernthal et al., 2017; Peña-Brooks & Hegde, 2015; Plante & Beeson, 2008）。

三、唇裂與腭裂

　　唇裂與腭裂（cleft lip／palate）是在母體懷孕初期即已產生的口面部裂縫（oralfacial cleft），是一種先天性顱顏缺陷疾病（craniofacial anomalies），主要是指嘴唇、口腔和鼻腔之間上腭部分的裂縫。因為結構上的畸形，影響了組織、肌肉、上唇齒齦、硬腭、軟腭與小舌（懸壅垂）的發育。腭裂的發生率約為每 500 至 1000 個新生兒當中會有 1 個（Gorlin & Baylis, 2009）。另外，根據美國 CDC（Centers for Disease Control and Prevention，疾病管制與預防中心）統計數據所示，唇腭裂的流行率約為 1／7000，其中同時出現唇＋腭裂者為 1／1600，只出現唇裂者為 1／2800，只出現腭裂者是 1／1700。在人種方面的流行率統計數據顯示，美國原民與亞洲人出現唇腭裂的比例最高，非洲人最低（Mai et al., 2019）。過去華人古老的非科學說法，認為孕婦在懷孕期間拿剪刀、釘釘子、搬家、移動櫥櫃等等，會造成唇腭裂嬰兒的誕生，當然這是一種無稽之談。

　　在胚胎早期發育成長期間，嘴唇的發育是由兩側組織漸漸往身體中線連結起來。在母體懷孕的第四週和第七週之間，身體組織和細胞會從頭部兩邊往中間成長，並連結形成臉部，包括嘴唇和口腔。如果在連結的過程中出現問題，無法按照預定的進度連結時，則會產生各種不同的裂縫（cleft）。在孕期第 5 至 6 週，嘴唇的發育應該要併融時，若因不同原因而受阻就會造成唇裂；而在胚胎期第 8 至 9 週，口腔頂部（即硬腭）的發育如果因其組成組織無法正常融合，或是出現不適當之發育，就可能影響齒槽脊、硬腭及軟腭之軟組織及骨骼部分，造成硬腭／軟腭裂（Golding-

Kushner, 2001）。綜合而言，唇腭裂的形成是因胚胎／胎兒期發育出現問題，而因為唇部與腭部是分開發育，所以，兒童可能會出現唇裂、腭裂，或是同時出現唇腭裂（Dixon, Marazita, Beaty, & Murray, 2011）。

唇腭裂的致因，可能包括遺傳因素（基因改變）與環境因素的組合作用，其中不利的環境因素如：(1)抽菸；(2)在孕期之前被診斷出糖尿病；(3)服用某些藥物，例如：在懷孕的前三個月服用治療癲癇的藥物 topiramate 或 Valproic acid（Honein et al., 2007; Werler et al., 2011）。

臨床上，唇腭裂被歸類為下列幾種類型（Dixon et al., 2011）：

1. 單側或雙側唇裂：有些患者只有嘴唇出現裂縫，有些患者的裂縫則是延伸至鼻孔下。只有 5%的唇腭裂者是單純唇裂，單側唇裂通常是發生在唇部左邊。

2. 單側唇腭裂：唇裂會由外部延伸至齒槽、硬腭與軟腭，造成單側唇腭裂。

3. 雙側唇腭裂：雙側唇腭裂係指兩個鼻孔下的唇、齒槽都出現裂縫，鼻頭或鼻尖直接連在唇部中間。這是屬於最嚴重的唇腭裂類型。

4. 黏膜下腭裂：黏膜下腭裂主要導因於軟腭的裂縫。而因其裂縫係隱藏在一層薄薄的黏膜下面，會較難被發現。

一般而言，唇腭裂造成的問題與缺陷，包括下列幾項（Nasreddine, Hajj, & Ghassibe-Sabbagh, 2021; Steele et al., 2017）：

1. 餵食吸吮困難：因為口腔組織的缺陷，無法適當地吸吮奶瓶或母奶。

2. 牙齒問題：包括咬合不正（上頜骨發育不足及齒列不正）、上下齒弓位置不吻合，而有前齒及／或後齒倒咬的現象。

3. 耳朵感染與聽損：連結中耳腔與喉部的歐氏管，其主要功能是讓中耳的分泌物引流到咽喉中，也可將空氣導入封閉的中耳腔內維持壓力平衡。而腭裂患者的上腭有缺陷，軟腭的肌肉分布不正常，使得歐氏管

的功能失常，造成耳朵遭受細菌感染，導致中耳炎的產生，使得中耳經常有積水問題（即積液性中耳炎），進而可能造成聽損。事實上，過去研究即指出 1 歲左右的唇腭裂嬰兒，中耳積水的比例高達 95%（Nasreddine et al., 2021; Steele et al., 2017）。

　　語音的產出需要有適當的聲道／構音器官執行正常的動作協調，而唇腭裂兒童在進行手術彌合唇、硬腭、軟腭之前，因為鼻腔口腔之間在生理構造上未適當分離，因此在說話時，氣流會從鼻腔溢出，口腔中的氣流壓力就會不足。另外，口腔內硬腭的組織不足，也會讓舌頭上頂硬腭時出現問題。具體而言，因為唇部、硬腭、軟腭組織與口腔肌肉功能的降低，再加上牙齒發育問題，都會造成唇腭裂兒童語音錯誤與清晰度的問題。且由於發聲、共鳴、構音是同時運作處理的說話生理機制，因此臨床上也會同時關注這些兒童的嗓音、共鳴與構音問題（Dalston & Marquardt, 2016; Nasser, Fedorowicz, Newton, & Nouri, 2008; Peña-Brooks & Hegde, 2015; Plante & Beeson, 2008）。茲將整理自 Dalston 與 Marquardt（2016）、Peña-Brooks 與 Hegde（2015）、Plante 與 Beeson（2008）、Pindzola 等人（2016），以及 Silverman 與 Miller（2016）的唇腭裂兒童語音及說話問題說明如下：

1. 嗓音障礙：因為過度用力使用聲帶，造成聲帶長繭（結節），產生沙啞聲音。唇腭裂兒童因為說話時部分的氣流／能量會逸出到鼻腔中，使其更需要用力說話發聲。唇腭裂兒童的聲音聽起來沙啞與粗嘎，且說話時常感到極易疲累，主要是因為聲帶過度用力，嘗試產生足夠的氣流壓力以產出正確的語音所致。

2. 共鳴問題——鼻音過重（hypernasality）：唇腭裂兒童因為無法適當地將軟腭抬起，阻擋聲音至鼻腔共鳴，所以會出現鼻音過重的共鳴問題。根據研究統計資料顯示，約有 25%唇腭裂兒童在術後仍會出現腭咽閉合不全問題（velopharyngeal inadequacy）（McComb et al., 2011）。

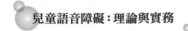

所謂腭咽閉合不全係指個體要發出非鼻音的語音時，軟腭會上舉往喉嚨背部移動，堵住氣流往鼻腔流出之通道，因此氣流會被引流至口腔發出非鼻音之語音。唇腭裂可能會造成兒童無法適當地將軟腭上舉往喉嚨背部移動，產生閉合不全之現象，即稱之為腭咽閉合不全，讓兒童說話聽起來好像是由鼻腔說話，產生鼻音過重現象。

3. 構音障礙：發出正確的語音需要調整修飾氣流，唇腭裂兒童的生理缺陷會造成其在說話時氣流不足，因而造成構音錯誤。在治療到痊癒過程中，唇腭裂兒童可能在某段時間還是會出現說話問題，但大部分兒童在 5 歲左右應該就能發展出正常的說話能力。一般而言，腭裂的整形修補所遺留的傷疤不會影響構音，特別是雙唇音與唇齒音。

此外，唇腭裂兒童因為腭咽的閉合不全，造成過度鼻音化、氣流減少，也因為氣流由鼻腔逸出使得聲母弱化，會出現喉塞音（glottal stops）、咽摩擦音（pharyngeal fricative）的錯誤語音。事實上，因為生理上的缺陷，唇腭裂兒童也會出現代償性構音錯誤（compensatory errors）現象，亦即在發音時會習慣以口腔後部／喉嚨發音，例如：發 / p / 音時，不是以雙唇緊閉再張開發音，而是可能以喉部發出喉音的 / p / 音；又如：發 / s / 音也是以喉部發音方式發出（Peña-Brooks & Hegde, 2015）。

最後，在 9 至 24 個月大時，唇腭裂嬰幼兒的說話會出現遲緩現象，家長不能因為兒童不說話或說不清楚，就降低和他進行說話溝通互動的動機、次數，還是需要常和他說話並誘發鼓勵他回應，如此一來，等手術彌合唇腭裂之後，兒童才可以有較好的輸入基礎學習聲母與詞彙（Dalston & Marquardt, 2016; Peña-Brooks & Hegde, 2015）。

伍、聽力損失

為了能夠說出正確與清晰的語音，個體需要能夠聽到他人的話語，從

中建立語音／音韻的表徵，並在說出詞彙／話語時可以監控自己的言語，以便知道自己所說出來的話語是不是正確。也因此，聽力損失的最大風險即為語音的學習與詞彙／語法的建立，畢竟正常的聽力是口語發展的基礎。

聽力障礙或者是聽損主要是指聽力方面的問題，其界定為成人在聽閾值超過 25 分貝，兒童則是 15 分貝。臺灣在《身心障礙及資賦優異學生鑑定辦法》的界定則是：「接受行為式純音聽力檢查後，其優耳之五百赫、一千赫、二千赫聽閾平均值，六歲以下達二十一分貝以上者；七歲以上達二十五分貝以上」（教育部，2013）。

聽力損失一般區分為全聾或是重聽。重聽係指還有殘存聽力可以幫助言語／語言的習得、理解跟表達，可以覺察到正常的交談對話，但需要擴增聽力，也就是需要佩戴助聽器。如果是全聾，則沒有辦法覺察正常的交談對話。另外，聽損也會依其發生的時間，分成語言前或語言後失聰，如果兒童在開始發展語言之前就有嚴重的聽力損失問題，其語音發展會有較大風險。語言前和語言後失聰兒童在語音的發展是不一樣的，語言前失聰需要特殊的訓練方式；如果語言後失聰沒有給予適當的處遇，語音產出的清晰度也會惡化。

習英文聽損兒童的語音問題，主要可歸納為：(1)以有聲替代無聲；(2)以鼻音替代口腔聲母的語音；(3)容易以觸覺、知覺的語音替代難以覺知之語音；(4)省略詞尾或詞首的聲母，其中以省略／s／音最常出現；(5)韻母間相互替代（Bernthal et al., 2017; Calvert, 1982; Munoz, 2016; Peña-Brooks & Hegde, 2015; Plante & Beeson, 2008; Roth & Worthington, 2016）。

有關習華語聽損兒童的語音障礙部分，早期研究顯示，聽障兒童的構音中最易產生的錯誤類型為歪曲音，次為替代音、添加音、省略音。而就發音方式而言，聽障兒童最感困難的語音為塞擦音，其次為擦音、鼻音、塞音（送氣），再來為邊音、塞音（不送氣）（林寶貴，1985；劉潔心，

1986）。另外，人工電子耳或人工耳蝸的問世發展，讓聽損兒童的聽力與語音聽取／區辨能力獲得大大改善的契機，也讓他們的語音或語言溝通能力得以因聽取能力的改善，可以與聽常兒童相比。錡寶香、魏筠家（2015）即曾探究植入人工電子耳國小聽損兒童的聲母構音能力，並分析其在聲母構音的錯誤類型，發現：(1)植入人工電子耳聽損兒童的平均聲母正確率為 89.2%；(2)植入人工電子耳聽損兒童最常出現的構音錯誤語音為／ㄋ／、／ㄖ／、／ㄗ／、／ㄙ／、／ㄘ／，表現最好的語音為／ㄅ／、／ㄇ／、／ㄆ／。從聲母構音方式來看，由易至難的順序為塞音＞塞擦音＞擦音。

另外，臨床上也可發現，聽損兒童除了在語音上會出現錯誤之外，其聲音的品質、音高、速度與韻律等層面也能會受到影響。最後，過去研究也發現佩帶助聽器的年齡、每日佩帶時間、早期介入品質、聽障被發現的年齡以及家庭的支持等因素，也可能會影響聽損兒童的語音技能（Peña-Brooks & Hegde, 2015; Plante & Beeson, 2008; Roth & Worthington, 2016）。

陸、中耳積液

中耳炎係指在中耳結構內所發生的感染發炎，是很多幼童曾感染過的疾病。中耳炎的產生主要是和耳咽管的機能有關。耳咽管是連接中耳腔與鼻咽的通道，其主要功能為平衡耳膜內外的氣壓，當耳咽管出現問題時，中耳腔的出口就會被堵住，造成裡面的分泌物無法順暢排出，中耳腔就會漸漸遭受病菌感染。

中耳積液發生的可能致病因有：(1)鼻過敏或慢性鼻炎；(2)急性中耳炎；(3)腺樣體肥大；(4)上呼吸道感染；(5)顱顏面異常；(6)吸二手菸；(7)特異性疾病等（方宜燁，2017）。

根據統計，約有 90% 的學齡前兒童有過中耳積液，有些研究甚至指出兒童平均一年會發生約四次中耳積液（Mandel, Doyle, Winther, & Alper,

2008; Tos, 1984）。中耳積液會造成不等程度的傳導性聽力損失，也因此當兒童耳朵內有積液時，在聽取周遭聲音與口語輸入時勢必出現問題。過去研究即發現，中耳積液和學前兒童的接受性與表達性語言之間具有負向之相關（Roberts, Rosenfeld, & Zeisel, 2004）。這些兒童在知覺擦音（如／s／與／z／）會出現較大之困難，且在／l／與／r／的發音也會有構音錯誤問題（Petinou, Schwartz, Gravel, & Raphael, 2001）。

　　綜合上述，中耳炎因耳朵感染造成中耳積液，可能出現輕或中度聽力損失。雖然兒童中耳積液持續時間個別差異大，但斷斷續續變動的聽力損失狀況仍然可能會讓兒童面臨口語語言發展的風險。聽知覺上的限制，可能會影響語音表達，例如：／l／、／r／、／s／、／z／語音，但過去研究並未確認有明確語音錯誤類型或是音韻歷程（Peña-Brooks & Hegde, 2015; Plante & Beeson, 2008; Roth & Worthington, 2016）。

柒、語音區辨或語音知覺

　　語音區辨或語音知覺是兒童語音學習與口語理解或表達發展的基礎。為了能以正確的語音／音韻形式說出詞彙，兒童一定需要建立詞彙的正確語音或音韻形式之表徵。也因此，語音區辨或知覺是了解語音障礙致因會探究的變項之一（Bernthal et al., 2017; Bleile, 2015; Peña-Brooks & Hegde, 2015）。

　　過去所進行的研究聚焦重點主要是放在：(1)語音知覺與語音表達之間的關係；(2)錯誤語音或一般語音的區辨與語音表達之間的關係；(3)語音區辨訓練與語音／音韻能力之關係。這些研究所使用的語音區辨材料包括：(1)無意義音節；(2)對比詞彙或句子；(3)出現背景噪音或未出現；(4)選擇某些特定語音（如：／s／對比於／θ／或／r／）（Bernthal & Bankson, 1998; Bernthal et al., 2017; Bleile, 2015; Peña-Brooks & Hegde, 2015）。

　　舉例而言，Locke（1980）探究 131 個語音障礙兒童的語音知覺問

題，研究結果顯示其中有 70%的兒童可以區辨正確語音和他們自身發錯的語音。在實證上，大部分兒童都能夠區辨正確和不正確的語音，也因此語音區辨似乎並不是一個跟語音障礙有關的強而有力的變項。此外，對那些同時有語音區辨和語言產出問題的兒童，也沒有實證可以說明語音產出的問題是因為區辨問題所造成的，這兩者可能是共存的問題。

具體而言，語音區辨研究的結果顯示：(1)語音障礙兒童的語音區辨能力是否較差，尚未有一定之結論；(2)語音錯誤可能來自說話動作問題，但也有可能來自知覺問題；(3)語音知覺／區辨訓練似乎可以幫助語音障礙兒童發展較好的說話能力，但應與表達及自我監控訓練一起執行（Bernthal & Bankson, 1998; Bernthal et al., 2017; Peña-Brooks & Hegde, 2015; Pindzola et al., 2016）。

最後，從臨床實務上來看，不管前述研究結果為何，語言治療師在治療方案中仍可將聽覺區辨及正確語音產出同時含括在語言治療中。事實上，傳統的語音治療都有包括語音區辨的訓練，例如：循環模式即含括聽覺轟炸，兒童需要聆聽包含目標語音或目標類型的詞彙單。

捌、個人特質

語音的發展主要是藉由負責構音器官的神經生理的成熟和持續的學習，才可促成兒童達陣發展的里程碑，也因此，年齡和語音的學習絕對是有相關的。常模資料顯示，在 4 至 6 歲之間，大部分典型發展兒童已經習得近似成人的構音技能，但要達到最精熟的地步，仍需等到 6 歲的時候（林寶貴等人，2019；Bleile, 2015; Owens & Farinella, 2019）。雖然語音發展是生理與環境交互運作的產物，但有些個人特質因素也可能影響兒童出現語音學習的困難，包括：性別、人格特質、社經地位、出生序和手足人數、智商、基因等（Bernthal & Bankson, 1998; Bernthal et al., 2017; Peña-Brooks & Hegde, 2015; Pindzola et al., 2016）。茲說明如下：

一、性別

　　性別是一個曾被探討是否與語音障礙有關的變項？過去研究顯示，女生比男生更早精熟語音（Smit et al., 1990）。然而在統計上常常並未達到顯著性。也有研究發現女生在語音障礙上所面對的風險比男生低（Lewis et al., 2007）。臨床上，學齡前男生有較高比例出現語音發展遲緩（Campbell et al., 2003），男女比例為 1.5：1 至 3：1（Shriberg, Tomblin, & McSweeny, 1999）。但值得注意的是，女生與男生在早期語音習得速率雖有差異，但隨著兒童年齡的增長，兩者之間的發展差異會漸漸消失（Bernthal et al., 2017; Peña-Brooks & Hegde, 2015）。

二、人格特質

　　語音障礙兒童本身的人格特質及其父母的人格特質，也是研究者所感興趣的變項之一。早期研究並沒有臨床或理論上的重要性，但也有研究指出有構音問題的兒童可能較為敏感，亦即在情緒感受上可能較容易受傷害（Shriberg & Kwiatkowski, 1994）。然而，這樣的研究較無法獲得實證上的支持，因為影響語音學習的因素應該是不同變項之間的的交互運作或加乘效果所造成，此外，人格特質也較難以單一化界定（Bernthal & Bankson, 1998; Peña-Brooks & Hegde, 2015）。

三、社經地位

　　社經地位與語音障礙之間應無顯著關係。事實上早期的研究也顯示，社經地位較低的語音障礙兒童在進入學校之前可能會有較多語音錯誤，但進到學校時基本上已經沒有差異（Bernthal & Bankson, 1998; Peña-Brooks & Hegde, 2015; Templin, 1957）。

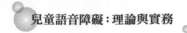

四、出生序和手足人數

出生序和手足人數是否會影響構音能力？研究其實也未有定論。雖然直覺上大家常常會認為長子／女或是獨生子女的構音技能會比較好，但是過去的研究並不支持這樣的論述（Bernthal & Bankson, 1998; Peña-Brooks & Hegde, 2015）。

五、智商

一般而言，認知能力與個體的學習和發展是有關係的，據此，語音的習得也同樣與認知發展相關。也因此，研究人員會嘗試探究智力與語音障礙之間的相關性。歸納過去研究結果，可發現智商落於正常範圍（即 85 至 115 分之間）的語音障礙兒童以及無語音障礙兒童，其智力與語音產出能力之間只出現低相關性（Bernthal et al., 2017）。然而若以智能缺陷兒童為研究對象，則可發現智力缺陷者會有較高比例的構音異常問題（Bernthal & Bankson, 1998; Peña-Brooks & Hegde, 2015）。綜合而言，語音的習得是依循著可預測的發展順序而成，認知障礙兒童常常會被發現沒有辦法依年齡期望去習得某些語音，且其精熟語音的速率也較慢，其語音錯誤類型主要為替代、省略、歪曲，但常常不一致。而在音韻歷程方面，智能障礙兒童會持續使用在幼兒身上才會出現的音韻歷程（錯誤音韻類型），例如：省略最後的聲母以及省略弱音節（Shriberg & Widder, 1990）。

六、基因

基因研究主要是使用家族成員的出現率或者是家族集體出現，或使用分子分析（molecular）去找出特定的基因，來了解語音障礙的相關基因因素。

　　Shriberg 與 Kwiatkowski（1994）的研究發現，在 62 個語音障礙兒童中，39%的兒童有另外一個家族成員出現語音障礙。另外，Lewis 等人（2007）指出家中有一個成員是語音障礙兒童時，出現第二個語音障礙者的機率，是家中沒有語音障礙兒童者的兩倍。

　　雙胞胎研究也顯示，同卵雙胞胎同時有語音障礙的比例高於異卵雙胞胎。此外，研究也發現語音障礙的手足在構音測試的表現也較差（Lewis, Ekelman, & Aram, 1989）。另外，研究也發現若父母有構音異常病史，其子女的構音表現也會比父母沒有構音異常者還要更差（Felsenfeld, McGue, & Broen, 1995）。但是，在解釋這些研究結果時，也需考量可能會有共同環境影響的因素。

　　此外，與其他醫藥研究一樣，使用分子分析找出造成語音障礙的基因，也是近幾年來語音障礙或語言／閱讀障礙研究中會嘗試使用的方式。然而到目前為止，並沒有一個決定性的發現。這些研究並未把造成語音障礙的基因與語言障礙及閱讀障礙分隔出來，因為研究參與者常常同時並存這三種障礙。研究指出，染色體 3 或可能是染色體 1、6 及 15 的異常會造成語音障礙，然而這些基因異常也常常與閱讀障礙連結在一起。此外，過去研究曾發現在染色體 7 上面的說話基因SPCH1（最後命名為FOXP2），並不是專屬語音障礙，它同時也可能是其他嚴重語言障礙，如兒童言語失用症、智能障礙、閱讀問題等障礙相關的基因（Lewis et al., 2006; Peña-Brookes & Hegde, 2015）。

　　最後，過去研究也指出，仍有一些語音障礙兒童的家族成員並未出現語音障礙的問題。也因此，在分子分析研究持續尋找造成語音障礙的基因之探索時，臨床工作者仍需考量與注意個體的學習能力、性別、母親的教育程度、社會經濟地位或中耳感染積液等因素，這些都可能是造成兒童語音問題的整合集體因素。

綜合上述，很多語音障礙原因常常難以判定，也因此會被認為是一種功能性語音障礙（functional disorders）。這些語音障礙兒童並未有明顯的結構組織問題，也因此造成其出現功能性語音障礙的致因，有可能是如同前述的個人相關因素，例如：本身的個性特質、學習風格（如：自我監控較弱，或比較自身說出之語音與周遭輸入之語言中的語音覺察度較鬆散）、認知運作處理特徵（如注意力、音韻記憶、工作記憶等），或是家族史／基因等。

第九節　結語

在語言發展過程中，兒童會從環境中的語言輸入去建立詞彙的聲音或音韻形式的表徵，再以構音器官動作的協調與控制，將記憶、表徵的語音或音韻重現出來（錡寶香，2009）。也因此正確使用語言中的言語聲音，需要擁有該語言的語音知識，以及掌控語音產出與結合規則的知識即為音韻。而要將語言表達出來，需要神經動作協調以便正確地說出語音、詞彙與句子，即為構音（Owens, Metz, & Farinella, 2011）。

兒童構音—音韻能力的發展或言語語音的習得過程是漸進的，其發展是依循著早期發聲、喃語及與聲音玩耍、第一個說話聲音、說話聲音系統化習得、構音技能的穩定等不同階段而發展完成的。在習得過程中，發聲經驗、喃語、真正語音的嘗試—錯誤—嘗試—建立，會讓兒童慢慢掌握構音動作的協調與控制，進而穩定構音技能，習得其母語中的所有語音或音韻（錡寶香，2009）。隨著年齡的增長，其話語清晰度亦跟著提高，4 歲以上兒童所說出來的話語應可達到 90%至 100%的清晰程度，且大約在 7 歲時，兒童通常都已能精熟其母語的所有語音，音韻系統已發展得近似成人（Cantwell & Baker, 1987; Owens et al., 2011）。

　　雖然大部分兒童都能在預期的發展年齡精熟其母語的語音，但仍有些兒童可能因明顯的缺陷或問題而無法發展出適當的語音或構音—音韻能力，這些影響因素包括：聽力損失、嬰幼兒時期有中耳炎病史、異常的齒列排置與缺牙、損傷的口腔動作技能、進食問題、6 歲以後仍出現舌頭前突的吞嚥問題、神經動作障礙、智能缺陷、文化不利的環境因素等（Owens, Metz, & Farinella, 2011）。除此之外，大約有 8%至 9%的學前兒童，以及 5%的一年級兒童在並無如上述因素的影響下，仍然出現語音產出或構音錯誤的問題（National Institute on Deafness and Other Communication Disorders, 2016）。

　　事實上，雖然造成語音障礙的原因可能包括器質性或環境因素以及非器質性兩種，但在臨床上接受治療的個案還是以非器質性或發展性語音障礙的個案占大多數（Whitmire, Karr, & Mullen, 2000）。但不管造成語音障礙的致因為何，根據美國聽語學會、DSM 或特殊教育說話—語言障礙中其中一類亞型—構音異常的界定，語音障礙可從語音產出的神經肌肉動作，或語言系統中音韻知識／表徵或組織的缺陷／問題界定之。

　　據此，為了解語音障礙兒童的各種相關面向，以提供符合需求的評量與治療，專業人員需要對相關的概念／知識或議題有所了解，包括：兒童的語音學習與發展或音韻表徵的建立、語音學、語音產出的相關生理／系統結構與運作，以及造成語音障礙的相關因素等。

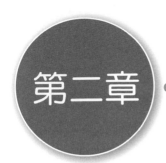

第二章

語音障礙的評量：構音與音韻技能的分析

錡寶香

第一節 前言

在美國，將近每 12 個年齡介於 3 至 17 歲之間的兒童或青少年中，就有 1 個會出現某種類型的溝通障礙（Ketelaars, Cuperus, Daal, Jansonius, & Verhoeven, 2009）。語音障礙是 3 到 6 歲兒童中出現率最高的溝通障礙問題（Shriberg et al., 1999）。此外，學校系統中接受語言治療服務的個案中，仍以與語音相關的問題占據之比例為最高，約為 56%（Mullen & Schooling, 2010）。而在臺灣的特殊教育法規中，語言障礙類別亦將構音異常明列為亞型之一，且在發展遲緩兒童中亦以語言或說話發展遲緩者人數為最多，這些數據意味著語言治療師在學前階段服務的對象，會以語音障礙所占的比例為最高。

雖然語音障礙在開始出現時就會很容易被發現，但臨床工作者基於專業要求，需要更進一步確認其本質和嚴重度，以及可能會造成語音障礙的相關因素，以便決定適合的治療方案。也因為語音障礙是如此複雜，讓評量變得更具挑戰性，需要治療師更加精準地去做適當的評估。如同第一章所述，語音障礙包括構音、音韻和運動言語障礙，且可能會同時和其他的溝通障礙共存，例如：語言障礙、讀寫困難或語暢問題等。據此，提供鑑別性的診斷以設計有效的介入策略或方案，是實務工作上必然需要面對的議題。

語音治療所涉及的主要工作，包括：轉介、評量或評估、分析、診斷、選擇語音治療目標、實際提供與執行語音治療、成效的確定、是否終止治療的決定等層面，都涉及了解兒童語音的發展或技能（McLeod & Baker, 2017）。這些在在都需要有語音評估或評量的專業技能，因此實務工作者需要具備語音評量方式、語音分析、語音或音韻錯誤類型判定的專業能力。

第二節　語音障礙評量：資料蒐集的內涵與原則

　　在特殊教育或溝通障礙領域中，對確切診斷不同的障礙與異常類型，或困難及問題層面來說，完整與適當的評量是必要的，如此方能提供符合需求的療育或教學。評量係指蒐集與評價個案技能、行為、症狀以及背景的一套程序或歷程。蒐集與彙整的資料亦可進而應用在診斷上，以判定個案的障礙或異常類型，並做為決定治療目標、治療策略與治療內容之參考依據（Kritikos, McLoughlin, & Lewis, 2018）。

　　據此，在語音障礙的評量上，同樣是使用一套評量程序或歷程，清楚地去描述個案的語音產出技能，以及說出語音的相關能力。這些評量資料可以用來決定兒童是否有語音障礙的問題。一般而言，語音障礙的評量包括描述與剖析異常的特定特徵及其可能致因，同時了解兒童的家庭、文化、語言背景及溝通類型、社經地位等向度。而語音障礙的鑑別性診斷，則是採用評量所蒐集的相關資料，進一步決定兒童的語音問題是屬於構音異常、音韻異常、兒童言語失用症，或是發展性吶吃（Strand & McCauley, 2008）。綜合而言，語音評量是進行鑑別性診斷的第一步，主要為蒐集語音產出相關能力以及背景因素資料；而診斷則是確認語音障礙的本質與致因。

　　在人際互動溝通情境中，語音障礙的兒童很容易被發現，因為其所傳達的溝通訊息常常難以被理解或是被誤解。事實上，即使不是專業人員，在溝通時將所聽到不清晰或錯誤的話語／語音與自己所認知的正確語音對比，即能輕易覺察到兒童說話的錯誤或問題。也因此，語音障礙的鑑定評量第一步即是轉介，且通常都是由與兒童熟悉的家長、照顧者、老師轉介出來。當兒童因為說話清晰度或語音問題被轉介出來後，下一個步驟即為進行個別評量與診斷，包括：個案說話及語言發展史、口腔構音機轉／功能、聽力篩檢、構音評量、音韻評量、語言或敘事樣本的蒐集、交談對話

的言語或朗讀樣本、聽覺區辨以及可刺激性評估等。評估的工具則可使用標準化語音／構音／音韻評估工具，或是語言治療師自創的測試材料，以及非正式評估（如：交談對話、敘事、語言樣本）。此外，蒐集語音產出或口語表達資料時，會以錄音或錄影方式記錄資料，以利語音或音韻分析之進行。

　　具體而言，在語音障礙的評量與鑑別診斷中，施測者需蒐集、錄音、記錄兒童自發性的口語，分析其說出來語音的正確性、言語清晰度與音韻歷程或音韻類型。一般而言，標準化的構音—音韻評量方式，最常也最易使用的是圖卡評量工具。施測者呈現圖卡，請兒童說出圖卡上物品的名稱，這些名稱需涵蓋華語語音中的 21 個聲母與 16 個韻母。然而，由於口語的表達並不只局限在詞彙層面上，因此在語音評量中亦常應用：(1)圖畫／繪本故事書，請兒童述說或覆述故事；(2)請兒童朗讀短文；(3)請兒童說出某個卡通影片或電影中的人物劇情內容等（如：佩佩豬、巧虎、神奇寶貝、鬼滅之刃、Hello Kitty、櫻桃小丸子、寶寶巴士、波利等）；(4)請兒童描述剛經歷過的事件經驗（如：和爸媽去大賣場購物、去麥當勞、去公園玩、去動物園、生日慶生派對及打電動、玩 Wii 等）；(5)與施測者交談（如：說出姓名、住址、年齡、就讀學校、就讀班級、家中成員、喜歡的玩具、喜歡的食物等），再使用錄音機錄下這些語言／敘事／交談對話樣本，進行轉譯與進一步分析其構音—音韻的錯誤類型，如：替代音、歪曲音、省略音、添加音、聲調錯誤、整體性的語音不清等。除此之外，分析重點亦可從音韻層面去分析兒童出現的音韻歷程（phonological processes）。

　　另外，語音評估的主要原則包括：(1)多樣資料可以更清楚剖析兒童的語音技能，因此評估方式除使用詞彙誘發語音產出之外，亦須蒐集交談對話或獨白等連續說話語言樣本，以了解兒童在自然溝通狀況下的語音表達技能；(2)除了分析單一語音的正確或錯誤之外，音韻歷程的分析亦有

助於實務工作者建立兒童完整的語音錯誤面向；(3)單一語音或音韻歷程的發展常模可以用來決定語音錯誤是否為發展過程中仍待精熟之必經階段，或是真正的異常／障礙；(4)錯誤語音的可刺激或誘發性評估，可以幫助治療師決定治療目標順序，以及預測治療後的預後狀況（Bauman-Waengler, 2004; Peña-Brooks & Hegde, 2015; Pindzola et al., 2016; Silverman & Miller, 2016）。

綜合上述，與其他溝通障礙、言語障礙或語言障礙的評估一樣，語音障礙的評估主要目的為：(1)描述兒童語音發展狀況；(2)決定語音（構音／音韻）錯誤類型；(3)了解與兒童語音障礙相關的可能因素；(4)決定語音治療方向；(5)預估語音問題的預後；(6)監控兒童經治療、學習或成長後語音能力的變化。而為了達成這些目的，實務工作者需要蒐集相關資料，進行完整的分析，完成適切的鑑別性診斷，並據此提供符合需求的治療與教學。

第三節　語音障礙的篩檢

一般而言，在溝通障礙及特殊教育領域中，為了能及早發現兒童的發展問題或學習困難，都會藉由篩檢程序來找出可能需要協助或支持的個案。篩檢是一種在短時間內針對人數眾多的個體進行通過或未通過的檢測程序。通過代表不需要進一步評估；未通過則代表需要進一步進行更完整與深入的檢測，或是需要完整評量資料的蒐集。

如同前述，完整的語音評估需要耗時費力地去蒐集多面向的資料。為能找出真正需要語言治療及特殊教育支持的語音障礙兒童，有效率的做法即是先進行篩檢。具體而言，語音障礙兒童的篩檢目的即是找出那些可能有語音障礙風險的兒童，判定是否需要進一步蒐集相關的評量資料，以決定兒童是否為真正語音障礙。

　　一般而言，大部分美國公立學校會在幼兒園至小學三年級階段定期進行篩檢，找出可能有障礙或學習失敗風險的兒童。而美國語音障礙兒童的篩檢則會在幼兒園大班以及國小一年級階段進行（Peña-Brooks & Hegde, 2015; Pindzola et al., 2016; Plante & Beeson, 2008; Shipley & McAfee, 2021）。另外，從語音發展的階段來看，習美語兒童在 8 歲時應該已能精熟其母語的所有語音，一些發展性的語音錯誤應該已經消失了，所以語言治療師也會在小學三年級時進行語音障礙的篩檢（Peña-Brooks & Hegde, 2015）。依美國慣例，學校會在秋季開學的學期，針對上述年級階段的兒童進行言語或語音障礙的篩檢。語言治療師會進行簡短的篩檢，使用自然對話觀察兒童的構音、語言、嗓音品質以及話語流暢性（Plante & Beeson, 2008）。

　　而在臺灣，幼兒園會使用「臺北市學前兒童發展檢核表」（第二版）（臺北市政府衛生局，2006）進行發展能力的篩檢，其中與語音發展有關的題目包括：在 3.5 歲組為「口齒不清，說話連最親近的大人也聽不懂」；在 4 歲組為「口齒不清，常需要求再說一遍或由照顧大人傳譯才能聽懂」。然而，這樣的篩檢過於簡略，也因此，那些可能有語音障礙風險個案的轉介仍須大量仰賴幼兒園教師的靈敏度。

　　由於篩檢的本質是需要在短時間內快速地完成目標技能測試資料的蒐集，因此語音障礙的篩檢通常都會在 10 至 15 分鐘內完成（Peña-Brooks & Hegde, 2015）。實務上，美國的語言治療師會使用非標準化的篩檢程序以及標準化的語音篩檢工具。茲說明如下。

壹、非標準化的篩檢程序

　　進行非標準化的篩檢時，語言治療師通常會使用自然對話，或是提問一些特定的問題，或是使用一些交談話題，讓個案可以參與簡短的交談對話，自發性說出口語。例如：請兒童「說出自己的名字」、「年齡」、「家裡有幾個人」、「家裡的住址」、「從 1 數到 10」、「喜歡的卡通影

片或電視節目」、「玩具」、「去速食店或賣場」、「最近一次的旅行」、「喜歡的電玩／手遊」等（Bernthal & Bankson, 1998; Bernthal et al., 2017; Peña-Brooks & Hegde, 2015; Pindzola et al., 2016）。臺灣臨床語言治療師與特教中發展遲緩兒童的鑑定評量常使用的評量工具「修訂學前語言障礙評量表」（林寶貴、黃玉枝、黃桂君、宣崇慧，2007）中的分測驗一：聲音、語暢、語調，提問兒童：「你叫什麼名字？」「你今年幾歲？」「你家裡有些什麼人？」「你從 1 數到 10。」「你說ㄚ……愈長愈好。」「你喜歡看什麼卡通影片？」「你說說看這個卡通影片的故事給我聽。」「你說早上醒來後到現在做了哪一些事？」其主要目的雖然是用以初步決定兒童說話是否出現口語流暢、嗓音、語音障礙之問題，但兒童回應的對話或口語表達資料也可同時被用來分析其語音技能，作為語音障礙兒童篩檢之用。

　　當兒童回應提問或與施測者交談對話時，語言治療師會錄音或錄影，且同時記錄個案的錯誤語音。如果自然對話或提問無法誘發出兒童自發性的話語，語言治療師可能會使用玩具、圖卡誘發出兒童的話語。如果前述程序仍然失敗，語言治療師可以請兒童複述施測者說出的詞彙（Peña-Brooks & Hegde, 2015; Pindzola et al., 2016; Plante & Beeson, 2008）。

　　美國學齡階段兒童較有可能出現的錯誤語音為 /r、s、l、θ/，因此治療師也會發展一些含括這幾個語音的句子，請兒童念讀。另外，針對青少年部分，治療師會請其朗讀短文，美國最常用的短文為 Grandfather Passage 與 Rainbow Passage（如下頁所附），因為這兩個短文包括了所有美語／英語的語音，或是可反映出不同語音的口腔動作（Bernthal et al., 2017; Peña-Brooks & Hegde, 2015; Shipley & McAfee, 2021）。

　　在非標準化程序所蒐集的語料中，個案說出的語音通過或未通過的標準，可以參考過去研究已建立之語音發展常模。此外，如果個案的語音表達在篩檢過程中處於通過或未通過的邊緣灰色地帶，則在實務上仍應提供

深入完整的語音評量。

　　雖然語音篩檢強調自發性溝通產出的話語，但自然對話溝通樣本的蒐集也有其限制。因為很多兒童在與陌生人交談對話時可能會較為退縮，較難取得用於篩檢的代表性交談對話樣本或語料（Plante & Beeson, 2008）。也因此，使用結構式的評量方式或工具，應該也是語音障礙篩檢可供選擇的方式，如此才能在有限時間內蒐集具代表性的說話／言語樣本。據此，施測者亦可針對某些臨床常被觀察到的錯誤語音、語音類型或音韻歷程，設計結構化的評估工具。

Grandfather Passage

You wish to know all about my grandfather. Well, he is nearly 93 years old, yet he still thinks as swiftly as ever. He dresses himself in an old black frock coat, usually several buttons missing. A long beard clings to his chin, giving those who observe him a pronounced feeling of the utmost respect. When he speaks, his voice is just a bit cracked and quivers a bit. Twice each day he plays skillfully and with zest upon a small organ. Except in the winter when the snow or ice prevents, he slowly takes a short walk in the open air each day. We have often urged him to walk more and smoke less, but he always answers, "Banana oil!" Grandfather likes to be modern in his language.（引自 Pindzola et al., 2016; Reilly & Fisher, 2012）

Rainbow Passage

When the sunlight strikes raindrops in the air, they act like a prism and form a rainbow. The rainbow is a division of white light into many beautiful colors. These take the shape of a long round arch, with its path high above, and its two ends apparently beyond the horizon. There is, according to legend, a boiling pot of gold at one end. People look, but no one ever finds it. When a man looks for something beyond reach, his friends say he is looking for the pot of gold at the end of the rainbow.（引自 Shipley & McAfee, 2021, pp. 176-177）

貳、標準化語音篩檢工具

　　美國語言治療領域中較常使用的標準化篩檢工具包括：Quick Screen of Phonology（Bankson & Bernthal, 1990a）、Fluharty Preschool Speech and Language Screening Test（2nd ed.）（Fluharty, 2000）、Diagnostic Screen（Dodd, Hua, Crosbie, Holm & Ozanne, 2006）等。這些測驗有些是只針對語音或音韻層面評估，有些則是全面性說話語言篩檢的一部分，但都建有常模資料，提供通過或未通過分數。另外，這些測驗中涉及語音的部分都是以圖片作為測試材料，請受試兒童說出圖片名稱，或是仿說施測者描述圖片所說出的句子。

　　而在臺灣，語言治療師或特教教師使用頻率最高的測驗「修訂學前語言障礙評量表」（林寶貴、黃玉枝、黃桂君、宣崇慧，2007）或是「修訂學齡語言障礙評量表」（林寶貴、黃玉枝、黃桂君、宣崇慧，2009）中的分測驗三：表達性詞彙與構音，使用 13 張圖片／詞彙（即：蘋果、牛奶、香蕉、報紙、手套、耳朵、蝴蝶、雨傘、草莓、機器人、老虎、卡車與肥皂），測試兒童的詞彙及語音能力（含括21個聲母、4個聲隨韻母、12 個單／複韻母，共計 37 個語音），也可當作初篩使用的標準化工具。在語音常模部分，這兩個測驗提供各年齡組聲母與韻母語音通過百分比，以及各年齡組構音正確之平均數與標準差。

　　綜合上述，語音篩檢歷程是整體語音評量中重要的一部分，因為問題的發現一定要始於篩檢。然而，篩檢只能提供兒童可能有語音障礙風險或跡象的訊息，後續仍需要提供全面性的測試評量，以進一步確認異常的狀況與進行完整的語音錯誤分析。

第四節 全面性語音評量

一旦兒童被篩檢轉介出來後，就會接受正式的評量或鑑定，以決定其語音錯誤是否符合其年齡發展中會出現的自然現象，或是真正語音障礙。這些完整的評量或資料蒐集的程序涉及多個層面，包括語音或音韻層面技能的測試，以決定被影響的語音或語音錯誤類型，同時也包括了解與決定影響的生理問題，如：聽損、牙齒或口腔顏面的異常等。具體而言，全面性的評量需要進行聽力篩檢、發展史資料的蒐集、標準化語音或構音／音韻測驗的施測、語言／言語或溝通樣本的蒐集、語音清晰度的評定以及可刺激性評估等。茲將這些全面性語音評量所涵括的向度說明如下。

壹、個案背景與語音相關技能資料的蒐集與評量

為了解語音障礙兒童之生理、家庭照顧、支持狀況，完整的語音評量資料應含括：個案發展史、聽力篩檢、口腔功能／動作能力檢測、口腔顏面機轉檢查。茲分別說明如下。

一、個案發展史

了解被轉介出來語音障礙兒童的發展史，有助於對個案問題的釐清。訪談亦可以讓治療師知道個案及其家人對語音障礙的關注狀況，相關資料包括：(1)個案個人資料的確認：如姓名、出生日期、家長的姓名、年齡、教育程度、職業、連絡方式等；(2)訪談照顧者或重要他人，如家長或教師。訪談大綱可聚焦如下列問題（Shipley & McAfee, 2021）。

訪談家長的問題如下：

1. 你對你小孩說話比較擔心的是哪些部分？
2. 你什麼時候最先注意到你家小孩說話的問題？
3. 你家小孩所發出的第一個聲音聽起來像什麼？

4. 在什麼時間、狀況或情境，你家小孩的話語會較容易被理解？

5. 你家小孩會因為自己說話的問題而逃避說話嗎？

6. 這是你家小孩第一次接受說話／語言的鑑定評量嗎？

7. 你家小孩有沒有接受過聽力測試？

8. 你家使用的主要語言是什麼？

9. 你家小孩最常互動的對象是誰？他是怎麼跟互動對象溝通互動？是應用口語或是使用手勢動作？

10. 你會覺得很難理解你家小孩說的話語嗎？

11. 你家小孩自覺有說話的問題嗎？

12. 你家小孩會因為自己說話比較困難而感到挫折嗎？

13. 你家小孩的說話問題有沒有影響到他參與日常的例行活動？

14. 你家有沒有其他成員也有說話的問題？

15. 你家小孩說話時會有綴加、省略、替代的語音嗎？

　　訪談老師的問題如下：

1. 對於你學生說話方面的問題，你比較擔憂的是什麼部分？

2. 你什麼時候開始注意到學生有溝通方面的問題？

3. 學生的言語清晰度是不是影響到日常的互動遊戲或者是學校的活動？

4. 你的學生是否會逃避和同儕互動或是說話？

5. 你的學生會不會逃避參與教室的活動？

二、聽力篩檢

　　聽力篩檢的目的為：使用快速的程序了解或決定個案的聽力狀況，並推斷其是否有聽力損傷。一般而言，聽力篩檢會以純音聽力檢查方式進行，在 500 HZ、1000 HZ、2000 HZ、4000 HZ 的頻率，以 20 分貝（dB HL）的聲音強度檢測個案的聽力狀況。而對年齡較大的兒童，則增加一

個頻率，即 6000 HZ（Johnson & Seaton, 2012）。

在臺灣，國民健康署推動的學前兒童聽力篩檢，係針對滿 3 歲至未滿 4 歲的幼兒園小班學前兒童進行聽力檢測。公衛護理師會攜帶聽力檢測儀至各幼兒園進行測試。檢測頻率包含 1000HZ、2000HZ、4000HZ，音強設定在 25dBHL。初次篩檢未通過的幼兒，家長需帶其至指定的醫療院所耳鼻喉科複檢，項目有耳鏡理學檢查、中耳鼓室圖及標準隔音室環境下的純音聽力檢查等。檢查結果仍然異常者，需持續追蹤治療或接受聽語復健的介入（雅文基金會，2022）。

語音及語言的學習係奠基於最基本的接收口語訊息的聽知覺生理與語言認知處理歷程，也因此，聽力問題必然會影響兒童的語音學習。根據美國的研究，6 歲兒童中約有 15% 出現至少 16 dB 的不等程度聽力損失（Niskar et al., 1998），此外亦約有 35% 的學前兒童曾出現反覆或未經治療的耳朵感染問題，造成暫時性的聽力損失（American Speech-Language-Hearing Association, 2022b）。在被鑑定為確認聽損兒童的 9 歲兒童中，有高達 50% 者曾通過新生兒聽力篩檢（Fortnum, Summerfield, Marshall, Davis, & Bamford, 2001）。這些統計調查數據都在提醒語言治療專業人員，須特別注意兒童的聽力狀況或聽損所造成的影響。事實上，即使是輕微聽損或因中耳炎造成的間歇性聽力損傷，都有可能造成語音、口語、溝通技能的發展問題。因此當實務工作者發現兒童有語音學習困難時，第一步即是必須先考量其是否有聽力損失的風險，排除因聽損可能造成的口語學習問題。

綜合上述，語音障礙兒童的鑑定、評量與診斷，一定要含括聽力篩檢，因為聽損會直接影響對訊息的聽取接收，而語音無法被清楚接收處理，自然會影響語音產出或口語表達。使用基本的純音聽力檢查進行聽力篩檢是早期發現聽損的必要與最佳方法，透過篩檢可早期發現、早期診斷，提供適當的聽損處遇（如：醫藥治療、助聽輔具配置及聽語治療等），以改善兒童的語音及說話溝通能力。

三、口腔功能／動作能力檢測

正常的語音產出需要應用多個構音器官執行一系列快速與正確的構音動作，包括：下巴、嘴唇、舌頭、硬腭、軟腭與牙齒等構音器官的動作整合與協調控制。評估構音器官結構與功能是否適當，以及是否有構音器官動作上的問題，可以幫助治療師了解造成影響語音表達清晰度的口腔動作問題。口腔動作係指運用口腔結構所進行的動作，例如：雙唇緊閉、舌頭左右側移／上下移動、下頷的穩定控制以及舌頭與下頷間的動作分化等（Duffy, 2005）。

據此，全面性語音評量皆會包括口腔功能的檢測，評量向度則聚焦於構音器官的動作範圍（range of movement）、肌肉力量（muscle strength）、肌肉張力（muscle tone）、動作速度（speed of movement）、動作精準度（accuracy of movement）、動作穩定性（steadiness of movement）以及動作對稱性（symmetry of movement）等向度來判斷口腔動作功能（蔣孝玉，2005；鄭靜宜，2013；ASHA, 2022c; Duffy, 2005; Gironda et al., 2011）。

此外，為能了解兒童說話發音動作的精準度，例如：說出雙唇音時須將雙唇緊閉再打開（如：／ㄅ／、／ㄆ／、／ㄅㄚ／），或是快速轉換發音動作說出組合成詞彙的不同音節的能力（如：雞塊、養樂多、排骨麵），臨床語言治療師也會測試個案的口腔輪替動作能力（diadochokinesis, DDK），以了解個案構音器官的動作協調性以及口腔動作變換的速度和能力（曾思綸、鄭靜宜，2018；黃瑞珍等人，2017；鄭靜宜，2013；Williams & Stackhouse, 2000）。口腔輪替動作的測試包含交替式運動速率（alternating motion rate, AMR）以及序列式運動速率（sequential motion rate, SMR）兩種測驗，AMR 是指連續且快速地重複說出單音節語音，如／ㄆㄚ、ㄆㄚ、ㄆㄚ……／，並依據說出的音節速度和流暢性評估個案快速且重複執行單音節構音動作的協調能力；SMR 則是指連續且快速地

重複說出雙音節語音（／ㄅㄚ、ㄆㄚ／、／ㄅㄚ、ㄊㄚ／）或三音節語音（／ㄆㄚ、ㄊㄚ、ㄎㄚ／），並依據說出的音節速度和流暢性評估個案快速輪替執行多音節構音動作的協調能力（謝采容，2019；鄭靜宜，2013；Duffy, 2005; Williams & Stackhouse, 2000）。一般而言，神經損傷個案或在口腔結構上有生理缺陷者，說出這些轉換音節的速度可能會較慢，或出現吃力／困難現象，或出現不正確的動作（Plante & Beeson, 2008）。

謝采容（2019）參考 Oral-Facial Examination Form（Seikel et al., 2000）、Assessment of the Oral-Peripheral Speech Mechanism（Gironda et al., 2011）、Motor Speech Disorders Evaluation（American Speech-Language-Hearing Association, 2018）、「口腔構音結構檢查表」（鄭靜宜，2013），以及「華語兒童口腔動作檢核表」（黃瑞珍、蔣孝玉、羅羿翾、曾尹霆、陳嘉玲，2017）等評估工具，發展一份 24 題的口腔動作功能測驗，包含與雙唇相關動作 6 題、與舌頭相關動作 7 題、與下頜相關動作 3 題、其他動作 3 題以及口腔輪替動作 5 題。此測驗量表以李克特三點量表作為計分方式，選項分為：兒童能流暢且完整地完成目標動作，記為 3 分；兒童無法精確完成目標動作或做出異於目標動作的行為，記為 2 分；兒童在理解指令的狀態下無明顯執行動作，記為 1 分。得分愈高者，表示其口腔功能愈佳；反之則愈差。測驗方式為施測者給予動作指令時一併示範動作讓兒童模仿，若兒童無法執行，則給予口語提示，最多三次，兒童須依循指令及示範做出目標動作，再由施測者依兒童執行目標動作的能力圈選出最符合的選項並記錄兒童反應，如表 2-1 所示。

綜合上述，雖然語音的評量主要是判定個案說出的話語中語音的正確性，但發出每個不同語音需要精確地整合與協調雙唇、舌頭、牙齒、下頜、硬腭以及軟腭等構音器官，做出正確的構音動作方能發出準確的語音，而當這些動作控制不當或彼此合作不協調時，就會影響話語的清晰度。也因此，為個案所進行的全面性語音評估應包括口腔動作功能的測試，以確認兒童的語音問題是否肇因於其口腔動作的困難。

表 2-1 口腔動作功能測驗之題項與計分

評估向度	題目／評估方式		計分方式		
雙唇	展唇（説一）		3	2	1
	圓唇（説ㄨ）		3	2	1
	連續圓唇展唇（説一ㄨ一ㄨ）		3	2	1
	抿唇發「吧」聲		3	2	1
	噘嘴出聲（親吻的聲音）		3	2	1
	連續鼓脹、內縮雙頰（漱口動作）		3	2	1
舌頭	伸出嘴外，縮回嘴內		3	2	1
	伸出嘴外並碰向右嘴角		3	2	1
	伸出嘴外並碰向左嘴角		3	2	1
	張嘴，舌尖抬起碰上唇		3	2	1
	張嘴，舌尖下降碰下唇		3	2	1
	伸出嘴外，沿著嘴唇畫圓		3	2	1
	彈舌動作（馬蹄聲）		3	2	1
下頜	往右移		3	2	1
	往左移		3	2	1
	連續往左右移		3	2	1
其他	張嘴説ㄚ、ㄚ、ㄚ		3	2	1
	上排牙齒咬下嘴唇		3	2	1
	輕吹一口氣		3	2	1
口腔輪替動作	AMR	重複十次ㄆㄚ、ㄆㄚ……	3	2	1
		重複十次ㄊㄚ、ㄊㄚ……	3	2	1
		重複十次ㄎㄚ、ㄎㄚ……	3	2	1
	SMR	重複五次ㄆㄚ、ㄊㄚ、ㄎㄚ……	3	2	1
	重複ㄆㄚ、ㄉㄧ、ㄎㄨ、ㄌㄟ、ㄐㄩ、ㄙㄛ		3	2	1

註：AMR 為連續且快速地重複說出單音節語音。SMR 為連續且快速地重複說出多音節語音。

資料來源：取自謝采容（2019）。

四、口腔顏面機轉檢查

檢查兒童的口腔顏面（orofacial examination）是評估與了解兒童語音

障礙需要含括的一部分，評估結果可幫助實務工作者決定兒童的語音障礙是因生理結構異常所造成或是屬於功能性，若發現有某些口腔顏面結構的異常則可轉介醫療處遇。如同前述，一些兒童的語音障礙可能直接與其口腔顏面的結構功能有關，例如：腭裂兒童可能會出現鼻音過重的語音問題；又如：因咬合不正而造成上下牙齒之間出現空隙、缺乏有效接觸的開咬（open bite），也會讓習英語兒童說話時出現吐舌發音（frontal lisp）構音問題，把／s／音和／z／音發成／θ／音（Peña-Brooks & Hegde, 2015; Shipley & McAfee, 2021）。

口腔機能檢查是一種醫療檢查程序，主要在評估個體的臉部、下巴、牙齒、嘴唇、喉部、扁桃腺、軟腭和硬腭等說話生理結構組織。一般而言，口腔機能檢測是一種非侵入性的程序，並不會造成明顯的不舒服，只需 15 至 20 分鐘即可完成。治療師會使用的基本工具包括：拋棄式手套、小手電筒、壓舌板、咬塊（用以分離舌頭與下巴的動作）、紗布（將舌頭固定在適當的位置上）、塗抹棒（評估腭咽動作）、海棉棒、碼表或鏡子（Shipley & McAfee, 2021）。在評估檢查兒童的口腔顏面時，為了讓兒童願意接受評估，可以使用棒棒糖替代壓舌板或海棉棒。另外，也可以將花生醬或蘋果泥策略性地塗在兒童的口腔上，以評估嘴唇與舌頭的動作（Shipley & McAfee, 2021）。

具體而言，口腔顏面的評估主要是在檢查臉部、下巴、牙齒、嘴唇、喉部、扁桃腺、軟腭和硬腭等說話生理結構組織。臉部檢查的重點為：(1)靜止時的對稱性（symmetry）；(2)執行某特定動作時的對稱性；(3)是否出現下垂（黃瑞珍、郭于靚譯，2008；鄭靜宜，2020；Shipley & McAfee, 2021）。下巴和牙齒的檢查重點則是在觀察兒童張開與閉合嘴巴時整體的動作範圍，以確認是否有出現任何的異常，同時也會檢查是否出現奇怪的聲音，如：摩擦聲或是啪啪聲。而牙齒的部分則是檢查是否有亂牙或齒列不整，注意是否有前牙開咬、後牙開咬或是缺牙現象。嘴唇的檢

查則是要求兒童噘嘴、微笑、鼓起雙頰，以檢查嘴唇對稱、用力使力的狀況與完整的動作範圍。鼓起雙頰也可同時用來檢查氣流是否從鼻腔逸出。舌頭的檢查會觀察顏色是否正常，並請兒童將舌頭往外伸與往內拉回／縮回，或是左右移動，以觀察是否有不自然的移動（如：抽搐、歪曲、搖晃抖動等），另外也會看在壓舌板施壓下舌頭的回抗力道。喉部檢查則是在觀察顏色以及扁桃腺是否正常或腫大。最後，軟腭／硬腭檢查主要是觀察顏色是否正常、結構組織及對稱性，並觀察是否有咽反射或嘔反射（gag reflex）（黃瑞珍、郭于靚譯，2008；Peña-Brooks & Hegde, 2015; Shipley & McAfee, 2021）。

貳、語音能力的測試

一、標準化語音或語音障礙評量工具的施測

（一）標準化語音測驗工具的設計與發展

在語言發展的過程中，兒童必須學會如何協調與整合肺部、喉部及構音器官的生理機能，方能正確地發出每一個語音。除了發展快速、整合的構音動作以發出不同語音之外，兒童尚需知認其母語中詞彙的語音類型，將這些語音類型儲存於表徵系統中，然後再結合不同語音形成音節將詞彙說出來。據此，語音的評量方式之一，即為了解兒童在說出詞彙時語音生成產出的狀況。在個別語音層次的評量目的為：(1)描述與確認個案的語音系統是否異於典型發展常模資料；(2)分析個別語音錯誤並歸類其錯誤類型；(3)分析語音錯誤中具規則性的音韻異常類型，以確認兒童表徵系統中所儲存的語音形式是否有異；(4)以兒童目前的表現水平為基準，決定接續應發展的語音，或是介入／訓練的目標及使用的介入策略；(5)監控介入或治療的成效，以便視情況調整治療計畫／方法／目標行為（Bernthal & Bankson, 1998; Bernthal et al., 2017; Peña-Brooks & Hegde, 2015; Pindzola et al., 2016; Shipley & McAfee, 2021）。評量結果亦可對應口腔動作技能的評估結果，決定兒童是否已精熟某些語音產出的言語動作技能。

一般而言，決定兒童是否出現語音障礙問題所進行的評估會涉及兩個層面：構音的評量可提供診斷式的訊息，說明個人在單一詞彙與連續言語或話語中聲母及韻母的構音能力；音韻的評量則可提供語音類型的全面性分析，以決定兒童所使用的音韻歷程對個案語音錯誤的影響作用。

在臨床實務上，最便利的語音評量方式就是使用標準化常模參照的測驗工具。傳統的構音評量工具會使用圖卡、詞彙單或是句子做為測試材料，其使用的詞彙會預先設定含括語言系統中的所有聲母語音或是韻母與複韻母語音。而對聲調語言（如華語）來說，則同時需要考量四聲聲調的超音段特徵。此外，英美的標準化構音測驗通常會考量測試目標語音在詞彙中排列的位置，例如：詞首、詞中與詞尾。很多傳統的構音測驗都有其共通性，然而每一個測驗也同時會有其獨特的特徵，因此語言治療師在選擇測驗的時候要詳細閱讀施測指引或程序（Bernthal & Bankson, 1998; Bernthal et al., 2017; Peña-Brooks & Hegde, 2015; Pindzola et al., 2016; Shipley & McAfee, 2021）。

在美國，傳統的構音測驗，例如：Goldman-Fristoe Test of Articulation（3rd ed.）（Goldman & Fristoe, 2015）、Photo Articulation Test（3rd ed.）（Lippke, Dickey, Selmar, & Soder, 1997）以及 Arizona Articulation Proficiency Scae（3rd ed.）（Fudala, 2000）是三個最常被使用的測驗工具，其中又以 Goldman-Fristoe Test of Articulation 的使用率最高（約為 51.8%）（Skahan, Watson, & Lof, 2007）。這些測驗會提供有關兒童發出個別語音的相關訊息，也會提供錯誤語音的類型（即：替代、省略、歪曲、添加），以及其在詞首、詞中或詞尾發音錯誤的相關訊息。另外，英國研究者 Dodd 等人（2006）發展一套全面性標準化常模參照的語音測驗（Diagnostic Evaluation of Articulation and Phonology），可用以鑑別診斷兒童的語音錯誤或是音韻錯誤，測驗組成包括診斷篩選、診斷構音與診斷音韻的評量（音韻錯誤類型的分析）、詞彙不一致測試分量表以及口腔動作篩檢分量表。

　　過去幾年，美國亦有研究者發展一些標準化常模參照的測驗，用以評量音韻歷程（也就是錯誤類型），例如：Hodson Assessment of Phonological Patterns（3rd ed.）（Hodson, 2004）、Khan-Lewis Phonological Anslysis（2nd ed.）（Khan & Lewis, 2002）。這種類型的測驗可用來測試因多重構音錯誤造成言語清晰度非常差的兒童。與傳統的構音測驗相比，音韻測驗可以幫助臨床工作者分析出現在不同詞彙上的語音錯誤類型，而非只局限於評估在特定詞彙位置上的個別語音——其假設為有些兒童可能不會有語音或是動作上的問題，主要問題是在習得語音系統或音韻規則上出現問題，也因此使用音韻的評量工具可以獲得個案音韻系統的相關訊息，並據此幫助語言治療師提供有效的治療方案。

　　事實上，美國很多州及聯邦政府在提供經費給相關機構或單位時，通常都會規定其在提供語言治療服務的審核上，需要語言治療師使用標準化的構音測驗，並根據常模中的標準分數常模、百分等級、年齡當量分數來加以診斷語音障礙，並列出其嚴重度。很多公立學校學區都需要這些資料才能夠鑑定特殊教育中語言障礙兒童以及有語言治療專團服務需求的兒童（Peña-Brooks & Hegde, 2015; Tennessee Department of Education, 2018）。

　　而在臺灣，過去幾年亦有研究者（王淑慧、張維珊、童寶娟，2010；席行蕙、許天威、徐享良，2004；鄭靜宜，2018）發展標準化的語音評量工具用以評估兒童的語音障礙問題。表 2-2 將這些測驗內容／分測驗、適用年齡、常模資料、評量目的列表呈現，而其中修訂學前及學齡兒童語言障礙評量表中，雖設計有 13 個詞彙用以了解個案的語音技能，但可能較為不足。雖說如此，這兩個測驗卻也是語言治療界或學前特教實務中最常

表 2-2　臺灣構音／音韻測驗彙整表

測驗名稱	編製者	適用年齡範圍	常模資料	測驗內容／分測驗	評量目的
華語兒童構音與音韻測驗	鄭靜宜（2018）	3 至 8 歲，或 6 歲以上具有明顯語音障礙者	1. 語詞分測驗常模人數 863 2. 最小音素對比語詞測驗常模人數為 80 3. 建立年齡常模 4. 具備信效度資料	1. 語詞構音 2. 語句構音 3. 連續圖片描述 4. 可刺激性評估 5. 最小音素對比詞聽與說	1. 評估華語聲母構音能力 2. 分析語詞正確率和聲母正確率 3. 快速篩選構音異常兒童 4. 深度聽知覺辨識 5. 可刺激性測試
華語構音／音韻臨床測驗工具	王淑慧等人（2010）	2 至 6 歲	1. 小型不完整 2. 81 位幼童分成四組 3. 缺乏完整的信效度	1. 測試材料為 8 張主題式圖片 2. 施測者提問 32 題與圖片相關問題，例如：物品或動作 3. 誘發 67 個目標詞彙語音	測試兒童詞彙構音能力
國語正音檢核表	席行蕙等人（2004）	未提供	1. 無常模資料 2. 缺乏完整的信效度	使用 49 張彩色圖片誘發語音	測試兒童構音能力
修訂學前兒童語言障礙評量表	林寶貴等人（2007）	3 歲至 5 歲 11 個月	1. 提供各年齡組聲母與韻母語音通過百分比 2. 提供各年齡組構音正確之平均數與標準差	使用 13 個詞彙圖卡	測試兒童構音能力
修訂學齡兒童語言障礙評量表	林寶貴等人（2009）	6 至 12 歲	1. 提供各年齡組聲母與韻母語音通過百分比 2. 提供各年齡組構音正確之平均數與標準差	使用 13 個詞彙圖卡	測試兒童構音能力

用以了解兒童語言理解與表達技能之測驗。因此，為能將此測驗的測試功能應用到最極致以達最高效益，實務上施測者可以在整個測試過程中全程錄音或錄影，將分測驗一至四中，兒童所說出的話語（包括：測試過程中的對話、回答問題以及連環圖卡故事敘事的語言樣本），作為構音、音韻、語音分析之用。

（二）語音的誘發與記錄

　　大部分構音和音韻的測驗都是設計成可以快速地完成施測工作，其測試方式簡單明瞭，兒童被要求看測試圖卡同時唸名說出圖卡名稱／詞彙。如果兒童沒有辦法說出圖卡名稱，可以給予提示（例如：示範說出語音／詞彙再請兒童模仿）。施測者可以將兒童的回應或口語表達內容加以錄音或錄影，作為之後分析使用。而示範提示讓兒童仿說是否會影響測試的結果，曾引起一些爭議。有些實證顯示，非模仿或自發性的反應（也就是被誘發出的唸名），比起模仿的語音產出會更具代表性；然而，並未有研究提供實證說明圖卡命名跟仿說之間有顯著的差異。若是採取更嚴謹的測試方式，可以使用延遲仿說，以彌補仿說可能的限制。所謂延遲仿說係指治療師可以在個案無法唸名圖卡時，若無其事地隨意看著圖卡自己唸名之後，馬上轉移到下一個測試的圖卡／詞彙，幾分鐘之後，再把目標詞彙的圖卡拿出來測試兒童，探試兒童是否可以自發性說出圖卡的名稱（Bernthal & Bankson, 1998; Bernthal et al., 2017; Bowen, 2015; Goldstein, Fabiano, & Iglesias, 2004; McLeod & Baker, 2017; Paynter & Bumpas, 1977; Peña-Brooks & Hegde, 2015; Powell, 1997）。

　　自發性唸名說出語音、示範／仿說、延遲仿說等語音誘發方式都可用於構音評量，但通常每個標準化測驗工具的施測手冊都會載明施測程序，因此施測者還是需遵循標準化測驗的指引。而在標準化測驗中的個案語音表達記錄方面，當兒童說出目標語音時，施測者一定要錄音記錄以作為後

續分析使用，記錄方式可能會隨著不同施測者的轉譯技能或喜好而有所不同。一般而言，測試結果的語音轉譯（transcribing）有三種記錄方式：第一是正確（＋）或不正確（－）；第二是錯誤的類型；第三是整個詞彙語音的記錄轉譯（Peña-Brooks & Hegde, 2015; Plante & Beeson, 2008）。

在錯誤類型以及整個詞彙的記錄，語言治療界通常會使用國際音標（IPA）註明錯誤的語音特徵，因為國際音標是最廣為使用的系統，也因此理論上與理想上治療師應該要有足夠的轉譯技巧去記錄錯誤。事實上，國際音標一直是美國語言治療界最廣為使用之分析系統。美國語言治療師針對語音評量資料的記錄與分析，通常會使用 IPA 去分析／記錄語音錯誤，資料的轉譯可用於音韻歷程、錯誤類型的判別，且因使用相同系統轉譯分析，對評估資料的轉銜或語言治療師之間的溝通會較為順暢無礙。然而，在資料的轉譯與語音障礙問題的分析方面，評分者之間的一致性需要考量的影響因素（Bleile, 2015; McLeod & Baker, 2017; Peña-Brooks & Hegde, 2015）。

在記錄分析時，為能提供更明確的語音錯誤資料，錯誤語音通常會被分類為省略、歪曲、替代或添加等錯誤類型加以標註。在標註錯誤語音時，會以／標示替代的錯誤（如：t／s 代表 sun 說成 tun）；以-標示省略的錯誤（如：-／d -bed 說成 be）（Plante & Beeson, 2008）；歪曲會用 D 標示（Peña-Brooks & Hegde, 2015）。雖然這樣的標示可以呈現錯誤類型，但卻只限於詞彙中的個別語音，因此若能以整個詞彙為單位進行語音的轉譯，應該更可以知道整個詞彙的發音，例如：使用「cup」測試目標語音／k／時，若個案說成／ku／，則會轉譯與記錄／k／是正確的，但是／p／被省略就沒有被記錄下來。據此，如果是將整個詞彙的所有語音都記錄下來，就可以同時記錄目標語音以及可能的音韻歷程。也因此，如果治療師是使用唸名測試方式，會建議使用整個詞彙記錄，並附上對／錯記分以及錯誤類型（Peña-Brooks & Hegde, 2015）。

另外，鄭靜宜（2020）曾以 IPA 舉例說明音韻歷程中省略歷程的記錄分析，例如「兔子」說成「物子」，可以記錄為[tʰ]→Ø，其中「Ø」代表省略；又如「兔子」說成「褲子」，為不送氣化歷程，則可記錄為[tʰ]→[kʰ]。這些記錄方式即是屬於嚴式（narrow transcription）語音的描述。

綜合而言，語音評量需要正確且精準地去聆聽與記錄兒童所說出來的語音，如此方能認明錯誤語音，及其錯誤類型或音韻歷程，是以語音轉譯絕對是實務工作者的必備技能。多年來英美國家最廣為使用的轉譯系統一直都是國際音標（IPA）系統，然而，Knight 等人（2018）調查759位英國語言治療師所使用的語音轉譯方式，發現有41%只使用寬式轉譯方式（只記錄詞彙語音符號），因為他們對嚴式轉譯方式沒信心。而在臺灣，雖然沒有任何研究調查語言治療師所使用的語音轉譯方式，但實務上似乎都還是使用注音符號進行語音之轉譯與錯誤分析。有些語言治療師反映，使用注音符號係因個人對國際音標較不熟悉、或個人習慣、或較易用於與家長溝通，但另也有語言治療師會使用國際音標中的符號輔助注音符號，例如：鼻音過重標成「～」；需要加強送氣時，以「h」方式標記（如：「ㄆ h ㄤˊ邊」）。

（三）標準化語音測驗的優勢與限制

如同前述，傳統的構音測驗可以提供有關兒童發出個別語音的相關訊息，也可以界定構音錯誤的類型，以及在詞彙哪個位置發音錯誤的相關資料。具體而言，其優勢為：(1)容易、快速施測；(2)因是標準化評量工具，具信度和效度；(3)容易計分，可以得到標準分數和百分等級用於和常模比較；(4)測試詞彙預先設定，可控制語音出現的語境，因此易於聽取、轉譯與分析；(5)可以提供語音庫存目錄；(6)可用於長期追蹤兒童的語音表現，或比較不同兒童的語音能力；(7)更適於評量言語清晰度差的學童（Bernthal & Bankson, 1998; Bernthal et al., 2017; Bowen, 2015; McLeod &

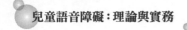

Baker, 2017; Peña-Brooks & Hegde, 2015）。

　　而其限制部分，包括：(1)較難反映兒童實際的溝通狀況，對兒童的實際功能性溝通技能只提供少量的訊息，在生態上的效度較低；(2)無法反映出協同構音現象及其影響作用；(3)語境較受限制，無法測試在詞彙不同位置的所有語音；(4)無法顧及音節類型、韻律、詞彙熟悉度、詞類，因此無法提供兒童音韻技能的相關資料；(5)較無法提供完整的語音庫存目錄，尤其是韻母；(6)構音測驗通常只測試詞彙中的語音而非連續言語樣本的語音，較無法反映個案話語中語音或音韻的實際能力（Bernthal & Bankson, 1998; Bernthal et al., 2017; Bowen, 2015; McLeod & Baker, 2017; Peña-Brooks & Hegde, 2015）。

　　綜合上述，標準化的構音評量並無法清楚描述個案的真正溝通能力，也因此需要使用非正式的評量和觀察，以提供更完整的訊息。例如：某些兒童可能在構音測驗的表現是在正常範圍，但實際上其日常交談溝通所顯現的言語清晰度卻是低的，這樣的問題可能就無法在標準化測驗裡被發現。針對標準化語音評量工具的限制，實務上可以彌補的策略，包括：(1)語音轉譯不要只轉譯目標音，應轉譯整個詞彙；(2)可以使用動態評量或持續的探測試探方式，使用不同的提示方式以決定最有效的提示線索，評估哪些介入策略最能夠幫助兒童（Bernthal & Bankson, 1998; Bernthal et al., 2017; Bowen, 2015; McLeod & Baker, 2017; Peña-Brooks & Hegde, 2015）。

二、非正式的評量或行為評估

　　語音評量方式，除了可以使用前述傳統的構音評量工具之外，也可以使用非正式的評量，例如：蒐集交談對話溝通樣本或是敘事語料。非正式的評量常常是一種比較有彈性的程序，蒐集的溝通對話／語言樣本可以提

供更真實的自發性話語表達，以及在自然溝通情境中身為溝通者話語產出的樣貌，了解兒童在實際溝通情境中的語音技能。此外，使用連續言語的測試方式，也可用來評估兒童將詞彙整合成短語或句構時跨音節界線語音產出的能力（Wells, 1994）、在自然話語中出現的音韻歷程（如：省略、同化、塞音等），以及在不同語音脈絡中的語音產出或言語能力（如：促發或具挑戰性的語音脈絡）（Pascoe et al., 2006）。

（一）非正式評量資料的蒐集

　　為確保連續言語樣本的效度與信度，評量者須考量所蒐集或誘發出來的交談對話或敘事語料的數量是否足夠、是否具代表性。根據 Grunwell（1987）的建議，連續言語或交談言語樣本應該涵括最少 100 個不同的相異詞彙數，而 200 至 250 個詞彙則更為理想。另外，Shriberg 等人（1997）則指出，為分析與分類錯誤語音或音韻類型，連續言語樣本應含括錯誤語音出現在兩個不同詞彙的語料。此外，交談言語樣本應該要考量兒童的年齡選擇不同的交談話題或活動方式，以蒐集符合不同年齡的說話言語樣本。茲將話語言語或敘事語言樣本的蒐集方式，說明如下。

　　對於較為年幼的幼童，非正式的評量可以使用：(1)無字繪本故事書；(2)說一個熟悉的故事；(3)遊戲活動（如桌遊）；(4)說出個人相關資料訊息（如：姓名、年齡、家庭成員）；(5)從 1 數到 10，或唸出 26 個英文字母、37 個注音符號或 12 生肖；(6)描述最喜歡的一場生日派對、覺得很好玩的一個活動或有趣的假期；(7)描述連環圖卡內容；(8)描述喜歡的卡通中的主角、人物。

　　對於年齡較大的兒童，非正式的評量可以使用：(1)前述 Rainbow 短文；(2)以電視節目作為交談主題進行交談；(3)以學校的學科課程、雜誌文章、運動或是個人嗜好作為交談主題進行交談；(4)討論在學校中最喜歡的活動；(5)描述如何從事某個運動；(6)描述怎麼做一項美勞作品或烘

焙某樣點心、麵包等；(7)描述目前發生的事件（如新冠肺炎、遠距教學、打疫苗、流行的電玩或影片）；(8)描述喜歡的影片中的故事。

可用以誘發連續言語語料的問題（Shipley & McAfee, 2021）有：

1. 如果你中了樂透 100 萬元，你會做什麼事？

2. 你去醫院看過病或是探過病嗎？可以說看看你的經驗。

3. 你到過機場嗎？可以說說看這件事。

4. 你曾經走失過嗎？可以說說看這件事。

5. 你的兄弟／姊妹做過什麼事情讓你很生氣？可以說說看嗎？

6. 你有養寵物嗎？可以告訴我你的寵物是什麼？你為什麼喜歡牠？你都怎麼照顧牠？

7. 你都和你的朋友玩些什麼遊戲？要怎麼玩？

（二）非正式評量的問題與限制

　　一般而言，非正式評量是屬於較為動態的評量方式，可以依受試兒童的回應調整提示或決定誘發的技巧（如重複或者是修改指令），以蒐集較具代表性的話語樣本。具體而言，蒐集連續、自發性的言語（說話）樣本，具有的優勢包括：(1)可觀察在不同語境中語音的表達；(2)可評量言語清晰度；(3)可觀察、分析錯誤的類型；(4)可探討語音表達與說話速度、聲調、語調、重音、音節結構之關係，雖然非正式評量具有彈性、動態且可反映真實溝通狀況以及語音產出樣貌的優勢，但它也有其限制，包括：(1)有些兒童的整體語音清晰度太低，難以理解或決定其所說的話語；(2)兒童在錄音時的臨場表現可能不利於自發性連續話語中語音樣本的蒐集，如：焦慮、陌生、不願合作；(3)有些兒童會覺察自己較難發出某些語音或較易發錯某些音，因此會避免該音的產生；(4)決定語音錯誤或正確，可能會有主觀與缺乏信度及效度之限制；(5)在特殊教育中說話語言障礙學生的鑑定上，非正式評量因為缺乏明確的常模標準，而無法有

對應切截分數，決定是否具特教服務資格。針對上述限制，臨床上可使用替代的評量方式，例如：(1)覆述故事；(2)如果可以閱讀，則朗讀短文；(3)使用圖卡或物品作為談話主題，以誘發出交談對話（Bernthal & Bankson, 1998; Bernthal et al., 2017）。

三、小結：使用標準化測驗工具或非正式評估程序

綜合上述，傳統的構音評量程序是臨床語言治療師最熟悉的語音評量方式，也就是應用標準化的評量工具去測試兒童的構音或音韻表現。標準化語音評量工具會考量語音在詞彙中不同的位置（即：詞首、詞中、詞尾），最常使用的方式是圖卡詞彙、詞彙單或是句子。另外，非正式評量會使用交談對話、敘事與朗讀等方式所蒐集而來的自發性連續言語樣本，進行語音分析。

傳統的構音評量工具與非正式評量所蒐集的資料，可以用來分析與決定個案語音的錯誤類型（即：省略、替代、歪曲、添加或聲調錯誤等）或音韻歷程，同時也可以獲得語音庫存目錄、聲母正確百分比、言語／語音清晰度等。

根據過去研究指出，兒童的語音表現並沒有因使用單一詞彙／圖卡或依連續言語樣本蒐集資料的不同而出現明顯差異（Masterson, Bernhardt, & Hofheinz, 2005）。且從治療的成效來看，使用單詞或交談對話言語樣本加以分析，也同樣並未出現顯著的差異，這些結果顯示單一詞彙在時間效率及完整性上並無大礙。也因此，交談對話或敘事的言語樣本可以當作資料的補強，雙重確認單一詞彙所得出的評量結果，也可以用來決定言語清晰度和話語韻律、超音段、語音嚴重度或言語清晰度（Masterson et al., 2005）。

據此，傳統構音評量工具的測試是評量語音很好的起始點，尤其是當個案只有少數幾個錯誤的語音、其錯誤語音也容易被刺激時。另外，

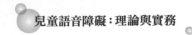

Bleile（2004）指出有發展性障礙或較年幼的兒童可能無法施測標準化的測驗工具，建議應該使用非標準化的評量程序，再輔以標準化的測驗工具；而對年齡比較大的兒童，則可使用標準化的評量工具，再輔以非正式的評量資料蒐集。

參、標準化與非標準化語音評量所得資料之分析

一、語音分析方式

如同前述，語音評估的目的之一為了解兒童語音發展狀況，及其出現的語音錯誤類型，也因此在決定兒童是否為語音障礙時，通常會進行獨立分析與關聯分析。

（一）獨立分析

獨立分析主要聚焦於兒童自身獨特的語音系統（即兒童所產出的語音類型與音節結構），了解其目前所發出的語音，而不是未發出或無法發出的語音。因此，不需與成人音韻系統或成人的目標音韻系統作參照比較。其分析應該包括：(1)聲母的庫存表單；(2)韻母的庫存表單；(3)組成詞彙的音節類型（如：V、CV）的庫存表單；(4)語音組合規則等。而在英文語音障礙的分析，則需要說明在詞首、詞中或詞尾語音產出的狀況。具體而言，獨立分析的結果可以幫助治療師進一步確認有哪些語音並未出現在評估資料中，作為擬定語音障礙兒童尚須建立與學習之韻母和聲母的參考依據。此外，對於語音目錄中語音較少或是有限者，較不傾向使用成人的標準描述其語音，聚焦的重點應該放在了解其可以發出的語音（Bernthal et al., 2017; Bernthal & Bankson, 1998; Bleile, 2015; Davis, 2005; Dodd, 2005; Peña-Brooks & Hegde, 2015; Stoel-Gammon & Dunn, 1985; Williams, 2001）。

（二）關聯分析

　　關聯分析主要是指使用常模資料作為對應依據以進行比較，據此了解兒童的語音或音韻系統的發展層次或狀況。其基本理念為兒童說出的語音需與其母語中成人標準相互比較，每一個語音都應該被說得很完美。也因此其分析會包括：錯誤語音類型（即：替代、省略、歪曲、添加、聲調錯誤等）、聲母正確百分比（PCC）、正確韻母百分比，以及音韻歷程分析，而且其計算需要在單一詞彙以及交談言語樣本中計算。此外，本項分析也需要包括音韻歷程出現百分比的數據（Bernthal et al., 2017; Bernthal & Bankson, 1998; Bleile, 2015; Davis, 2005; Dodd, 2005; Peña-Brooks & Hegde, 2015; Stoel-Gammon & Dunn, 1985; Williams, 2001）。

　　雖然上述兩種分析方式各有其可遵循的原則，但在實務上同時應用此兩種分析方式更能完整剖析個案的語音技能，且應含括下列之語料分析（Bowen, 2015; Stoel-Gammon, 1988）：

1. 兒童嘗試說出來的話語／語音（對比成人標準語音／音韻形式的獨立分析）。
2. 兒童實際說出來的話語／語音（兒童目前自身語音／音韻庫存表的獨立分析）。
3. 兒童正確說出的話語／語音（關聯分析）。
4. 兒童說出的錯誤話語／語音（關聯分析）。
5. 兒童不正確話語的本質（如：音韻歷程的分析和其他錯誤分析）。
6. 音韻歷程或其他錯誤出現的百分比。

　　綜合上述，語音評量資料，可使用獨立與關聯分析，進行錯誤分析與描述分析，其中錯誤分析是為了解兒童錯誤語音類型、音韻歷程；而描述分析則是將兒童的音韻系統視為個別獨特、自成一格的實體，了解其語音

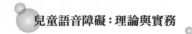
產出的現況。這兩種分析資料的整合應用，可幫助語言治療師擬定介入目標，並預期兒童習得正確語音的潛能。

二、語音分析向度

（一）語音庫存表

顧名思義，庫存表為將現有的項目列表呈現。語音庫存表（speech sound inventory／phonetic inventory）乃指將兒童可以發出的個別語音列表呈現，對音韻異常個案而言，語音庫存表是了解其目前聲母與韻母語音表達能力最重要的訊息來源之一（林寶貴等人，2019；Owens & Farinella, 2019; Peña-Brooks & Hegde, 2015; Pindzola et al., 2016）。此外，語音庫存表分析著眼的重點，是了解兒童依據語音的構音特質所發出來的語音狀況，而不是去決定語音是否在適當的語音或語言脈絡中被發出的情形，或是對比成人話語的正確性（Bleile, 2015; McLeod & Baker, 2017; Peña-Brooks & Hegde, 2015）。

一般而言，兒童語音庫存表的分析可以根據單詞構音測驗、音韻歷程評估或是連續語言／話語樣本（Peña-Brooks & Hegde, 2015）。製作語音庫存表時，可以依聲母、韻母、雙子音串、發音位置、發音方式、有聲無聲以及語音在詞彙的位置等向度設計表單（Grunwell, 1987; Klein, 1995）。

語音庫存表也可同時含括錯誤語音庫存單。傳統構音測驗評量會根據正式測試語彙中的語音加以分析／描寫與分類錯誤語音的類型，如替代音（substitutions）、省略音（omissions）、歪曲音（disortions）、添加音（additions），這些分析也可作為錯誤語音庫存單。在實務上除使用標準化測驗，也可蒐集交談對話或敘事語料一起分析，彙整製成錯誤語音庫存單。另外，錯誤語音也可以同時進行與語音常模之比較，以決定個案的語

音技能是否符合真正語音障礙的界定。

綜合而言，對了解兒童語音系統而言，語音庫存表分析是一個很好的開始點，庫存表分析不只可以反映個案在說出語音的感覺動作、了解其生理或動作上可以發出之語音，也可以從其正確發出或錯誤發出的語音，以辨音成分、音韻歷程、語音組合規則（phonotactic）的分析，進一步評量個案表達性音韻知識，及探究兒童對其語音系統所建立的整體音韻表徵。此外，治療師也可以從個案發出語音在詞彙中的位置、錯誤類型（如：省略、替代、歪曲或添加）與音韻歷程類型，去了解其產出語音的能力，並據此設定治療或教學的目標。但需要特別注意的是：如果個案的語音錯誤只有少數幾個，則不需列出其可正確發出的所有語音之語音庫存表（林寶貴等人，2019；Owens & Farinella, 2019; Pindzola et al., 2016）。

（二）音節與詞彙結構

人類語言系統會藉由聲母加上韻母的組合創造出語言的意義，反映出詞彙或言語形式的複雜度，而音節主要是指語音序列組成的單位，也是個體可以一次說出的最自然的語音單位。製作個案說出的詞彙中音節類型的清單，可以了解其語音產出的能力。音節係以詞彙中的韻母做為計算基準，一個音節通常都包含一個由韻母所充當的音節核（syllable nucleus）。詞彙中只有一個韻母，稱為「單音節」；兩個韻母稱為「雙音節」；三個以上的韻母稱為「多音節」。例如：英文中的「dog」與「eye」都是單音節，「doghouse」是雙音節，「energy」為三音節或多音節詞彙。

而依據所蒐集的語音評量資料，音節的分析方式可以列出個案言語中最具特徵的詞彙與音節類型，以及出現的音韻歷程（林寶貴等人，2019；Owens & Farinella, 2019; Pindzola et al., 2016）。華語的音節結構形式類型包括有十種不同的音節結構，分別為 V、VV、VVV、CV、CVV、

CVVV、VC、VVC、CVC 及 CVVC（林燾、王理嘉，1992）。分析華語詞彙的音節結構時，可以依據這十種類型進行分析，並列出不同音節的數目。

（三）音韻歷程類型分析

語音障礙兒童的語音錯誤可能會以規則性的方式出現，也因此語音障礙治療可以以去除某一類型的音韻歷程為目標，而非以某一單一語音為治療目標，以達促進學習相似語音與音韻情境的類化成效（Gierut, 1998）。語音的評量分析可以根據兒童的交談對話，或是以單一語彙的話語分析其音韻類型。

在美國，一些已出版的測驗 Khan-Lewis Phonological Analysis（3rd ed.）（Khan & Lewis, 2015）、Hodson Assessment of Phonological Patterns（3rd ed.）（HAPP-3）（Hodson, 2004）、Bankson-Bernthal Test of Phonology（2nd ed.）（Bankson & Bernthal, 1990b），或是電腦化的音韻歷程分析軟體 Computerized Articulation and Phonological Evaluation System（Masterson & Bernhardt, 2001），皆可用來進行音韻歷程類型分析。目前臺灣並未有特定或專門的標準化測驗可用以評量與決定兒童的音韻歷程，實務上，語言治療師皆是以個人經驗去分析與決定兒童音韻歷程類型。

鄭靜宜（2020）依據構音位置改變、構音方式改變、喉出聲時間改變的歷程向度，將臺灣習華語兒童常見的音韻歷程分成：塞音化（stopping）、鼻音化（nasalization）、塞擦音化（affrication）、摩擦音化（frication）、邊音化（lateralization）、後置音化（backing）、前置音化（fronting）、腭音化（palatalization）、唇音化（labialization）、不捲舌化（deretroflexation）、捲舌音化（retroflexation）、唇音齒槽音化（alveolization）、不送氣化（unaspiration）、送氣音化（aspiration）等 14 種主要類型。雖然音韻歷程可區分成多種類型，但因語音錯誤所涉及的語音

特質可能不只一個，因此同一語音錯誤可能同時會被分析與歸納為一個以上之音韻歷程（鄭靜宜，2020）。雖說如此，實務上為能更精準與有效率去決定兒童的音韻歷程，還是應依據兒童整體的語音產出去決定。而因為決定兒童的音韻歷程類型並提供必要的治療，是臨床語言治療的日常實務，本書作者群乃依據臨床實務經驗，歸納臺灣兒童較為普遍之音韻歷程類型，如表 2-3 所示。

表 2-3　習華語兒童主要音韻歷程彙整表

音韻歷程	說明	舉例
後置音化	1. 又稱為舌根音化。 2. 以舌頭位置較後的語音取代舌頭置位在前的語音，如以／ㄍ／、／ㄎ／音替代／ㄉ／、／ㄊ／或其他語音。 3. 發音時舌根同時產出構音動作。	1. 〔弟弟〕說成〔ㄍㄧˋㄍㄧˊ〕、〔肚子〕說成〔ㄍㄨˋ子〕。 2. 〔手套〕說成〔ㄎㄡˇㄎㄠˋ〕、〔肥皂〕說成〔肥ㄍㄠˋ〕。
前置音化	1. 又稱為舌尖音化。 2. 以舌頭位置較前的音取代舌頭位置較後的音，如：以舌尖音／ㄉ／、／ㄊ／音取代舌根音／ㄍ／、／ㄎ／音或其他音。	1. 〔哥哥〕說成〔ㄉㄜㄉㄜ〕、〔褲子〕說成〔ㄉㄨˋ子〕。 2. 〔雨傘〕說成〔雨ㄊㄢˇ〕、〔肥皂〕說成〔肥ㄉㄠˋ〕。
塞音化	1. 以塞音取代擦音或塞擦音。 2. 以／ㄅㄆㄉㄊㄍㄎ／替代／ㄈㄏㄐㄑㄒㄗㄘㄙㄓㄔㄕㄖ／，如：孩子在說出／ㄈ／音時以／ㄅ／音替代。	1. 〔小豬〕說成〔ㄅㄧㄠˇㄅㄨ〕。 2. 〔肥皂〕說成〔ㄅㄟˊㄉㄠˋ〕、〔蝴蝶〕說成〔ㄅㄨˊ蝶〕。
不送氣音化	1. 發音時出現氣流控制問題的類型，將原本需要送氣的語音以不送氣的方式唸出。 2. 以不送氣音／ㄅ、ㄉ、ㄍ、ㄗ／音取代送氣音／ㄆ、ㄊ、ㄎ、ㄘ、ㄙ／。	1. 〔跑步〕說成〔ㄅㄠˇ步〕。 2. 〔草莓〕說成〔ㄗㄠˇ莓〕。

表 2-3 習華語兒童主要音韻歷程彙整表（續）

音韻歷程	說明	舉例
送氣化	1. 發音時出現氣流控制問題的類型，將原本不需要送氣的語音以送氣的方式唸出。 2. 以送氣音替代不送氣音如：／ㄆ、ㄊ、ㄎ、ㄑ、ㄔ、ㄙ／取代／ㄅ、ㄉ、ㄍ、ㄐ、ㄗ／。	〔餅乾〕說成〔ㄆㄧㄥˇㄎㄢ〕。
聲隨韻母省略	在說出含有聲隨韻母／ㄢ／、／ㄣ／、／ㄤ／、／ㄥ／的語音時，出現韻尾鼻音／n／、／ŋ／發音較不足或省略的情形。	1. 〔幫忙〕說成〔ㄅㄚ ㄇㄚˊ〕、〔安全帽〕說成〔ㄚˇㄩㄝˊ帽〕。 2. 〔雨傘〕說成〔雨ㄙㄚˇ〕、〔蘋果〕說成〔ㄆㄧˊ果〕。
複韻母省略	在說出含有複韻母／ㄞ／、／ㄟ／、／ㄠ／、／ㄡ／的語音時，出現韻尾音／ㄧ／、／ㄨ／發音較不足或省略的情形。	1. 〔白色〕說成〔ㄅㄚˊ色〕。 2. 〔報紙〕說成〔ㄅㄚˋ紙〕、〔肥皂〕說成〔ㄈㄝˊㄗㄚˋ〕。
塞音化	1. 以塞音取代擦音或塞擦音。 2. 以／ㄅㄆㄉㄊㄍㄎ／替代／ㄈㄏㄐㄑㄒㄗㄘㄙㄓㄔㄕㄖ／，如：孩子在說出包含／ㄈ／的語音時以／ㄅ／音替代。	1. 〔小豬〕說成〔ㄅㄧㄠˇㄅㄨ〕。 2. 〔肥皂〕說成〔ㄅㄟˊㄅㄠˋ〕、〔蝴蝶〕說成〔ㄅㄨˊ蝶〕。
聲母省略	發音時將音節（字）的聲母省略。	1. 〔草莓〕說成〔ㄠˇㄟˊ〕、〔西瓜〕說成〔ㄧ ㄨㄚ〕。 2. 〔肥皂〕說成〔ㄟˊㄠˋ〕。
塞擦音化	1. 以塞擦音取代其他語音（通常為摩擦音）。 2. 以／ㄑ、ㄘ、ㄔ／或／ㄐ、ㄗ、ㄓ／替代／ㄒ、ㄙ、ㄕ／。	〔雨傘〕說成〔雨ㄘㄢˇ〕、〔西瓜〕說成〔ㄐㄧ瓜〕。
擦音化	1. 發音時以擦音去取代其他語音。 2. 以擦音／ㄒ、ㄙ、ㄕ／音取代塞擦音／ㄑ、ㄘ、ㄔ／或／ㄐ、ㄗ、ㄓ／。	1. 〔機器人〕說成〔ㄒㄧ ㄒㄧˋ人〕。 2. 〔肥皂〕說成〔肥ㄙㄠˋ〕。
鼻漏氣	發音時軟腭與咽壁未靠在一起（腭咽閉鎖），造成原本只經過口腔的氣流逸流至鼻腔，造成過度鼻音化。	1. 〔雨傘〕說成〔ㄩˇㄙㄢˇ〕。 2. 〔肥皂〕說成〔ㄈㄟˊㄗㄠˋ〕。

（四）語音錯誤一致性分析

　　錯誤一致性分析對於決定個案語音錯誤的一致性是十分重要的。治療師可以從評估個案在一個以上的測試作業上的表現，以及評估在詞彙中不同位置語音的產生能力來加以決定（Bernhard & Holdgrafer, 2001）。

　　然而有趣的是，在溝通效能上，語音錯誤較一致的話語，反而比語音錯誤較不一致的話語更容易被了解。另外值得注意的是，不一致的語音錯誤也有可能是因語音產出運動計畫／程式化的缺陷所造成，使得語音錯誤更難以修正。

（五）言語清晰度

　　言語清晰度（speech intelligibility）主要係指個體說出來的話語可被一般聽者所理解的清晰程度，或是可被了解的容易程度（Nicolosi, Harryman, & Kresheck, 1989）。在日常生活中使用口語進行溝通互動時，言語清晰度是一項決定交談對象之間是否能達到溝通無礙的重要因素之一，極差的言語清晰度對溝通效能會有負面影響。

　　言語或說話是一極為複雜的生理或認知處理歷程，產出一個語音涉及很多複雜的言語機轉，個體的發聲、說話速度、節奏韻律等都會影響話語產出的清晰度。如同前章所述，語言治療對象或特殊需求兒童可能因功能性或器質性的因素，造成發聲、說話速度或節奏韻律等問題（如：腦性麻痺兒童），也因此很高比例兒童都有語音障礙的問題。所以為了能清楚剖析及描述語音與音韻特徵、錯誤類型以進行適當的鑑別診斷，並了解其對溝通效能之影響，除了前述言語基轉／口腔功能、語音或音韻技能的評估之外，語言治療師也應進行言語清晰度的分析，以便提供完整的語音評估說明其對人際溝通與訊息分享的影響程度。

　　發展中幼兒或真正有語音障礙的兒童，常因話語中出現錯誤的語音而影響溝通對象的理解，這也是為什麼臺灣學前階段使用的發展篩檢工具

「臺北市學前兒童發展檢核表」（修訂二版）（臺北市政府衛生局，2006）會以言語清晰度之概念設計簡單的篩檢題目，例如：「口齒不清，說話連最親近的大人也聽不懂」（3 歲組）；「口齒不清，常需要求再說一遍或由照顧大人傳譯才能聽懂」（4 歲組）。

　　而從言語清晰度的發展資料來看：(1)19 至 24 個月大幼兒，言語清晰度可達 25%～50%；(2) 2 至 3 歲幼兒，言語清晰度可達 50%～75%；(3) 3 至 4 歲幼兒，言語清晰度可達 75%～85%；(4) 4 至 5 歲幼兒，言語清晰度可達 85%～90%；(5) 5 歲以上幼兒，言語清晰度可達 90%～100%（Peña-Broooks & Hegde, 2015; Shriberg, 1980）。另外，Coplan 與 Gleason（1988）以及 Flipsen（2006）歸納發展資料指出，3 歲幼兒應該有 75%的清晰程度，4 歲幼兒應該有 95%～100%的清晰度。而 3 至 4 歲之間幼兒即使話語中仍有語音錯誤，其言語清晰度應該還是能達到讓陌生人可以理解其話語的水準。據此，評估語音障礙兒童的言語清晰度也可對應一般兒童的言語清晰度發展資料。事實上，在臨床上判定幼兒是否需要接受語音介入矯正的語言治療，以 4 歲為切截年齡，應該也是依據兒童言語清晰度發展的年齡期望表現而定。

　　一般而言，臨床上語音清晰度的評估或決定通常採用兩種方式：(1)評定量表；(2)詞彙指認法（word recognition）。茲說明如下。

1. 評定量表

　　評定量表係藉由觀察，給事件、行為或特質一個評定分數的程序（Andrich, 1978）。語音清晰度評定量表的評量方式是讓不熟悉的聽者去聽受試的言語或話語樣本（如：交談對話、自發性說故事，或是朗讀一篇短文等），再根據言語清晰度評定等級來決定其表現。臨床上，言語清晰度的評定會使用 3、5、7 點評定等級。以三點量表為例，區分成：1 代表極為清晰；3 代表即使是很仔細地聆聽仍然是不清晰（Bleile, 1996）。

　　另外，語言治療領域也常使用四點量表評定言語清晰度：1 代表即使不知語境，仍然可以立即判定為清晰；2 代表不知語境，但仔細聆聽仍可判定為清晰；3 代表當已知語境，仔細聆聽仍可判定為清晰；4 代表即使已知語境，但仔細聆聽仍會被判定為不清晰（林寶貴等人，2019；Owens & Farinella, 2019）。而在五點量表等級中，1 代表完全無法聽懂；2 代表很難聽懂；3 代表很費力才聽懂；4 代表可聽懂一些詞彙；5 代表完全可以聽懂（黃瑞珍、鍾玉梅，1994）。

　　再者，Fudala 與 Reynolds（1993）建議可以使用連續的評量等級來決定個案的言語清晰度，其中：(1)第一個等級：言語不清晰；(2)第二個等級：通常是不清晰；(3)第三個等級：難以理解；(4)第四個等級：注意傾聽，言語算是清晰；(5)第五個等級：雖然有一些明顯的錯誤，但是言語是清晰的；(6)第六個等級：言語偶爾出現錯誤，但言語是清晰的；(7)第七個等級：話語是完全清晰的。

　　雖然評定量表可以提供連續數字代表等級說明言語的清晰度，然而，由於等級量表的評定是由個人主觀印象所決定，因此可能只足以說明個案的整體言語清晰度，或作為聽者與說者之間溝通是否無礙之指數參考，並不具有分析的功能，也因此在臨床上的應用價值，可能對語音治療或溝通訓練並無任何助益。此外，此種評量方式所產生的結果常是中間等級（midscale），研究者對其效度乃存保留的態度（Kent, Miolo, & Bloedel, 1994）。

2. 詞彙指認法

　　由於言語清晰度等級評定方式可能會因評量者的主觀判定而有所偏差，導致無法真正描繪出個案的語音技能，因此使用較客觀的計量方式，即計算話語中清晰詞彙或話語數的比例，成為臨床語言治療師在確認兒童言語清晰度時所傾向使用的評估方式。

　　根據 Kent（1993）的建議，計算聽者（或施測者）能識認的詞彙百分比是一項很有效的言語清晰度評定方式。詞彙是最佳的分析材料，因為可以很容易從圖畫、對話或仿說中蒐集受試者在言語樣本中所說出的詞彙。Kent 等人（1994）即曾設計「兒童言語清晰度測驗」（Children's Speech Intelligibility Test, CSIT），用以評量兒童的整體言語清晰度。另外，Monsen、Moog 與 Geers（1988）亦曾設計 CID Picture Speech Intelligibility Evaluation-SPINE（Luckner & Lueke-Stahlman, 1991），用以評量聽障學生的言語清晰度。這些測驗所選用的測試材料是封閉式的詞彙（closed-set word），亦即是由評量工具設計者根據正常兒童音韻發展之資料來選取詞彙。測試時，受試者需仿說或複述評量者所說出來的詞彙，經錄音後可以由與個案不熟悉者進行分析，如此可避免評分者已習慣或熟悉受試者之言語特徵而無法精準評估。雖然詞彙指認是一項可靠的言語清晰度評量方式，但若能再加上句子測驗或自然對話，則更能有效地評定語音障礙兒童的整體言語清晰度。

　　Peña-Broooks 與 Hegde（2015）建議應蒐集個案的自然話語樣本，使用下列方式進行客觀的言語清晰度分析：

- 第一：蒐集連續言語樣本。使用言語樣本評估兒童的語音產出，但選用的言語樣本只能應用於言語清晰度的分析，不能作為語音錯誤或音韻歷程分析使用。
- 第二：轉譯言語樣本。分析者只聽一次，並依據所聽到的內容轉譯，因為這樣比較接近自然的溝通情境，畢竟在自然溝通情境中，聽者並不會重複聽很多次溝通對象所說出的話語，也不會去記錄其說出來的話語。因此，分析者並不需要太費神去聽取很多次言語樣本去將每一句話裡面的詞彙再三斟酌轉譯寫下來，而是要立即判定是否識認所聽到的詞彙。
- 第三：可以使用書寫符號標注不清楚的詞彙。建議可使用–（短橫

線）。

- 第四：計算清晰的詞彙。計算方式為計算言語樣本中可被清楚知認的詞彙，再計算出清晰詞彙數百分比。計算公式為：清晰詞彙數百分比＝〔清晰詞彙數／總詞彙數（清晰＋不清晰詞彙數）〕×100%。

- 第五：計算清晰話語數（intelligibility for utterances）。清晰話語數的決定標準為整個語句都是可被理解的，清晰話語數百分比計算公式為：清晰話語數百分比＝〔清晰話語數／總話語數（清晰＋不清晰話語數）〕×100%。

言語清晰度的計量在研究與臨床實務上也可用來作為決定語音障礙或障礙程度的參考依據；低清晰度的言語會被界定為嚴重障礙，而可以容易被理解的高清晰話語，則會被界定為極為輕微的語音障礙（Shriberg et al., 1997; Wilcox & Morris, 1999）。

另外，Gordon-Brannan 與 Hodson（2000）的研究中，採用計算被陌生聽者理解的詞彙百分比，以及連續言語樣本可以被正確轉譯成書寫符號的分析方式，探究 48 個前幼兒園期兒童的言語清晰度，及語音障礙嚴重度，發現高度相似組（即：兒童說出的話語與成人相似者）其詞彙大概有90%至 100%可被理解；輕度相似組其詞彙大概有 83%至 90%可被理解；中度相似組其詞彙大概有 68%至 81%可以被理解。而如果 4 歲幼兒或者是年齡更大的兒童，則是得分在 66%之下就可以被當作是音韻異常的指標。

言語清晰度是很難評定的，會受到很多變項所影響。話語長度、話語的流暢性、詞彙的位置、相鄰詞彙的清晰度、音韻的複雜度、語法結構以及音節結構等都會影響某個詞彙清晰度之判定（Pindzola et al., 2016; Weston & Shriberg, 1992）。言語清晰度不只是說話者本身的言語特質，而且也是說話者與聽者之間互動的一種特質。因此，言語清晰度除會受說話者

本身講話時的構音、速度、流暢性、音色、音強等所影響（Nicolosi et al., 1989）之外，尚會受言談內容、材料或言談情境所影響（Kent et al., 1994）。事實上，標準化的單圖（詞彙）語音評量工具測試較無法顧及韻母的錯誤、快速的說話速度或不適當的韻律（如：重音、四聲），以及在連續話語中構音器官不精準的轉換接觸造成個案的話語變得含糊不清的狀況。也因此，言語清晰度的評量應顧及這些影響因素。雖說如此，言語清晰度的評估結果仍可對應個案的其他能力或評量資料，幫助評量者以多元與全面性方式，進行明確的鑑別診斷或整體語音技能的剖析，例如：考量語音錯誤類型與錯誤語音數，都是影響話語清晰度之因素。一般而言，歪曲音最易被理解，第二個較易被推測與理解的錯誤類型為替代錯誤，而省略（即最嚴重的構音錯誤類型）則是影響言語清晰度最嚴重的錯誤類型（Hall, Oyer, & Haas, 2001）。綜合而言，沒有任何單一的方法可以適當地評量言語清晰度，也因此語言治療師可以組合不同評量方式，但選擇的標準應該考量兒童的年齡、語言能力、其他障礙狀況、自身能夠提供的評量工具／方式、可用於進行語音分析的時間，以及進行言語清晰度測試與分析的目的（Kent et al., 1994）。

（六）語音障礙嚴重度

雖然傳統的構音—音韻測試可以發現或鑑定語音障礙兒童，但這些測驗通常難以清楚界定語音障礙的嚴重度，也因此，臨床上需要有嚴重度評定的基準。無論是在特殊教育或醫療體系中，嚴重度主要是指障礙或損傷的嚴重程度，其界定範圍為從輕度到極重度之間，包括：輕度、中度、中重度、重度、重度—極重度、極重度。

臨床上，語音障礙嚴重度的判定依據可以使用標準化測驗，如在美國會使用 Test of Minimal Articulation Competence（Secord, 1981）。在採用非正式評估時，臨床語言治療師也會以主觀判定方式決定之（Peña-Brooks

& Hegde, 2015）。然而，非正式評估常常會出現過於主觀的限制，Flip-sen、Hammer 與 Yost（2005）請 10 位極有經驗的語言治療師評定 17 位音韻異常兒童的語音障礙嚴重度，即發現這種印象式的評定常會出現不一致／高變異的問題。Rafaat、Rvachew 與 Russell（1995）也發現語言治療師主觀判定的音韻異常嚴重度，會受被測試兒童的年齡因素影響，例如：對 3 歲半幼兒是比較不適切的，但是對年齡比較大的學前兒童則似乎較為適當。

分析自發性或連續性言語或話語樣本中的語音產出表現，並以公式計算嚴重度，也是臨床上語音障礙嚴重度評量會使用的方式。Hodson 與 Paden（1991）曾發展音韻異常組合分數（composite phonological deviancy score）以評估語音障礙嚴重度，Edwards（1992）則建議可以使用音韻歷程密度指標（process density index）計算每個詞彙出現的音韻歷程數目，用來評估音韻異常嚴重度，其評估與分析方式係以音韻歷程為本，但同時也考量年齡因素。

目前在研究與實務上最常用來判定語音障礙嚴重度的界定方式，皆會參考 Shriberg 與 Kwiatkowski（1982）所發展的正確聲母百分比（percen-tage of consonants correct, PCC）指標計算方式。根據 Shriberg 與 Kwiat-kowski（1982）的建議，PCC 計算方式可遵循以下程序來客觀評估語音障礙的嚴重度：

1. 蒐集言語樣本

- 需要蒐集（錄音／影音）至少 50 到 100 個詞彙的連續言語樣本。
- 決定話語的意義以確認正確的轉譯。
- 兒童說出來的話語可加以註解，以幫助後續的分析。
- 排除任何受方言影響的語音以及偶發的發音，或是同位音的差異。

2. 考量排除標準

- 只分析詞彙中的聲母，排除所有韻母。
- 如果在詞彙中的韻母之前不當添加聲母，則該聲母不列入分析，例如：目標詞彙是「on」，兒童說出來的為「hon」，則 / h / 不列入聲母分析；又如華語中的「烏鴉」說成「都壓」，其中 / ㄅ / 不列入分析。
- 排除第二個或連續的重複聲母，只需要分析第一個語音，例如：兒童把「balloon」說成「ba-balloon」，則只需要分析第一個 b。
- 排除部分或完全不清晰的詞彙，或是排除註解有疑問的詞彙，只需要分析清晰的詞彙或可以明確被辨識的詞彙。
- 不需分析第三個重複毗連的相同詞彙中的聲母，例如：兒童連續說「cat cat cat」說三個 cat，則只需要計算前面兩個 cat 的聲母；但如果兒童說「cat cak cat」，則三個詞彙中的聲母都要分析。

3. 決定不正確的聲母語音

決定標準包括：(1)省略；(2)替代；(3)詞首音出現部分有聲；(4)歪曲音；(5)添加音（如 cars 說成「karks」）。

4. 構音／音韻障礙的嚴重度計量：計算 PCC

語音障礙嚴重度的計算公式為：正確聲母數／（正確聲母數＋不正確聲母數）×100%。

語音嚴重度的分級為：得分 85%至 100%為輕度（mild）；65%至 85%為輕中度（mild-moderate）；50%至 65%為中重度─重度（moderate-sever）；小於 50%則為極重度（severe）。

雖然 Shriberg 與 Kwiatkowski（1982）建議蒐集含括 50 至 100 個詞彙的連續言語樣本，然而 Johnson、Weston 與 Bain（2004）比較 4 至 6 歲兒

童語句仿說以及自然交談對話樣本中的 PCC，發現兩者間的數據並無明顯差異。據此，在語音障礙的評估上，實務工作者及研究者設計含括語言中所有聲母與韻母的測試語句，以這些語句進行仿說測試去蒐集語料，進行 PCC 分析也是可行之方式。

　　另外，表 2-4 為錡寶香（2013、2014）彙整美國密西根、北達科他、威斯康辛、阿肯色等州，針對特殊教育中說話—語言障礙學生嚴重度的界定標準，並參考田納西州語音障礙評量指引（Tennessee Department of Education, 2018），所歸納之構音異常嚴重度界定標準表。根據此表，構音障礙嚴重度分成正常、輕度、中度與重度。而評定的參考依據則包括：言語清晰度質性的描述、標準化構音評量工具低於平均數-1 至-2 個標準差的基準，或是以音韻歷程分析語音錯誤。若是參考美國之界定基準，臺灣特殊教育中語言障礙類別的亞型之一構音異常，即可參考此表格進行嚴重度判定，決定是否可通過語言障礙之鑑定。

　　綜上所述，為了解語音障礙的嚴重度，臨床實務或研究可蒐集自發性語音或連續話語樣本，分析個案的語音錯誤，並計算正確聲母百分比（PCC）作為決定語音障礙嚴重度之參考。然而，在 PCC 分析上須考量言語清晰度、錯誤語音數或出現的錯誤音韻類型／音韻歷程、錯誤語音的一致性、日常溝通互動中話語被理解的狀況、年齡等因素，因為這些因素都可能會影響語音障礙嚴重度之判定。此外，決定語音障礙嚴重度時，臨床語言治療師也需要了解語言障礙或聽力障礙、認知缺損等，這些與語音障礙共病的因素亦會增加語音障礙的嚴重度。最後，進行語音障礙嚴重度的分析與判定時，信度也是需要考量的一個重要議題，最佳狀況應該是有不同年齡 PCC 常模資料可供參考。然而，臺灣目前並未有相關常模資料，因此，建立臺灣的 PCC 常模，應該也是未來研究與實務工作者可著墨之議題。

表 2-4　構音異常嚴重度檢核表

	正常 （無明顯語音問題）	輕度	中度	重度
診斷評量	在標準化的語音或構音／音韻測驗的得分： 1. 在-1 SD 以上。 2. 在百分等級 15 以上。	在標準化的語音或構音／音韻測驗的得分： 1. 介於-1 SD 至 -1.5 SD 之間。 2. 在百分等級 7 至 15 之間。	在標準化的語音或構音／音韻測驗的得分： 1. 介於-1.5 SD 至 -2 SD 之間。 2. 在百分等級 2 至 6 之間。	在標準化的語音或構音／音韻測驗的得分： 1. 在 -2 SD 以下。 2. 在百分等級 2 以下。
言語清晰度	連續話語清晰。	連續話語還算清晰，但出現明顯的語音錯誤。言語清晰度 80%以上。	當溝通情境或是語境未知，連續話語有時不清晰，話語清晰度為 50%至 80%。	大部分連續話語不清晰、難以被理解，需要使用手勢動作／其他線索幫助聽者理解，話語清晰度低於 50%。
語音特徵或語音錯誤類型	1. 無語音／音韻歷程錯誤。 2. 錯誤屬於發展階段的正常現象，或是方言所造成的差異。	1. 語音錯誤主要是常見的替代或歪曲的類型。 2. 可能還在使用不符其年齡應使用的音韻歷程（如：後置或前置歷程）。	1. 過度使用（40%以上）不符合年齡發展的替代或省略歷程。 2. 出現非典型的錯誤。	1. 過度使用（40%以上）不符合年齡發展的省略歷程或是不尋常的音韻歷程。 2. 話語中的語音只局限於少數幾個，或是只局限於少數幾個音群。
口腔動作／動作序列	語音產出所需的口腔動作／動作序列是適當的。	口腔動作／動作序列有輕微的困難，但不會影響語音產出。	口腔動作／動作序列的困難會影響語音產出。	口腔動作／動作序列的困難嚴重影響語音產出。
對溝通的影響	學生在口語表達上並無困難，溝通對象可輕易理解其訊息。	學生可能會經歷表達上的困難，但溝通對象可以理解其口語訊息。	學生可能會經歷表達上的困難，但大部分時間溝通對象都可以理解其口語訊息。	學生的溝通表達極為困難，有限的功能性溝通讓溝通對象常常無法理解其口語訊息。

（續）

表 2-4　構音異常嚴重度檢核表（續）

	正常 （無明顯語音問題）	輕度	中度	重度
對教育的影響	無	基本的學科社會人際或職業表現可能有受到一點影響。	基本的學科社會人際或職業表現通常已受到影響。	基本的學科社會人際或職業表現已有損傷。

資料來源：錡寶香（2013，2014）、Tennessee Department of Education（2018）。

第五節　可刺激性評量

在完整的語音評量方案或臨床實務上，語言治療師會例行評估個案的語音可刺激性或可誘發性（stimulability）。可刺激性係指在提供聽覺刺激與視覺或觸覺線索以供模仿時，個案可以說出目標語音的能力。一般而言，當使用標準化語音評量工具或蒐集連續言語樣本分析的結果已歸納或決定兒童錯誤的語音時，語言治療師可以進一步測試兒童在提供提示或協助下是否具備發出此錯誤語音的能力，亦即當語言治療師選擇幾個或多個兒童錯誤說出之語音，可測試這些語音是否可被刺激出來、誘發出來（Bauman-Waengler, 2004; Bernthal & Bankson, 1998; Bernthal et al., 2017; Bleile, 2015; McLeod & Baker, 2017; Peña-Brooks & Hegde, 2015; Plante & Beeson, 2008）。

長期以來，語言治療領域強調可刺激性評量所抱持的理念為：如果兒童在語言治療師的示範之下，應用視覺、聽覺或觸覺線索的提示支持，可以正確發出其在標準化測驗或自發性語料中出現的錯誤語音，即表示該錯誤語音是可以被刺激的，其預後或治療成效會比那些沒有辦法被刺激的語音更好。也因此，在決定治療目標順序時，可刺激語音應該先於那些沒有辦法被刺激的語音，因為兒童會較容易發出可被刺激或誘發的語音。

Plante 與 Beeson（2008）指出，可刺激性評量可以分成幾個層次測

試，刺激或誘發層次愈高，即表示錯誤語音愈易被誘發說出，而依據所提供的支持或提示程度，治療師可以了解兒童發出目標語音的能力，並可決定其所需要的線索提示或支持。茲將不同刺激誘發層次說明如下：

1. 最高階層：詢問兒童：「你可以說得更好聽嗎？」（請兒童多說幾次錯誤發音的詞彙）

2. 如果兒童經上面話語的提示之後，仍然發錯語音，可以再請他／她跟著老師的示範複述一遍該詞彙。

3. 如果兒童仍然無法發出正確語音，治療師可以引領兒童注意構音的視覺線索，請他／她看著老師說出該詞彙的的構音動作。通常語言治療師會說：「看著我。聽我說。要看看老師怎麼說喔！現在你要說的和我一模一樣：＿＿＿＿＿（含括目標語音的詞彙）」。

4. 如果兒童仍然無法發出正確語音，可以將目標語音與韻母結合組成音節，如：／ㄅㄚ ㄅㄚ／或／ㄅㄨ ㄅㄨ／，若兒童還是無法發出含有目標語音的音節時，則可移向語音層次的模仿。

5. 必要時，可以再加上觸覺線索的提示（如：目標語音為／ㄅ／，可以將手背往前平行移動，提示兒童舌頭須往前移動）。

雖然可被刺激的錯誤語音會獲致較佳治療成效之論點廣被接受，然而，目前並沒有任何實證可以支持這樣的論述（Peña-Brooks & Hegde, 2015）。從學習的角度來看，如果兒童沒有努力去嘗試模仿語言治療師所說出來的語音，或是在嘗試幾次之後失敗了，就表示他的預後會比較差——這樣的論點好像有點過於武斷偏差。事實上，在語言治療課上，語言治療師也常會發現有些個案需要較多次的嘗試方能模仿治療師示範的發音方式。也因此，依據語音是不是具可刺激性來作為治療的預後或成效的參考是大有問題的。

事實上，雖然可刺激性被視為一種正向的預後指標，但語音是否可被

刺激誘發出來與治療成效之間的關係，應無法明確地驟下定論。第一，有些研究者認為可被刺激的語音應該會自我矯正，不需要被設定為治療的目標。兒童不需要接受語言治療即會對目標語音的矯正出現快速治療反應的論述，至今並未有實證資料可支持這樣的論點（Bleille, 2015; Powell, 1991; Shine, 1989）；第二，研究者也指出另外一個思考的方向，即為如果先教沒有辦法被刺激的語音，反而可以獲得正向的效益；也就是未被治療的可刺激語音，能獲得類化成效。因此，語言治療師開始進行療育課時，可以先治療無法被刺激的語音（Gierut, 1998）。事實上，研究顯示接受語言治療的兒童中，那些可刺激性得分較低的兒童，比起可刺激性得分較高的兒童，反而常常進步較快與較多，尤其是在未矯治的語音上面的學習（林寶貴等人，2019；Owens & Farinella, 2019）。

　　綜合上述，目標語音的選擇是語言治療的第一個步驟，而為能決定適當的治療目標，語言治療師可能會依據語音可刺激性或可塑性的評量結果。事實上，語音可刺激性評量仍具有下列的優點：(1)可評量兒童模仿正確語音的能力；(2)可針對兒童發錯的語音進行評量；(3)可以了解兒童單音、音節、詞彙的模仿能力；(4)可預測某些語音是否不需介入即可發展出來；(5)可決定開始教學的語音層次，例如：單音、音節或詞彙；(6)可用於選擇治療的目標語音與對象；(7)個案學習可被刺激的語音可能會出現較少的挫折感（Bernthal & Bankson, 1998; Peña-Brooks & Hegde, 2015）。然而實證資料並未支持自我矯正錯誤語音的論述，且依據語音可刺激性決定治療目標順序，亦會落於不夠客觀的限制。Bleille（2015）建議可刺激性語音並非是通則，也就是此評量資料仍需考量個別差異。另外，語音可刺激性測試也可以融入動態評量中。Peña-Brooks 與 Hegde（2015）也曾建議可以使用基準線的評量方式，將可刺激性評量當作參考向度之一。在單一受試研究中都會使用基準線，其目的是在未提供任何介入之前，觀察兒童技能或是某些行為的表現，可作為之後提供介入行為的

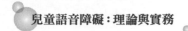

改變或進步狀況的評量對比，這種方式也可以提高治療的可信度。此外，如果兒童經過介入後進步狀況不如預期，也可以從這些資料著手進行介入的調整。

第六節　語音障礙的預後指標

當語音障礙兒童經評估後、開始接受語言治療時，臨床上也會考量其未來接受治療後的成效。治療師可根據一些相關因素，預測未來的發展情況或語音改善的預後狀況。這些可供參考的預後指標（prognostic indicators）或因素包括：個案在語音評估的表現以及個人變項（如：個案的年齡、障礙嚴重程度、是否與其他障礙共病，以及家庭支持度等）。過去研究或實務上傾向從兒童語音錯誤的一致性（consistency）、語音被誘發的可刺激性（stimulability）語音區辨能力等向度去預測語音障礙經治療後的預後狀況，茲彙整林寶貴等人（2019）、Owens 與 Farinella（2019）、Bleile（2015），以及 Peña-Brooks 與 Hegde（2015）等論述之語音治療預後指標，以表 2-5 及下文說明之。

壹、語音錯誤一致性

如果個案的語音錯誤一致性（consistency）比較高，表示比較有可能是屬於較無法被刺激、也無法自發性的自我矯正，因為錯誤語音已經被習慣化或定型了。相反地，語音錯誤不一致常被認為是一種正向的預後指標，例如：某位兒童的錯誤語音為／ㄅ／，但錯誤發音只在交談對話的自發性連續話語中出現，且只在和／ㄢ／或／ㄥ／結合的音節詞彙（如：蛋、燈）時才會出現錯誤，這種表現即為語音錯誤缺乏一致性。

表 2-5　決定語音治療改善程度的預後

預後變項	說明	備註
語音障礙嚴重度	障礙程度愈嚴重，預後就愈差。	錯誤語音或音韻歷程數目多寡，會決定語音障礙兒童的障礙程度，輕度或極重度的治療預後不同。
生理年齡	兒童接受治療時的年齡愈小，治療預後就會愈好。	因愈小的兒童，錯誤語音尚未習慣化或穩定化，被治療矯正的潛能較高。
動機	兒童參與治療的動機愈低，預後就愈差。	對年幼的兒童而言，最能引起他們動機的就是增強物或有趣的治療活動。
語音錯誤的一致性或不一致性	錯誤語音的不一致性可能會有較佳或正向的預後。	錯誤的語音，有時候也會在不同的詞彙或話語脈絡中被正確地說出來，可能會更容易治療。
錯誤語音的可刺激性	可刺激性反映出兒童是否能夠正確地模仿一個目標語音。	可被刺激的語音較不需要花費時間進行治療。
語音區辨	可覺察區辨自己所說出的錯誤語音的個案，較可能學習與建立被治療的目標語音。	可以覺察與區辨自身說出的錯誤語音，也反映出兒童在認知上的自我監控潛能。
語音錯誤／音韻歷程類型	聲母省略比歪曲音更難被治療矯正；在典型發展兒童身上較少出現的音韻歷程會比較常見的音韻歷程更難被治療。	聲母省略表示治療時需要從無到有。
相關聯的問題或共病	1. 有限的注意廣度、合作度低、神經感官或發展缺陷，都可能會讓治療的進步狀況較慢。 2. 與其他因素共病，例如：聽力損失、ADHD、語言障礙、智力損傷、腦性麻痺等。	共病或相關聯的缺陷或問題，會比單純語音障礙更難被治療，因為需同時考量與處理共病或影響語音產出之問題。
語言治療史	曾接受過語言治療但改善狀況不佳或是成效未維持者，比起從未有治療史的個案，其預後會更差。	原因複雜，可能是治療經驗不佳造成對治療的排斥；也可能是兒童本身的各種加乘原因使其在治療課時無法配合或適當回應。另外，也可能是兒童本身的學習風格影響其在之前的治療課時建立不適當的語音產出方式。

（續）

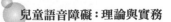
表 2-5　決定語音治療改善程度的預後（續）

預後變項	說明	備註
家庭支持	家庭支持程度愈高的個案，其預後會愈好，個案家庭成員積極參與兒童的語言治療，其進步狀況與維持情形也會比較好。	家長或照顧者配合語言治療師在家練習，或是使用相關策略誘發兒童在對話溝通中說出目標語音。

資料來源：林寶貴等人（2019）、Owens & Farinella（2019）、Bleile（2015）、Peña-Brooks & Hegde（2015）。

貳、錯誤語音的可刺激性

　　可刺激性可視為一種嘗試治療。如同前述，兒童的錯誤語音是否可經由觀察提示、模仿被刺激誘發出來，進而正確模仿說出該目標語音，是一種正向的預後指標。

參、語音區辨

　　語音的表徵建立依賴語音的接收、區辨與儲存，因此若語音區辨（speech sound discrimination）出現問題，會影響個體建立正確的語音表徵，進而導致語音產出的錯誤。語音區辨的測試可分成：(1)外部錯誤語音區辨，以及(2)內部錯誤語音區辨兩種評量方式。

　　外部錯誤語音區辨係指知覺他人言語差異的能力，其測試／聽取的語音區辨材料是他人說的或錄下的，例如：提問語音障礙兒童：「『小鳥』和『腳鳥』聽起來是一樣還是不一樣？」另外，測試材料也可以使用錯誤語音與正確語音對比的兩個詞彙作為區辨材料，請個案在聽到其中一個詞彙時指出相對應的圖片，例如：使用「兔子」和「褲子」兩個詞彙。內部錯誤語音區辨係指自我評鑑自己的錯誤語音和目標語音的差異，判斷自己所說出話語的語音區辨能力。個案會被要求判斷自己所說出的語音是否正確，測試的聽取／區辨材料是由設備錄下個案自己的話語語音，例如：拿

出可樂圖片，問兒童：「你聽，你說這東西是『ㄊㄜˇ樂』對不對？」

　　綜合上述，若從語音表徵建立與語音表達關係來看，具備錯誤語音區辨能力的兒童，應該會比未具備者有較佳的預後。

肆、其他預後指標

　　除上述語音產出相關技能的指標之外，一些相關因素也會被當作是語音治療成效的預後指標，茲說明如下：

1. 音韻歷程類型：是否出現較不常見的音韻歷程。

2. 與語音障礙共病：聽力損失、注意力不足／過動（ADD／ADHD）、語言障礙、智力損傷、腦性麻痺、唇腭裂、吶吃和言語失用症或是發展性的言語遲緩，都會反映出音韻歷程的問題，造成語音障礙。語言障礙可能跟整體音韻的學習表徵建立或處理歷程有關，聽力損傷則會影響語音輸入與區辨，口面肌機能異常與舌頭前凸也都可能會影響到塞音、塞擦音、齒槽音等的發展。另外，認知障礙或注意力／注意力＋過動問題也都會影響語音及溝通的學習。

3. 兒童與家長對改善語音技能的動機是否強大。

4. 照顧者支持的程度：家長參與及支持對治療成效或預後結果有正面影響。

5. 治療服務的可及性：是否有機會持續獲得語言治療。

6. 兒童的年齡：年齡較小的兒童接受語音障礙治療的成效會較明顯且較佳。

　　綜上所述，語音障礙的預後是指對治療後成效或障礙狀況改善情形的預估，而預後的狀況可依據前述等變項決定之。這些變項也是語音障礙全面性評量中可以獲得的評量訊息，不同的預後變項可以幫助治療師做專業的判斷。綜合這些相關訊息，治療師可以擬訂預後計畫或報告，內容包括

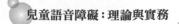

三個主要部分：

1. 目標：指兒童被期望應該可以達成之具體表現，如：可以正確發出 /ㄎ/ 音。

2. 判斷成功：根據兒童在治療時的表現作為參考依據，最常用的實務上的判斷陳述方式為：很差、還好、很好、非常好。

3. 可用以支持判斷預後結果的變項：很多變項都可以幫助臨床治療師決定預後結果，然而也需要考量個別差異。

第七節　結語

　　語音治療實務最基本的必備專業技能，即是能夠正確精準評估兒童的語音錯誤以及其可能的致因，因此進行完整的全面性語音評量是必要的。全面性語音評量所蒐集的相關資料，則能作為語音障礙治療方案之依據。

　　具體而言，語音評量的主要目的為：(1)確認個案是否有語音產出的問題；(2)確認語音產出問題的本質；(3)決定語音問題是否符合語言障礙中的亞型之一——構音異常；(4)決定介入的目標語音。

　　一般而言，語音評量涉及的層面包括：(1)篩檢；(2)全面性的語音評量與分析。在針對個案進行全面性語音評量之前，實務上需要先找出那些在語音學習或發展上有需求的兒童，亦即進行語音障礙的篩檢。語音障礙篩檢的主要目的是以快速評估方式去確定問題是否存在，並決定接下來是否需要進一步完整的評估。語音障礙的篩檢可以採用標準化與非標準化的對話或語料蒐集方式。

　　全面性語音評量可依下面步驟進行：第一步：蒐集個案史（如：發展里程碑、醫藥史，家族成員的說話／語言發展史或是否有異常等），且透過家長訪談了解兒童的語言學習環境／經驗、日常的溝通對象以及家長關

注重點等；第二步：進行初步評量，包括：純音聽力檢查／決定聽覺功能、了解可能影響說話／語言／語音發展之因素，以及進行口腔機能／結構之檢查。第三步：使用標準化語音評量工具，以及非正式評量方式（蒐集連續言語樣本或自發性言語樣本）以進行完整的語音評量與分析，包括：獨立分析（如：語音庫存表—聲母庫存表、韻母庫存表、組成詞彙的音節類型庫存表），以及關聯分析〔如：錯誤語音類型（即：替代、省略、歪曲、添加、聲調錯誤等）、聲母正確百分比（PCC）、語音清晰度、正確韻母百分比，以及音韻歷程〕。第四步：了解語音問題是否與其他障礙共病。

　　此外，由於語音的產出需要有正確與完整的表徵或語音知覺，因此有些語言治療師會進行外在錯誤語音區辨或是區辨內部錯誤語音的測試。再者，為能決定語音治療目標排序，語音可刺激性測試亦是語音評量會著墨之點。

　　綜合而言，為判定語音障礙的本質以設定適當與精準的治療與教學目標，語言治療師需要進行完整的評量。然而，對大部分語言治療師而言，語音評估常常需要在有限的時間內完成，以 20 分鐘完成一次測試可能就是最奢侈的時間了，大部分則要在 10 至 15 分鐘內完成（Bleile, 2015）。也因此，為能同時顧及標準化測驗及非正式評量資料的蒐集，建議可在使用標準化語言或語音評量工具（如：「修訂學前語言障礙評量表」或「修訂兒童語言障礙評量表」）時全程錄音或錄影，並同時記錄語音問題，以利之後撰寫評量報告時更進一步應用這些影音檔資料進行獨立與關聯分析。

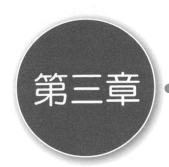

第三章

語音障礙的治療

錡寶香

第一節　前言

　　語音障礙是說話障礙類別中最常見的一種亞型，而其致因可能來自說話或構音器官的生理缺陷、肌肉動作的協調與控制問題，以及認知層面上音韻規則的學習與音韻或語音表達／產出的表徵或監控的問題。因此當生理、學習、動作及認知層面上出現問題時，就可能產生語音或構音—音韻障礙。據此，語音障礙的治療常需顧及生理與認知層面的交互運作。另外，語音治療也不能只局限在語言治療室或教室，日常生活中家長／照顧者、教師的參與合作協助，也是維持與類化治療成效的重要因素之一。

　　在語音治療實務工作上，語言治療師需要立即面對的議題，即為治療目標語音的選擇、每次教學設定的目標語音數目、採用何種治療模式（如：傳統語音治療模式、音韻模式或是語言本位模式等）、治療的活動設計、使用之教材、治療所需次數、治療課程時間安排、個別或小團體治療課程，以及家長參與、回家練習作業等。

　　事實上，過去研究已指出，接受語音障礙治療或語言治療的語音障礙兒童比起未受治療者，可獲得顯著改善成效、提高言語清晰度與溝通效能（Allen, 2013; Broomfield & Dodd, 2011; Law, Garrett, & Nye, 2004; Nelson, Nygren, Walker, & Panoscha, 2006）。據此，提供適切與符合需求的語音治療方案，必能對語音障礙兒童有所助益，進而改善其溝通效能與社會互動品質。

　　專業實務工作者在考量提供治療課程的相關面向時，需要有完整與符合實際需要的相關知識與技能作為實際執行治療之依據，包括：評量重點、治療步驟與治療模式等，而在治療／教學實務則涉及課程設計、教材教具使用或增強方式等，都會在本章中一一介紹與說明。

第二節　語音障礙的治療／教學程序與步驟

與其他技能教學一樣，語音障礙的語言治療或介入皆遵循一定的步驟，包括：(1)從了解出現錯誤或困難的技能開始；(2)針對所擬定的目標技能進行教學或治療；(3)教導個案建立或習得目標技能；(4)練習並穩定與維持習得之目標技能；(5)最終目標為將習得之技能類化或移轉（carry over）至需使用此技能之情境或任務（Bauman-Waengler & Garcia, 2020; Bernthal et al., 2017; Bleile, 2015; Bowen, 2015; McLeod & Baker, 2017; Peña-Brooks & Hegde, 2015）。

壹、語音治療教學步驟

一般而言，語音治療／教學皆會依據下列幾個步驟去進行，茲說明如下：

1. 語音評量資料的蒐集與分析：如同前章所述，當語音出現問題的兒童被轉介出來後，首先要處理的即是進行完整的評量，以確定語音障礙的問題類型、可能致因、教學後的預期成效等。這些評量與分析的項目包括：聽力、口腔／顏面結構與機能、音韻能力、音韻區辨、語音可刺激性測試等項目。再根據評量所獲得之資料，清楚、明確地描述兒童的語音障礙或錯誤類型，例如：錯誤語音的類型（如：省略音、替代音、歪曲音、添加音、聲調錯誤）、音韻歷程（如：前置、後置、省略、聲隨韻母去鼻音化、送氣化／不送氣化、塞音化等）、語音庫存表、語音錯誤一致性、聲母正確百分比、言語清晰度、口腔動作能力、語音／音韻聽辨能力、語音的可刺激性等。

2. 決定短程目標與長程目標：評量資料的分析可作為決定治療與教學目標的參考，包括：正確發出治療的目標語音、去除不正確的音韻歷程、目標語音，或音韻歷程先後順序的決定等。

3. 決定治療與教學所使用的語音治療模式、教學方法、策略與通過標準：在實務上，語言治療師可能會依據下列幾個因素去決定治療的模式與使用的策略：(1)個案語音障礙的嚴重度或出現的錯誤語音數目；(2)兒童本身的特質或相關能力；(3)語音障礙是否與其他障礙／問題共病；(4)家庭的支持；(5)治療師個人的臨床經驗與治療取向偏好等。

4. 根據教學目標、教學策略來設計教學活動、教具、增強系統：在實務上，語言治療師可能會自編或購賣坊間含括不同語音的詞彙單／圖卡、玩具、桌遊、繪本等，作為治療用之教材教具，並設定增強方式或設計有趣的增強系統。

5. 實際進行治療／教學活動，並根據兒童的表現隨時彈性調整教材、教學方法／策略或通過標準：語音障礙的治療就像其他能力的介入或教學一樣，都是一種動態進程。治療師在教學時需要依據兒童的學習動機、回應狀況、表現去檢視目標的適合性、教學活動或教材教具的有趣性、互動的方式等，彈性調整治療課程的內容與教學方式。

貳、正確語音建立的程序

　　一般而言，語音治療的順序包括：語音建立、類化與維持三步驟。其中(1)語音建立係指幫助與誘發兒童學習發出目標語音，並在自發性層次穩定目標語音的產出；(2)類化係指促進語音在不同難度層次的學習或練習刺激上的移轉效應（如：音節、詞彙、短語、句子、交談對話、敘事／獨白描述）；(3)維持係指藉由鼓勵兒童自我監控自身的話語以及自我矯正發出的錯誤語音，去穩定目標語音產出，並能更自動化地說出目標語音。

　　在實際執行語音治療的工作上，不管是採用何種介入模式，介入的程序基本上會遵循下列步驟，茲說明如下（吳咸蘭，1990；McLeod & Baker, 2017; Peña-Brooks & Hegde, 2015）：

　　第一：正確語音的建立階段。此階段主要聚焦在誘發出目標語音，並在語音自發性產出的層次上穩定目標語音的正確性。

　　第二：語音類化至不同語境階段。此階段主要聚焦於促進依序增加難度層次的語音產出類化效果，如依序在單音、音節、詞彙、短語、句子與交談對話等層次的語音產出表現。

　　第三：維持階段。此階段主要是將目標語音的產出穩定化，並且讓發音更為自動化。治療時會鼓勵個案自我監控自己的言語並自我矯正錯誤語音。

　　第四：正確語音的自發性應用或認知變化。此階段主要是將已習得的目標語音應用在個案的日常生活溝通情境中，包括：一來一往的人際交談對話或是篇章類型的敘事描述等。

　　而在正確語音的建立方面，可再進一步分成對目標語音的表徵建立或認識，以及目標語音的練習三部分（吳咸蘭，1990；McLeod & Baker, 2017; Peña-Brooks & Hegde, 2015），茲說明如下。

一、目標語音的表徵建立或認識

　　正確語音表徵的建立或是精緻化／穩定化，主要目的為藉由教學活動引導兒童知覺其錯誤語音的特質，包括：聽知覺層面、認知層面及動作層面，進而可以整合上述三個層面，以正確的構音動作協調發出目標語音。在教學或治療時則包含下面幾個階段：

1. 錯誤語音的覺知：本階段主要是聚焦於幫助兒童了解自己的語音／音韻錯誤。語言治療師或教師可以在個案說出的話語中，指明其所說出的不正確、或是和成人不一樣的詞彙，並以正確的語音示範說出正確的詞彙。

2. 正確語音與錯誤語音的區辨：為了幫助兒童覺察、了解自己發錯哪些語音，或是傾向使用哪種音韻歷程，治療師或教師可模仿兒童說錯的

語音，並說出與之對應的正確語音，請其分辨；或使用遊戲創造機會讓兒童分辨正確與錯誤語音。藉由這樣的教學活動也可幫助兒童覺知自己說錯的語音會造成溝通上的誤解與混淆。

3. 正確語音的認識：本項教學主要的目的為讓兒童藉由聽覺或自我動作的覺察去練習認識目標語音的特質，進而建立對比語音的區辨，例如：當某個兒童有後置歷程的問題（如：「兔子」說成「褲子」），即可使用含有舌尖音的詞彙，以遊戲活動或競賽活動的方式請兒童區辨，使其認識治療的目標語音——舌尖音的特質。

二、目標語音的練習

在語音障礙的治療或教學方面，治療師可以使用傳統的構音模式、音韻模式或語言為本模式。過去語言治療領域已發展出來的傳統構音模式，包括：語音位置法、動作肌肉運動知覺法與語音漸進修正法。在音韻模式方面則包括：最小對比、最大對比、多重對立、複雜度取向、後設音韻等。這些語音治療模式將在下節中一一介紹。

三、正確語音的自發性類化／移轉效應或認知變化

當兒童經過治療或溝通訓練教學，習得語音的正確產出方式之後，則需要邁入下一個目標——將所習得或矯正之語音整合進入其音韻系統中，而不再只是局限於治療時的孤立動作或知覺技能。這就是正確語音的類化或認知變化部分。一般而言，在治療情境中，語言治療師都能成功地幫助語音障礙兒童建立新的、正確的語音，但要在話語或詞彙中使用正確的語音還是需要在日常生活裡的互動情境中使用，因此完整的介入必然需要考量自發性類化階段。

參、語音障礙的治療／教學原則

　　一般而言，在提供完整性語音治療／教學時，可參考與依循下列教學原則：

1. 教學目標的決定必須依據評量資料及相關分析的結果而定。
2. 目標語音的安排，可以循序置放於單音、音節、詞彙、短語、句子中，並可彈性變化。
3. 治療程序可由較簡單、較易理解、較易區別及較易控制的語音開始。
4. 使用可增加互動，以及兒童可參與的教學活動，讓兒童可主動參與治療活動，而不只是被動地觀看模仿。
5. 教學活動的設計要依兒童的年齡、認知技能、感興趣的事物與互動的意願而定，但可彈性調整。
6. 善用增強系統，提供適當的回饋。以正增強方式鼓勵兒童努力發出正確的語音，但仍須適時給予回饋並糾正錯誤，以提醒其應如何改善。
7. 將家人、教師含括在治療過程中，以促進正確語音的類化。
8. 彈性調整應用各種教學方法，且應依兒童的學習成效適時調整。例如：某個兒童可清楚辨別正確與錯誤語音，則不需用過多時間進行語音辨識的活動。
9. 同時進行多目標語音的練習或單一語音的增強，端視訓練成效及兒童在教學情境的反應而定。
10. 單獨語音或音韻歷程的介入，應依兒童表現出來的錯誤語音或音韻類型而定。

肆、小結

　　語音障礙是兒童時期最常出現的溝通障礙問題（Bleile, 2015）。在臺灣特殊教育中的語言障礙類別共有四個亞型——構音、嗓音、語暢異常與

語言發展異常，當中也是以構音異常人數最高。而在學前階段，接受早療或語言治療的幼兒人數亦以語音障礙者為最高。因此如何提供符合需求、有效能的治療方案是實務工作者需要面對的議題。據此，前述語音治療的步驟、程序、原則可作為參考依據。在介入／治療／教學上，可以把握「由上到下」或「由下而上」的治療取向，同時顧及音韻表徵的建立與正確語音的發音動作，在教學過程中引導兒童覺察自己的錯誤語音及其對溝通效能的影響作用，激發兒童想要說得正確之動機。此外，在教學治療方案中也需要考量目標語音的維持、類化或認知變化，以利習得的目標語音可適當地自發性應用在日常溝通中。

第三節 語音治療模式

過去研究顯示，有很高比例兒童出現語音障礙問題（Broomfield & Dodd, 2004; Eadie et al., 2015; McLeod & Harrison, 2009; Shriberg et al., 1999）。據此在學術與實務領域中已有很多介入模式被發展出來並加以運用（Baker & McLeod, 2011）。了解這些模式的特徵與實務應用方式，有助於語言治療師在臨床上決定策略或模式的選擇。

如同前章所述，語音障礙常被區分為構音和音韻異常兩種類型，但有時候也很難將它們清楚地劃分開來。一般而言，如果治療聚焦在語音的動作產出，則會歸類為構音治療模式；如果治療聚焦在語音或言語產出的語言層面，則稱之為音韻或語言學（linguistic）模式。此外，亦有從語言要素不可切割的本質及溝通情境中自然使用的角度去提供治療，此即為語言本位模式。

構音模式係以個別的語音錯誤為目標，將兒童的錯誤語音認定是動作造成的，所以治療的重點會聚焦在矯正目標語音說出來的動作。音韻／語言學模式則是以一群有相似錯誤類型的語音為目標，但實際的治療重點可

能還是會鎖定個別語音。音韻／語言學模式主要目的是幫助兒童內化音韻規則，並將這些規則內化與類化到其他同一錯誤類型的語音，例如：在美語／英語中的詞尾語音刪除或雙子音串刪除之音韻歷程（如：「cup」說成「cu」、「spider」說成「bider」、「blue」說成「boo」）。另外，過去亦有研究者從由下到上、由上到下及特殊治療法等方式去分類語音治療模式（林寶貴等人，2019；Owens & Farinella, 2019），或是將語音治療模式分類成環境模式（environmental）、聽知覺模式（auditory percep-tual）、認知語言模式（cognitive linguistic）、語音產出模式（produc-tion）與混合模式（combined）（Wren, Harding, Goldbart, & Roulstone, 2018）。然而，不管分類方式為何，在實務上應該綜合各家理論或模式，找出可具體並易於使用之治療方式或內涵。

壹、構音模式

構音模式（即：由下到上或語音產出模式）亦常被稱為傳統模式（traditional approach），強調個別語音產出時所使用到的構音器官與發音動作。依據此論述，過去學界與實務領域所採用的模式包括：語音位置法、動作肌肉運動知覺法、語音漸進法（Secord, Boyce, Donohue, Fox, & Shine, 2007）。茲將這幾個構音模式說明如下。

一、語音位置法

語音位置法（phonetic placement）是語音治療中最古老的方法（Scrip-ture & Jackson, 1927，引自 Secord et al., 2007, p. 4），主要是教導個案構音器官正確的擺放位置、氣流的調整，以及聲帶的振動發聲（voicing）。本模式強調：(1)提供線索讓個案得知發出某個語音時構音器官的擺位，以及(2)氣流往外的控制。在治療或教學時，治療師會使用舌頭、嘴唇擺位或移動的示圖說明，或使用壓舌板、棉花棒等器具用品，示範正確語音產

生的方式。治療師會實際示範說出某個目標語音時舌頭的位置、嘴唇的形狀、嘴巴張合的方式、牙齒及嘴唇的關係，以及整個相關構音器官的動作。而為了讓兒童更了解構音器官的擺位，治療師也會應用鏡子、構音器官圖表、塑膠模型或電腦、影片來說明正確的構音方式。

Gordon-Brannan 與 Weiss（2007）進一步說明語音位置法的應用技巧如下：

1. 使用壓舌板操弄個案構音器官，或將構音器官固定在發出目標語音的位置上。
2. 戴上手術手套，用手指頭操弄個案的構音器官。
3. 使用口語指示或說明指導兒童發出目標語音的構音器官擺位與動作。
4. 說明嘴巴、口腔與鼻子控制氣流流動的方向。
5. 使用圖解指明發出目標語音時的視覺圖像，如使用頻譜圖（spectro-grams）。
6. 使用手或其他物品，如面紙、鐵湯匙、紙風車等，幫助個案感受發出目標語音時氣流的呼出狀況。
7. 使用鏡子讓兒童觀察比較自己與治療師在發出目標語音時所使用的構音器官以及口腔動作。
8. 感受喉頭聲帶震動。
9. 發出目標語音時，觀看圖示或構音器官圖。
10. 發出目標語音時，觀看電腦畫面所呈現的構音器官動作變化。

舉例而言，當個案無法仿說／ㄈ／或／f／語音時，治療師可以告訴個案構音器官應如何擺放，並以視覺、觸覺提示的輔助進行口頭說明。例如：請個案將上排牙齒放在下嘴唇上，並朝唇外吹氣。個案嘗試發音時，提醒他／她：「說／ㄈ／或／f／吹氣時，記得把牙齒輕輕靠在下嘴唇上。」此外，治療師也可使用鏡子、構音器官圖、壓舌板、吸管等材料輔

助與提示個案構音器官的擺位與動作。

二、動作肌肉運動知覺法

　　動作肌肉運動知覺法（motor-kinesthetic method）是由 Hill-Young（1930s，引自 Secord et al., 2007, p. 5）所發展。此模式基本上與語音位置法近似，當兒童無法靠自己摸索出正確的構音方式時，語言治療師或教師可戴上手術用透明手套，將手放在個案的構音器官（如：嘴唇、下巴或臉）上，實際用手操弄兒童的構音器官，使其能更為明確地感受正確語音產生的位置、產生動作覺的回饋。具體而言，本模式的理念為藉由操弄個案的構音器官，激發觸覺與動作感覺，以引領個案注意發音動作起點的位置、執行動作所需要的張力或壓力、動作方向或動作形成的構音器官構形，以及做出某動作的時間點，去感受語音產出的感覺。治療師在引導個案做出某些動作時，同時會給予語音的視覺及聽覺刺激，讓個案可以對目標語音建立完整的意象。

三、語音漸進法

　　根據 Van Riper（1978）的說明，語音漸進法（或稱之為語音形塑）是指兩種相似的模式：(1)漸進式語音趨近（progrressive approximation），以及(2)調整其他語音（modification of other sounds）。語音漸進法的理念是以行為改變技術為本，亦即使用行為塑成（shaping）的學習原則，教導兒童漸近式趨近至精熟語音階段。茲將上述兩種方法及策略說明如下。

（一）漸進式語音趨近

　　語言治療師先刺激或激發個案發出一系列聲音或音段，再幫助個案漸漸往目標語音趨近發出，直到正確的語音被說出來。其執行程序如下（Van Riper, 1978）：

1. 治療師先說出個案的錯誤語音。

2. 治療師說出一系列過渡性的語音。這些過渡語音會依序慢慢地被說得接近正確標準的語音，直至目標語音被正確地說出。

3. 同時，只要個案說出接近目標語音的音時，就給予增強獎賞。

4. 治療師忽略那些不屬於漸進式接近目標語音的發音。

（二）調整修正其他語音

治療師先由個案錯誤的語音開始，漸漸修正至正確語音。教學時須使用已存在於個案語音目錄中的語音。治療師先請個案說出他會說的某個語音，再幫助他調整構音器官，慢慢調整到構音器官的動作愈來愈靠近目標音的擺位，朝向最終目標說出治療的目標語音。此方法常使用非語音的口腔動作作為教學方式，例如：使用咳嗽聲誘發出 / ㄎ / 音、使用噪叫聲誘發出 / ㄜ / 音。等到個案已慢慢可發出近似目標音時，再使用其他技巧，如使用仿說策略或語音位置法幫助兒童發出正確語音。

另外，當兒童無法正確發出某個語音時，語言治療師或教師也可由近似的語音開始訓練，再漸進地發展至正確語音的產出。例如：當兒童省略 / ㄗ / 音，將肥皂說成 / 肥ㄠˋ / ，可先讓其練習其已可說出的發音位置近似的 / ㄅ / 與 / ㄊ / 音，再慢慢誘發出 / ㄗ / 音。又如：兒童無法正確發出 / s / 音時，可藉由 / t / 音（位置與 / s / 相近）進行漸進式動作調整。當兒童說 / t / 時，指導他用力吐氣與延長吐氣時間，並在吐氣時慢慢將舌尖由齒槽往後移開發出 / ts / 音，並在治療的目標詞彙中延長 / ts / 後半語音，例如：在「eats」、「beats」中練習延長 / ts / 中的 / s / ，之後再漸進將 / t / 移開發出 / s / 語音（Bernthal et al., 2017; Bleile, 2015; Peña-Brooks & Hegde, 2015; Secord et al., 2007）。

綜合上述，語音漸進法是一種語音塑形的方式，藉由仿說、語音位置線索幫助個案漸進式地調整其構音動作，由發出接近目標音的語音，到可正確發出目標語音。

四、小結：傳統構音模式

　　語音的產出與個體整合、協調相關構音器官的動作技能有不可切割之關係，也因此針對那些不知道如何正確發出某些語音的兒童而言，更多直接的教學，亦即使用聚焦在矯正錯誤語音發音動作或方法的介入模式，應可幫助他們習得正確的構音器官的擺位與動作。過去在語音障礙領域，已發展幾種傳統構音模式的介入方法，包括：語音位置法、動作肌肉運動知覺法及語音漸進法。這些治療模式或方法，基本上可被視為一種跨感官模式，亦即教導兒童使用感覺訊息去發出正確的語音。在實務上的運用，治療師可示範說出目標語音，同時和個案一起看著鏡子；治療師也可以重複這個語音，但監控自己的動作，讓兒童從鏡子中去看到發出某個語音的構音器官擺位與動作。此外，治療師也可以使用薄荷去摩擦兒童的齒槽邊緣，或使用冰塊、果醬、巧克力、海苔等讓兒童感受到味道，強化對構音器官位置的自體感覺，去知覺舌頭在發某些語音（如：/ t / 和 / d /）時應該要置放的位置；或指導個案將手放在喉頭部位，去感受發音的時候喉部聲帶振動的不同感覺（如：/ s / 與 / z /），這些額外的感覺輸入，可以幫助兒童監控自己在說出語音時構音器官的位置與動作。

貳、音韻／語言學模式

　　如同前述，語音的產出直覺上就是一種動作行為。在語音障礙領域中，傳統的構音模式會聚焦於構音的感覺動作層面，並在構音的治療上強調發音時口腔肌肉的動作，以及語音產出的機械式重複訓練。然而從1970 年代中期開始，語音障礙領域開始納入語言學的論述，認為構音不只是動作行為而已，而是語言的處理活動與構音歷程的交互作用，因此語音障礙的治療應該是幫助兒童建立標準的音韻系統，包括：完整音素庫、同位音變體、語音組合規則等（Elbert & McReynolds, 1978; Ingram, 1976;

McLeod & Baker, 2017; Peña-Brooks & Hegde, 2015）。據此，幾種語音治療的音韻模式或以語言學為基礎的治療法（Linguistically Based Treatment Approaches），或是音韻取向治療法乃因應而生，包括：對比模式中的最小配對介入模式（The minimal pairs approach）、最大配對介入模式（The maximal pairs approach）、多重對立治療法（multiple oppositions）、空集合配對治療模式（empty set therapy）等，以及核心詞彙模式（core vocabulary approach）（如圖 3-1 所示）。

一、對比模式

傳統語音治療模式主要是由動作技能的角度去治療個別的錯誤語音，治療聚焦於構音器官的擺位與動作以產出正確的語音。然而過去四十幾年來，語音障礙的學術與實務界也強調語音產出的問題與語言或音韻層面的關係。音韻或語言學模式的語音治療，認為語音障礙是源自於語音在區辨詞彙之間的意義、錯誤類型，以及音韻規則建立等層面上的問題（林寶貴等人，2019；McLeod & Baker, 2017; Owens & Farinella, 2019; Peña-Brooks & Hegde, 2015）。其中一種治療模式為對比模式（contrast approaches），強調成對或配對詞彙的對比可以突顯出語音在區辨意義的重要性，其治療目

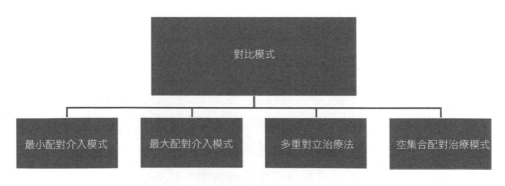

圖 3-1　對比模式類型

標是幫助個案在自身的音韻系統中，發展出之前並未建立的詞彙中語音或音韻對比的知識或表徵。據此，本模式的治療會聚焦在兒童的語音系統而非個別語音。過去學界已發展出來的對比模式，包括：最小配對介入模式、最大配對介入模式、多重對立治療法，以及空集合配對治療模式，茲說明如下。

（一）最小配對介入模式

最小配對介入模式是由 Weiner（1981）所發展出來的語音治療模式，其假設為兒童被教導與建立語音之間的差異可以類化到未治療的語音。臨床上，本模式適用於輕度或中度語音障礙兒童，或是出現一個或是兩個音韻歷程的個案，同時也可應用於治療目標為改善或修正想降低第一語言口音者（Baker, 2010; Bernthal et al., 2017; Bleile, 2015; McLeod & Baker, 2017; Peña-Brooks & Hegde, 2015）。

最小配對介入模式的基本論點與執行方式，係依據兒童的錯誤語音，找出與使用兩個差別只在一個語音的配對詞彙當作教學媒材，且其差異符合發音位置、發音方式、有聲無聲三項特徵中的一或兩項。例如：「pig / big」及「cap / tap」或是「褲子／肚子」、「鞋子／茄子」，配對詞彙之間的差異只在一個不同的語音。又如：「pat / bat」的配對是基於構音方法不同，「pat / fat」的配對是基於構音位置不同，「bow / boat」的配對則是基於音節的不同（即：詞尾有或無聲母）。另外，在配對詞彙的選擇，也會考慮目標語音與省略音的對比（如：「sea / seat」），或是目標語音與替代音的對比（如：個案以／ㄊ／去替代／ㄎ／，則可使用「兔兔／褲褲，或兔子／褲子」作為對比）。再者，若無法找到有意義的對比詞彙，則可使用非詞（如：van-***shan***），而此非詞則可使用抽象圖片替代（如：一張代表 shan 的抽象圖）（Baker, 2010; Bernthal et al., 2017; Bleile, 2015; McLeod & Baker, 2017; Peña-Brooks & Hegde, 2015）。

在實際治療應用上，則可依循下列之程序進行：

1. 找出與確認兒童需要去除的目標音韻歷程，例如：無聲變有聲（／p／說成／b／）或是前置歷程（／ㄎ／說成／ㄉ／）。

2. 選擇 3 至 5 組最小配對詞彙。根據 Elbert 等人（1991）的建議，3 至 5 組配對詞彙即可以幫助兒童有效地改變其音韻系統。

3. 使用最小配對詞彙組作為治療的材料，若兒童教育或發展階段已開始認識書面語符號，則可使用文字／注音或圖卡。

4. 進行聽覺區辨活動。請兒童在治療師唸名時，指出相對應的圖卡或字卡，例如：「肚子／褲子」詞彙組。

5. 如果兒童的話語目標是某個詞彙，但因為使用錯誤語音所說出的詞彙變成含有對比語音的詞彙，治療師可順勢指出對比語音的圖卡，例如：兒童的／ㄉ／音是以／ㄎ／音替代，他想要說的是肚子，但說出來變成褲子，治療師就指褲子的圖卡。

6. 給予兒童回饋，讓他知道自己說出來的語音是錯誤的。語言治療師可以說：「你是說『肚子』還是『褲子』？我不是很確定耶！可以請你再說一遍嗎？」兒童可從這樣的提示與教學中，知道自己要用不同的方式把目標詞彙說出來，別人才可聽得懂。治療師可持續這樣的方法，直到兒童說出目標語音達 60% 之正確率。

7. 等兒童的表現已可達到設定之目標後，治療師接下去再使用另一組最小配對詞彙進行語音治療。

綜合上述，最小配對介入模式的應用可以用來幫助兒童發現其所說出的詞彙中所含括的不同語音會造成詞彙意義或溝通訊息傳遞的差異。具體而言，最小配對的詞彙只以一個單一語音的差異作為配對的標準，因為此單一語音的錯誤會造成同音異義的語意混淆，如目標詞彙是「兔子」卻說成「褲子」，「蛋」說成「看」。又如：如果兒童想要吃 peach（桃

子），就必須要記得在 pea 後面加上／ch／（tʃ）的音，否則就會讓溝通對象以為他喜歡吃 pea（豆子）。但前述例子有一個先決條件，就是兒童需要能夠區辨這兩個詞彙中語音的不同。過去研究已發現，即使只教幾個詞彙配對，兒童也能夠將治療的目標語音類化到新的詞彙中，具實證性臨床成效（Barlow & Gierut, 2002; Tyler, Edwards, & Saxman, 1987），也因此完整的音韻治療包裹模式通常都會含括最小詞彙配對。此外，最小詞彙配對模式的介入涉及後設語言（metalinguistic）或音韻覺識（phonological awareness）的認知運作處理歷程，因其教學內涵強調對詞彙所組成的語音之覺察、辨識與操弄。由於語音障礙兒童同時也可能面對較高的語言發展和閱讀困難風險，因此他們需求的治療應該要能同時顧及這些領域。研究顯示，聚焦在兒童對詞彙內單位的音韻覺識之教學，除了能夠達到語音治療的成效，也可以產生改善後設語言和前讀寫技能的附加效能（Barlow & Gierut, 2002）。

（二）最大配對介入模式

　　最大配對介入模式係由 Gierut（1989）所發展出來的語音治療模式，適合用於口腔動作技能無損傷、且至少無法發出 6 個語音者（亦即其語音庫存表中至少有 6 個語音未出現）。與前述最小配對介入模式一樣，此治療模式也是聚焦在語音之間對比的差異，並藉由對詞彙中語音差異的覺知來幫助兒童重新組織其音韻或語音系統（Gierut, 1989, 2001, 2007）。

　　與最小配對介入模式一樣，此模式對比語音之間的差異一樣是根據：(1)發音位置；(2)發音方式或氣流被修飾的狀況（如：長而連續的氣流、短且立即被阻擋的氣流；又如：／ㄙ／與／ㄘ／音的詞彙「掃地／草地」、「吃素／吃醋」）；(3)有聲無聲（如：／b／與／g／或／p／與／k／）等三項因素決定之。而最大配對與最小配對之間的差異，則是最大配對介入模式要求兩個詞彙之間在位置、方法，以及有聲無聲之特徵

中需要同時含括 3 個特徵，例如：「chain／main」（tʃ／m）之相異處包含構音方式、構音位置與有無鼻音（Bernthal et al., 2017; Bleile, 2015; Bowen, 2015; Gierut, 1989, 2001, 2007; McLeod & Baker, 2017; Peña-Brooks & Hegde, 2015）。

在實際治療應用上，則可依循下列程序進行（Bowen, 2015; Gierut, 1989, 2001, 2007）：

1. 找出兩個目標語音，例如：／f／與／m／，其中要包括一個兒童已可發出和一個尚未建立的語音。

2. 設計 8 組含括目標語音的詞彙組，如果沒有真正的詞彙，可以使用非詞。這些非詞可以用來與不同的怪獸或是神仙名字連結，例如：「mip」或「fip」。

3. 治療師說出詞彙名稱，並請個案模仿，接下去再請個案自發性說出詞彙。

4. 此外，治療活動亦會融入聽覺轟炸與聽覺區辨。

（三）多重對立治療法

多重對立治療法是屬於語言學的語音障礙治療模式，適用於中度至極重度語音障礙個案。根據 Williams（2000a, 2000b）的論述，此種治療模式係針對語音崩解（phoneme collapse）兒童所設計，亦即適用於使用一個語音替代多個語音的語音障礙個案，例如：使用／t／替代／k p h tr／，造成原本想說出的目標話語是「My cat likes to purr when he's happy.」卻被說成「My tat ti to turr when he tatty.」（Newman, 2022）。

據此，多重對立法會針對上述語音崩解問題，設定 4 個語音為治療目標，將其與個案錯誤替代的語音做對比（以上例而言，則是以／t／與／k p h tr／對比）。介入時，治療師會使用 4 個不同的韻母去組合成對比詞

彙。這些詞彙可以是真詞，也可以是非詞。非詞的對應圖片可以是創造出來的人物或是怪獸的名字。本模式使用非詞作為治療材料，其主要的論點是：本模式的教學重點是語音而非語言內容（詞彙），也因此非詞的治療成效與真詞是一樣的（Bowen, 2015; McLeod & Baker, 2017; Williams, 2000a, 2000b, 2010; Peña-Brooks & Hegde, 2015）。

　　茲以下面兩個例子說明之。左邊是個案可正確說出的詞彙，右邊的對比詞彙則是個案無法發出語音的詞彙或非詞（Bowen, 2015; Newman, 2022）：

tie – Kai（非詞）, pie, hi, try

tea – key, pea, he, tree

tar – car, par, ha, trar

tap – cap, pap, hap, trap

tick – kick, sick, chick, trick

tip – kip, sip, chip, trip

tea – key, sea, Chee（非詞）, tree

在實際治療應用上，本模式基本上與最小配對介入法近似，包括四個階段：熟悉＋自發性語音產出（familiarization＋spontaneous production）、對比＋自然遊戲（contrast ＋ naturalistic play）、溝通情境中的對比（contrast within communicative contexts），以及交談重鑄（conversational recast）。茲將教學程序或階段說明如下（Bowen, 2015; McLeod & Baker, 2017; Williams, 2005a, 2005b, 2006, 2010; Peña-Brooks & Hegde, 2015）：

1. 評估兒童的語音錯誤類型，了解其語音崩解類型。

2. 治療前，語言治療師根據其崩解類型先設計一組卡片，每組 5 張，其中一張為替代的詞彙卡，另外 4 張則為被替代的詞彙。

3. 治療分成 4 個階段：

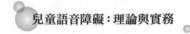

- 第一階段：熟悉＋自發性語音產出

本階段主要是讓兒童了解治療程序與活動安排，介入目的聚焦於幫助兒童了解規則、目標語音圖卡刺激和詞彙。以上面 / t / 替代的語音崩解為例，可依照下面步驟進行：

步驟一：詞彙—圖卡連結。治療師將上述 5 張圖片置於桌上，逐一指著個別圖片並說：「This is a tie, this is a boy whose name is Kai, this man is waving hi, this is a piece of pie, and this is a man scoring a try.」

步驟二：聽與拿。請兒童依語言治療師的指令拿起對應圖片，例如：「Pick up the picture of the tie, pick up the picture of the pie.」如果兒童選錯圖片，治療師需要給予回饋，例如：語言治療師說 tie，但兒童拿 Kai，治療師可以說：「我說的是 tie，但你拿的是 Kai 而不是 tie 喔！再聽一次，請拿 Kai 是 / k / 。」

步驟三：換個案當老師。引導兒童在治療師面前將圖卡排放在桌上，並說出詞彙請治療師聽詞拿圖。如果兒童說出錯誤的語音，造成詞彙混淆，治療師可以順勢裝傻拿出錯誤語音的詞彙圖卡。例如：兒童想要治療師拿 pie 的圖卡，但說出來的詞彙是 tie，治療師就順勢拿 tie 的圖片。治療師如此做的目的，是為了推進與促使兒童去面對自己的發音錯誤問題。治療師可以說：「你是說 tie 嗎？還是你想說的是 pie？你來說看看 pie，pie 要說 / p / ，你可以說 / p / 嗎？我先說 / p / ，你再跟著說 / p / 。」

- 第二階段：對比＋自然遊戲

本階段主要是讓兒童模仿說出詞彙，以及可以自發性說出目標語音。語音訓練活動會教導兒童模仿說出這 5 個詞彙。教學時，治療師將圖卡放在自己臉頰旁邊，讓兒童可以看清楚目標詞彙圖卡與治療師說出詞彙的視覺線索。以「tie / kai」為例，治療師可先說 tie 再說 kai，兒童接著模仿這兩個對比語音的詞彙。如果兒童仍然以錯誤語音替代目標語音，則可以使

用發音提示。如果還是有困難，就再練習下一組對比詞彙。以上述例子，則共有 4 組詞彙、20 個詞彙圖卡可用於對比練習。如果兒童可以在兩個連續對比練習的表現達到 70%正確率，就可進到自然遊戲——在遊戲中自發性地說出含括目標語音的圖卡或物品名稱。

- 第三階段：溝通情境中的對比

　　本階段是類化階段，主要目的為訓練兒童說出含括目標語音的非治療詞彙。若兒童的表現可達 90%正確率，則可進到交談對話階段。

- 第四階段：交談重鑄

　　本階段主要是使用溝通本位一來一往交談的活動，在溝通內容中應用含括對比詞彙的語音。如果兒童的對話中仍出現錯誤語音，則可在回應他的話語時使用重鑄策略（不改變兒童話語中的意義，但不著痕跡示範正確的語音）；如兒童說：「I like apple tie.」治療師可回應：「I like apple pie too. We both like apple pie.」

（四）空集合配對治療模式

　　空集合配對治療模式是由 Gierut（1990）以及 Gierut 與 Neumann（1992）所發展的一種語言學語音治療方法，主要是教導兒童同時學習兩個在發音位置、發音方法，以及有聲無聲語音特徵上有最大不同或對比的新語音。此模式係借用數學空集合理論中無任何要素的概念（如：684 是個別存在的實體但可被認為是三個一組），將其應用在目標語音的選取標準上。在空集合語音治療模式中，兒童學習兩個新的語音，是其無法獨立發出、也無法在治療師示範下模仿的語音。亦即這兩個新的語音對個案來說都是未知的，也因此 Bowen（2015）指出空集合配對治療最適合的別稱應該是「未知配對組」（unknown set）。空集合配對治療的假設或期望是兒童較有可能類化語言上較複雜、且彼此之間具最大差異特色的非刺激語

音。具體而言，此治療模式兩個目標語音的選擇必須是彼此之間有最大差異的聲母，亦即在發音方法、位置以及有聲／無聲之間有最大的不同，或是在主要類別上有最大的不同——屬於阻礙音（obstruents）或響音（sonorants），或是清音／濁音（Bauman-Waengler & Garcia, 2020; Bowen, 2015; Peña-Brooks & Hegde, 2015）。

　　空集合配對治療模式適用於中度到極重度語音障礙兒童，治療時需要先選擇兩個在個案語音目錄中尚未出現的對比語音。換言之，就是兩個無法被刺激模仿說出的語音。例如：某位兒童無法發出／p／與／l／音，而這兩個語音具最大對比或對立的特徵，即可用來作為空集合配對治療的最佳目標。當兒童習得了超越其目前音韻系統中的複雜語音，可以強化其對整體音韻系統的理解，進而導向與促進音韻系統的快速學習，且會超越兩個設定的目標語音（Bowen, 2015; Peña-Brooks & Hegde, 2015）。

　　以上述無法發出／p／與／l／音的兒童為例，可以先設計詞彙如下：「pick／lick, pine／line, pot／lot, peg／leg, pop／lop」，並製作相對應的閃示卡。介入或教學時，請兒童模仿／p／與／l／語音，可以使用線索提示構音法（cued articulation）教導這兩個語音（如：發／p／音時將大拇指尖和食指尖併攏放在嘴邊，配合發音動作同時打開雙指。發／l／音時將食指和中指併攏指向自己的嘴唇，配合發音動作同時往前下方移動。發／f／語音時，可將食指放在下唇下面並往下移動）。接下去的教學部分，教師可以拿出閃示卡（如 pick）強調目標語音（即／p／）的發音。緊接著，治療師拿出 lick 的閃示卡，並強調舌頭擺位。之後，治療師可請個案自己嘗試說出 pick 與 lick，之後再練習 pine／line（Bowen, 2015; Peña-Brooks & Hegde, 2015）。

（五）小結

　　綜合上述，對比模式是一種針對具多重構音錯誤或出現殘餘音韻歷程

的個案，或無法根據語音規則發出對比語音的個案所設計的語音治療模式。此模式係屬於音韻學為本的語音治療模式，強調兒童語音錯誤的問題係源自於其音韻系統中對個別語音在區辨詞彙意義的知識或概念建立上出現問題，因此治療應對症下藥，切中要點使用造成詞彙語意錯誤或混淆的配對語音，作為治療訓練與練習之材料，以幫助兒童建立語音或音素對比，進而改善其語音產出技能。

二、核心詞彙模式

核心詞彙模式（core vocabulary approach / intervention）係由 Dodd 研究群（Dodd & Iacano, 1989; Bradford & Dodd, 1997; Bradford-Heit & Dodd, 1998）所發展之語音治療模式。根據研究者的論述，兒童會出現不一致語音錯誤，主要是因為其詞彙的心智表徵不完整，或是雖有完整的詞彙表徵，但卻無法組裝正確的音韻計畫（phonological planning）以說出語音。也因此，針對這些語音錯誤不一致個案所提供的語音治療，應該是幫助其使用未受損的心智表徵，執行說出詞彙語音順序的產出計畫，讓兒童覺察組成詞彙中的個別音節、每個音節中的音段，以及如何依語音或音節順序說出詞彙（Bowen, 2015; Dodd, Holm, Crosbie, & McIntosh, 2006）。

據此，本模式適合用於構音問題嚴重，且錯誤類型較為不一致、語音清晰度低的兒童身上。其治療的核心理念是以整個詞彙的產出為介入目標，強調語音產出的一致性與穩定性。兒童需要先接受語音錯誤不一致的評估，在三個不同測試情境說出 25 個詞彙。如果測試結果顯示 40%以上的詞彙被說得不一致，則可被認定為屬於不一致言語異常個案（Dodd, Hua et al., 2006; Peña-Brooks & Hegde, 2015）。

此種治療模式的實施方式是選擇兒童在功能性溝通情境中常常使用的詞彙當作核心詞彙，聚焦於這些詞彙的治療、學習以及機械式重複的練

習。這些功能性溝通情境常使用的詞彙可以根據觀察、兒童本身的話語、家長的報告或教師的報告而決定。治療師每週會從中選擇一些詞彙作為教學的目標，兒童會被教導要說出「最好」（或最好聽）的詞彙，且要練習到可以穩定一致地說出目標語音（Dodd, Holm et al., 2006）。需要特別注意的是，本模式強調兒童每次嘗試說出目標詞彙都是使用相同的語音或音韻，但並不一定都要正確，語音一致性才是主要目標。另外，亦建議不要請兒童模仿，因為請兒童模仿就等同直接提供給兒童說出詞彙的音韻計畫，而本模式強調教導詞彙的最佳發音與機械式的重複練習，是希望兒童可以根據治療師所提供的語音及語音順序去建構屬於自己的詞彙發音計畫（Bernthal et al., 2017; Bowen, 2015; Dodd, Holm, Crosbie, & McIntosh, 2010; McLeod & Baker, 2017; Peña-Brooks & Hegde, 2015）。

此外，本模式從一開始實施時，即會將家長與教師納入治療或介入團隊中，共同督導與監控兒童語音表達的一致性，以達到提升語音清晰度的終極目標。具體而言，家長是本模式的一部分，進行治療課時即會安排家長坐在兒童旁邊，且需要家長在家中協助與督導每日的詞彙練習，擔負類化監控的工作；教師則負責監測兒童在學校使用核心詞彙之狀況。家長與教師需要了解治療的主要目標是：語音產出的一致性而非強調語音的正確性，以及如何給予回饋（Bernthal et al., 2017; Bowen, 2015; Dodd et al., 2010; McLeod & Baker, 2017; Peña-Brooks & Hegde, 2015）。

在詞彙的選擇方面，依據 Holm 等人（2013）的建議，可以選取 50 至 70 個對於兒童具強力功能性的詞彙，亦即個案日常生活中最常使用的 50 個詞彙，例如：名字（家庭成員、朋友、教師、寵物的名字）、地點（學校、圖書館、公園、游泳池、麥當勞）、食物、禮貌性用語（對不起、謝謝、請、好、可以）、兒童有興趣之事物（運動、超級英雄、遊戲、玩具、電玩與卡通人物）等。

在治療或教學部分，則可依照下列原則進行（Bernthal et al., 2017;

McLeod & Baker, 2017; Peña-Brooks & Hegde, 2015）。

（一）教導 10 個詞彙的最佳發音

1. 治療師從 50 個詞彙中選出 10 個詞彙，作為最佳發音的訓練詞彙。

2. 治療師一次教導一個詞彙，誘發兒童說出每個詞彙的最佳發音。詞彙是以逐音教學的方式進行。治療師會使用音節拆解再組合、模仿、線索構音、語音連結至字母的方式，去教導兒童理解組成詞彙的語音及其順序的知識，讓個案發出詞彙中的目標語音。

3. 介入時會提供大量回饋，亦即當兒童使用正確的語音說出目標詞彙時，治療師會指出其說出來的詞彙是最好聽的，並說明為何該發音是最好的。例如：以「sun」為例，如果兒童說得正確，可以稱讚他：「你說『sun』，說得很好，很好聽：／s／-／ʌ／-／n／，sun。」如果兒童說錯了，將「sun」說成／fʌ／，治療師可以給予回饋：「你說／fʌ／，和我說的不一樣喔！「sun」有一個／s／、／ʌ／和／n／。好～你再說一遍這張圖（sun）是什麼？」

4. 每次治療課結束之前，要求個案將所有治療的目標詞彙說三次，如果可以說的一致，則可從 50 個詞彙單移除。說得不一致的詞彙則繼續放在詞彙單上，並與其他詞彙一起作為下週可供隨機選取當作治療使用的詞彙。每兩週從清單中挑選尚未練習的詞彙，請個案說三次，以檢視類化情形。

（二）機械式重複練習新學習的詞彙

本階段的治療可選擇與使用可以激發兒童參與動機／興趣及回應的遊戲或聽說故事。基本上，在 30 分鐘的治療課應誘發出 100 個回應。另外，治療師亦可使用增強系統，並給予視覺或口頭回饋。

綜合上述，核心詞彙模式主要是針對語音錯誤不一致／語音清晰度低的兒童所設計的治療方案，其假設為不一致的語音錯誤主要是因個案音韻

計畫的缺陷所導致，也因此提供不同詞彙處理鍊（即音節、語音的拆解與組合）的教學或治療，聚焦於去除造成語音障礙的言語處理缺陷，以改善兒童建構或觸接音韻計畫，進而促使兒童的音韻系統得以自我矯正與成功運作，說出正確的語音。而在實際運用方面，治療時會選擇 50 個對個案具功能性的詞彙作為治療的核心詞彙。因為可以清晰地說出這些實用且具功能性的詞彙，當可激勵兒童持續去說這些詞彙。另外，家長與教師亦是可協助執行方案的重要人士，負責協助與監測個案在家中與學校練習與使用這些詞彙。而在治療部分，則強調幫助個案建立說得一致、但並不一定需要正確的最佳語音，將治療或教學重點放在教導組成詞彙的語音及其排列順序。

三、循環模式

循環模式（cycle approach / cycles phonological remediation approach）係由 Hodson 與 Paden（1983）依據發展性音韻學原則、認知心理學與兒童音韻發展研究結果，所發展之語音障礙治療模式。主要以音韻錯誤類型為治療之依據，也因此適用於出現多個音韻歷程、言語清晰度較差的個案，包括有嚴重的省略、替代或使用較少聲母語音之個案。此模式強調典型發展兒童的語音發展有循序漸進、多頭進展的特徵，也因此語音介入應模擬典型發展兒童音韻發展中語音習得之歷程，藉此提升其音韻能力。據此，其治療目標乃設定為增加語音清晰度，以及刺激某類語音的產生，直到某音韻歷程被去除。

Hodson（2010）更特定與明確地說明循環模式係依據下列論點發展出來：(1)典型發展兒童主要依賴聆聽其環境中的語言輸入去發展與建構語音系統；(2)音韻習得是一種漸進的歷程；(3)詞彙中的語音脈絡可以促發或抑制語音的產出；(4)兒童將聽覺與運動覺連結起來，可以增能其自我監控的發展；(5)兒童可以將新習得的語音產出技能類化至其他目標語

音；(6)兒童積極參與投入音韻矯正的活動會學得最好；(7)增強兒童後設音韻技能可以促進兒童的言語技能（Bowen, 2015）。據此，循環模式主要包括三個要素：(1)治療的目標與刺激需聚焦於音韻類型；(2)有問題的音韻類型需要以循環方式去命中治療目標；(3)治療課節需要結合聚焦聽覺輸入（focused auditory input）與語音產出練習（Hodson & Paden, 1991）。

　　根據前述論點，循環模式的治療方案是以5至16週的治療期間去安排循環。在每一個循環中，以一個或多個音韻類型（音韻歷程）作為治療目標。在每一個循環完成之後，另外一個循環會開始——每一個循環完成之後，另外一個以一個或更多個音韻錯誤類型為目標的循環才可以開始。治療目標是慢慢讓兒童的語音接近典型發展兒童的音韻發展歷程。此模式並未在每一個循環中預先決定精熟標準。循環的主要目的是用來刺激某個特定語音或類型的出現，而不是要去精熟（Bernthal et al., 2017; McLeod & Baker, 2017; Peña-Brooks & Hegde, 2015）。

　　本模式的治療或教學部分，可依照下列原則進行：

1. 優先處理明顯影響言語清晰度的音韻歷程，再根據易誘發程度來決定治療順序。

2. 第一循環：根據音韻歷程治療順序，週期性轉換介入目標（如：每週一次治療，每次治療一個目標），每個目標至少要有 60 分鐘練習。直到所有錯誤的音韻歷程皆輪過一次，則第一循環結束。

3. 第二循環：根據音韻歷程治療順序（與上個循環相同順序）週期性轉換介入目標（如：每週一次治療，每次治療一個目標），每個目標至少要有 60 分鐘練習。直到所有錯誤的音韻歷程皆輪過一次，則第二循環結束。

4. 第三循環：反覆循環訓練直到個案達到可接受的語音清晰度為止。

5. 各循環安排與調整原則：

(1) 若某一目標語音較難被誘發出來或較難被刺激，可以留到下個循環再治療。

(2) 每一輪循環會漸進式增加語音材料難度，例如：第一循環大量使用單音節，第二循環增加語音脈絡或增加語句長度。

(3) 排序在後的循環會比上一個循環短，因為陸續進步後，每一次目標音數量會減少。

(4) 循環介入對於語音的正確率要求不高，較重視語音的可刺激性。

此外，循環模式的治療課節包括 8 個要素（Bernthal et al., 2017; McLeod & Baker, 2017; Peña-Brooks & Hegde, 2015; Prezas & Hodson, 2010）：

1. 複習前一堂課的語音產出練習詞彙（如果是第一節課則不需要此步驟）。

2. 提供20個含括目標語音的詞彙，以增幅音量方式讓兒童聽取30秒。治療師也可示範兒童說錯的語音，並與正確的語音做對比。

3. 選取4至5個可促發語音語境的詞彙，將這幾個策略性選取出來的詞彙以圖或文字呈現在一張大紙卡上。治療活動可以請兒童在每一張紙卡上寫字、畫畫或著色（依據兒童年齡與能力變化任務）。

4. 使用練習遊戲（drill play）進行語音練習活動。一般而言，1 小時的治療課節可以使用5至6個活動，半小時的課節則可使用2至3個活動。每個遊戲進行5至7分鐘後即轉換至另一個不同的遊戲，以利兒童維持較高的興趣與動機。若有需要，可以使用聽覺、視覺、觸覺或口語線索的教學提示。

5. 進行可刺激或誘發測試以決定下一節課的目標音韻類型（亦即檢核兒童在本課節可模仿的詞彙）。

6. 進行聚焦於音韻覺識層面讀寫萌發活動，例如：押韻與音節切割。

7. 以增幅音量的方式重複聽取本節課一開始所使用的聽覺刺激／詞彙

單。

8. 複習家庭功課（如：治療課節使用的詞彙之聽覺刺激、唸名語音練習的詞彙、讀寫萌發活動）。請家長在家每天至少唸名一次詞彙單給兒童聽，也請兒童唸名這些詞彙。

　　需要特別說明的是，因本模式強調治療是模擬典型發展兒童音韻發展的歷程，因此在治療課中亦會含括語音的聽覺輸入。聚焦聽覺刺激（focused auditory stimulation）或聽覺轟炸（auditory bombardment）的治療活動會在治療課開始和結束時應用，以幫助兒童去注意被設定為治療目標的音韻歷程。在聽覺刺激活動中，個案會聽取 20 個詞彙。教學時，治療師以稍微放大的音量說出目標語音，讓個案注意其語音特徵。此外，治療師會唸名約 20 個含有目標音韻型態的詞彙，亦會說出個案發錯的語音，並與正確目標語音做對比（Bernthal et al., 2017; McLeod & Baker, 2017; Peña-Brooks & Hegde, 2015）。

　　綜合上述，循環模式係為在話語中使用多個音韻歷程的語音障礙兒童所設計的方案，主要以出現錯誤語音的音韻歷程為介入目標，並循序變換介入目標，強調「幫助兒童習得適當的音韻模式」，進而「消除不當的音韻歷程」。治療或教學係以單一語音或音韻歷程作為一次課程或一週的目標，經一段時間（如：共 2 小時的治療）後，換至下一目標。所有目標音韻歷程都練習完後，即完成一個循環。接下去的循環則進行個案尚需再練習的歷程。

四、複雜度取向介入法

　　複雜度取向介入法（complexity approach）係由 Gierut（Gierut, 1999, 2001, 2007; Gierut & Hulse, 2010）所發展，是一種音韻取向的語音治療模式，主要藉由提供音韻上較複雜的刺激，去促進未被治療但具相關性的目

標語音之類化。其最終目標為幫助兒童大大地改變其語音系統，縮短與典型發展兒童語音發展間的差距。在治療實務上，本模式適用於 4 至 6 歲認知正常，且沒有聽覺、口腔結構或運動神經系統缺陷的兒童。此外，這些兒童在標準化語音測驗的表現需低於百分等級 5 至 6，或是與常模相較之下其語音庫存表中至少缺少 5 個語音（Baker & Williams, 2010; Peña-Brooks & Hegde, 2015）。

　　此模式的基本假設為：治療的內容比起如何治療才更為重要。特定地來看，高階特徵的音韻即隱含了其下層低階特徵的語音，所以使用特徵較複雜的語音可有效促進音韻系統的改變，也就是說，教導較複雜特徵的語音有助於語音障礙兒童習得目標語音。也因此，在複雜度取向介入法中，治療目標的選擇並不以語音的發音方式、位置或是有聲／無聲而定，而是依據語音複雜度階層（如：雙子音串、摩擦音、塞擦音比其他音群複雜）以及可刺激性（可刺激性較低的語音是屬於較為複雜的語音）來決定。這種複雜度階層也可以對應典型兒童較晚發展出來的語音順序而定。另外需要特別說明的是，此模式的教學並不使用對比詞彙組，也不考量發音位置、方法、有聲無聲等特徵（Baker & Williams, 2010; Peña-Brooks & Hegde, 2015）。

　　本模式的治療或教學部分，可依照下列原則進行（Storkel, 2018）：
1. 詳細分析兒童的語音系統以作為治療計畫擬定之依據。
2. 直接從語音複雜度高的語音開始介入（如：擦音而非塞音、雙子音串而非單音）。
3. 根據語音的區分性特徵和語音的標記性，判定語音複雜度。
4. 有標記性的語音是兒童語音發展中較慢習得的語音，例如：華語中的捲舌音。

五、後設音韻模式

後設音韻模式（metaphon approach）主要是教導兒童音韻（聲韻）覺識技能，即覺察語言中的音韻結構，其治療重點放在幫助兒童發展出分析、思考與掌控語音的能力（Bernthal et al., 2017; Bowen, 2015; Hesketh, 2010; McLeod & Baker, 2017; Peña-Brooks & Hegde, 2015）。此模式假設兒童的音韻異常是肇因於無法習得音韻系統規則，因此治療重點乃聚焦在語音特質的對比。例如：兒童的問題是出在有聲或無聲的錯誤，則會教導個案去建立有聲就是很吵、無聲就是很安靜的對比概念。

後設語音模式是以兩個階段達成發展兒童後設音韻覺識技能的目標（Bernthal et al., 2017; Bowen, 2015; McLeod & Baker, 2017; Peña-Brooks & Hegde, 2015），茲說明如下。

（一）第一階段

本階段教學主要目的為教導兒童語言是用於溝通、是一種可被具體操作的存在。教學設計為激發兒童對語言中音韻要素的興趣，引導兒童注意語音特徵，以及語音之間的對比會傳遞不同的意義，幫助兒童理解語音特徵是可以被操弄的。

教學時可藉由語音特質的概念、非語音的聲音、語音、詞彙層次進行教學，茲說明如下：

1. 語音概念層次：教導兒童認識與指認語音的特質，例如：「有聲聲母是大聲吵鬧先生，無聲聲母是耳語安靜先生」，或「長長的／短短的聲音」、「後面／前面的聲音」。

2. 依據兒童的音韻歷程或音節結構歷程（syllable structure processes，如：詞尾聲母刪除、雙子音串刪除、微弱音節刪除）設定治療目標，再使用生活中非語言聲音，例如：響板、哨子、動物叫聲、交通工具

發出的聲音等，讓兒童指認語音的特質（長音／短音、後音／前音、吵音／靜音）。

3. 使用對比單音讓兒童指認其特質，例如：擦音與塞音的對比（如：ㄈ、ㄒ、ㄕ、ㄖ、ㄙ與ㄅ、ㄆ、ㄉ、ㄊ、ㄍ、ㄎ）。

4. 讓兒童聽取對比語音詞彙並判斷詞彙中是否有長／短、前／後、吵／靜的語音。或是使用意象或形象化描述的連結方式，讓兒童覺察與操弄詞彙組成的語音，例如：以火車引擎來說明詞彙中的對比語音，如：art 是火車沒有引擎，tart 是有引擎；hot 有一個引擎，ot（註：非詞）沒有引擎。

（二）第二階段

本階段則是將重點放在兒童因說出錯誤語音的詞彙，造成同音異義所產生的溝通訊息之混淆，給予回饋並提示，讓兒童去回顧自己說出來的話語，激發兒童需要修補自己所說的詞彙或話語，進而說出正確的語音，將音韻覺識與溝通覺識整合在一起。

綜合上述，後設音韻模式主要目的為幫助兒童覺察不同語音的特質或對比，進而積極地參與自己語音障礙或錯誤的矯正，並在說話時將這個知識適當地使用於對比語音的詞彙（Bowen, 2015; Howell & Dean, 1994）。基本上，後設音韻模式強調：(1)兒童需要覺知自己的言語錯誤；(2)有動機去修正錯誤音；(3)知道相關的言語目標；(4)具備在不同言語情境中，以適當說話速度與力道控制，去正確地說出目標語音的神經動作能力（Hewlett, 1990）。據此，此模式目標語音的選擇包括會影響清晰度的音韻歷程、個案可以模仿的語音，以及同齡兒童並未出現的音韻歷程（Dean, Howell, Waters, & Reid, 1995; Howell & Dean, 1994）。而在實際執行上，後設音韻模式是由兩個治療階段組成：階段一聚焦於擴展兒童對語言中聲音系統的知識，如此才能讓他們可以準備好學習語音是如何發出，

以及語音之間的差異；階段二則聚焦於將知識轉換成在溝通情境中實際的運用，並教導兒童自我監控與矯正言語的輸出（Howell & Dean, 1994）。

六、辨音成分治療模式

辨音成分（distinctive features）係指語言中一些語音在發音特徵上相似，且其組合及變化的類型也極為相似，因此可將其歸為有共通特質的一組語音群（Chomsky & Hale, 1968）。若兒童的語音產出錯誤是因某些辨音成分的省略或誤用而造成的，則會使用辨音成分的架構去決定治療目標（Bauman-Waengler, 2004; Bleile, 2015）。

具體而言，辨音成分治療模式（distinctive feature therapy）主要是聚焦在兒童語音庫存表中缺乏的語音要素，例如：摩擦性、鼻音性、有聲性或構音位置。此模式通常是用在主要錯誤為替代類型的語音障礙兒童身上。辨音成分治療會使用最小配對法，去比較目標語音與被替代的其他語音之間在要素或特徵上的差異。治療師需要確認特徵類型，並據此設定治療目標，當個案可以正確習得目標語音之後，通常就可以類化到有相同特徵的語音上（Bauman-Waengler, 2004; Bleile, 2015）。

然而，鄭靜宜（2020）指出實際採納辨音成分治療模式時，需要特別注意變音成分中的區分性特徵是否真有心理的真實性，且在臨床上的應用是否只適用於替代音錯誤的類型，而較難用於省略或歪曲音的錯誤類型。

七、小結

音韻是語言系統中的五個要素之一，涉及不同語音如何被串接與組合以形成特定詞彙的規則。兒童在習得與說出正確語音的發展過程，必然會在心智系統中建立對其母語中音韻規則的知識與理解，以及如何應用這些規則的表徵。音韻模式的語音治療並不強調動作活動或練習，而是以概念學習的活動幫助兒童建立正確的音韻規則，例如：若兒童的音韻歷程為省

略詞彙第一個語音，就可以在語境脈絡中去教導詞彙的第一個語音需要說出來的概念與規則，以避免造成話語語意上的誤解，或產生同音異義的混淆與困惑（如 snail 被說成 nail）。

　　具體而言，音韻模式的語音治療強調教導兒童對語言中音韻規則的理解，聚焦於修整與補救其已受損的音韻系統，藉由介入教學去引導兒童注意其自身說出的語音會影響詞彙意義的表達。據此，音韻取向治療的主要目標是嘗試讓兒童理解自己目前所使用的語音，無法適當地把想要說出的詞彙或訊息清楚表達出來，且話語出現意義上的錯誤會造成溝通誤解，讓溝通對象無法適時與適當地回應。簡而言之，教導兒童使用正確語音說出詞彙是此種介入模式的核心。

　　更特定地來看，音韻模式基本上應該就是一種認知語言模式（cognitive linguistic）的治療，可以激發兒童去說出自己其實有能力可說出的正確語音。上述使用不同語音配對詞彙的對比治療法，如：最小配對介入模式（錯誤語音與目標語音配對去治療一個目標語音）、最大配對介入模式（錯誤語音加上一個兒童可以正確說出的語音配對去治療一個目標語音）、多重對立治療法（錯誤語音與 4 個目標語音配對去治療 4 個目標語音），或空集合配對治療模式（2 個錯誤語音彼此配對去治療 2 個目標語音），可以幫助兒童發展出目標語音。藉由治療師的教學，可以提醒兒童去注意自己所說出來的和發音正確的詞彙之間的差異，藉此讓他們知道發音上的不同可能會造成詞彙表達上意義的差異。此外，複雜模式以兒童較晚發展出來的語音或雙聲母串為治療目標，會誘使兒童增加說出橫跨音群的被治療與未被治療的語音。循環模式則是以多個音韻類型為治療目標，在 3 至 4 個音韻介入的循環，可以幫助某些言語清晰度較低的兒童說得更清楚。後設音韻模式則是強調兒童對自身語音錯誤的覺識，結合溝通覺識將新學到的語音技能應用在日常溝通交談情境中。最後，辨音成分治療則是針對語音錯誤是因辨音成分的省略或誤用的治療法，並據此去決定某一

辨音成分（而非個別語音）為治療的目標。

參、語言本位語音治療

　　兒童語音的發展是整體語言發展的一部分。為了能夠表達己意或溝通意圖，並讓他人可以回應，兒童需要將表徵概念的詞彙說出來，在這溝通過程中，他們需要以神經肌肉動作協調方式將口語詞彙說出來，此歷程即涉及語音產出層面。也因此，若從兒童語音發展的本質來看，是植基於交談、溝通對話，或是整體語言理解與表達的範疇上。據此，在語音治療中應該也需要考量有意義的對話或具功能性的溝通情境。這些發想乃促成語言本位模式（language-based approaches）語音治療取向的產生，將錯誤語音的治療或矯正整合至使用語言進行有意義的交談對話的功能性情境中（Peña-Brooks & Hegde, 2015; Randolph, 2017）。

　　事實上，對某些語音障礙兒童而言，他們除了在語音上常常出現困難之外，亦常會同時並存其他語言向度的困難，例如：構詞、詞彙、口語敘事等。語言本位模式的語音治療會聚焦在語言的所有向度，較不會特別去考量語音的錯誤並將其當作特定的介入目標。教學或介入的重點會放在實際增加語言或敘事的複雜性，而不會特別去聚焦在語音的產出，亦即不針對錯誤的語音刻意地或明確地進行教學或治療，也不會在語言學習的情境中督促兒童針對錯誤語音去做反覆的練習。

　　一般而言，學習情境會使用遊戲、共讀活動，或複述繪本／故事書內容。在實務上，本模式的治療涉及不同的自然交談對話本位的技巧，如：聚焦刺激、擴展、重鑄等語言治療技巧，或是口語誘發技巧（如：強迫選擇或回應二選一問題、克漏字等）。

　　在實際進行語言本位的語音治療時，治療師可以把握三原則：(1)系統化設定或安排環境與學習的刺激材料；(2)常常提供示範與表達的機會；(3)依據兒童的回應或口語表達提供回饋與自然結果（Hoffman,

1993）。舉例而言：兒童在語言治療或遊戲活動中說：「我要買兔子（兒童想說褲子，但因為前置化故說成『兔子』）。」治療師就拿兔子的圖片給兒童。兒童說：「不是！是兔子（一樣又把褲子說成兔子）。」治療師可以回應：「喔！你要買『褲子』（同時給予動作線索將手指頭放在喉部）是不是？好！你要買什麼？」在上述例子中，治療活動為設定好的買東西假裝遊戲，治療師提供示範且回應兒童，並依據實際自然對話情境給予回饋且有自然互動之結果。又例如，在敘事本位的治療活動中，可在敘事中（如：看圖說故事、演戲、朗讀）運用目標語音，誘發方式如：「這是烏龜，烏龜說『我和兔子一起比賽跑步』。烏龜說了什麼？」兒童回答：「我和兔子一起比賽跑步。」

　　然而，過去研究顯示，此種模式在提升兒童語音技能的成效並不一致，但對於同時出現語音及語言障礙、且其音韻系統不一致的兒童則具治療成效，其治療成效可以同時顯現在說話和語言層面上。此外，需要特別注意的是，這樣的方法更適合用於目標語音的類化成效，亦即應該安排在直接訓練與練習目標語音，治療已成功後再使用會更為適當（Bowen, 2015; McCauley, 2009; Peña-Brooks & Hegde, 2015）；畢竟嚴重語音障礙兒童需要更直接、更結構化的語音介入或教學（Williams, 2000a）。另外，本模式應用在教室內或合作模式的治療也是有效的（Tyler, 2002）。

肆、環境／混合模式

　　兒童語音的習得，主要是植基於環境中人際溝通互動時的語言聽取與表達。也因此，語音介入不能只局限於個別語音產出的學習與穩定，在治療層面仍應考量兒童在日常溝通說出話語時是否使用正確的語音。

一、自然言語清晰度介入

自然言語清晰度模式（naturalist speech intelligibility intervention）主要是在自然活動中提供兒童更多機會說出目標語音，例如：使用麥當勞的餐單、超商或大賣場中的標誌或架上物品的名稱、兒童喜歡的繪本故事書等等。治療師會提問一些問題以誘發出兒童無法正確發音的詞彙，兒童回答話語中的錯誤語音會被重鑄，但治療師不會要求其模仿或給予直接的構音動作訓練（Camarata, 2010; Peña-Brooks & Hegde, 2015）。例如：兒童的目標語音是ㄇ音，治療師可以使用大賣場目錄問兒童：「你要去大賣場買什麼？」兒童可能回答：「我要去大賣場買草莓、饅頭、麵包、蜂蜜等等。」

本模式的基本要素是在自然的對話中維持互動的進行以及給予回饋。當兒童所說的詞彙（組成之語音）錯誤時，治療師立即給予回饋；而當兒童所說的詞彙語音是正確時則給予增強，如：「對，是的，就是……」。舉例而言，如果兒童的治療目標語音是／r／，兒童在交談對話時說：「hId wopl」來替代「here's a rope」（即以／a／與／w／替代／r／、／l／）。治療師會說：「yes, a rope.」這樣的互動可以讓自然交談對話維持下去，治療師不會要求兒童模仿正確的／l／音或是含括／r／音的詞彙。而針對上述以／w／音替代／l／音的兒童為例，治療所使用的玩具和書可選擇「lions, Legos, logs, lights, lamps, lips」等含括／l／音的詞彙或圖卡（Camarata, 2010; Peña-Brooks & Hegde, 2015）。

具體而言，自然取向是一種由上而下的治療法，適用於較輕微的言語及語言障礙個案，其介入著重於直接改善個案的整體言語清晰度。治療或教學時，治療師提供良好的言語及語言示範，並確保個案與治療師的互動持續不中斷。由於本方案著重以自然的溝通情境誘發個案的話語表達或溝通，因此治療師可以採用環境調整策略，創造出兒童需要溝通交談的情

境，例如：將玩具放置在兒童拿不到的地方，以促發其必須開口要求協助，創造使用話語自然互動的機會。在活動過程中，治療師可以使用重鑄（recast）策略提供協助性的回饋，例如：個案說「a wion」時，治療師回應「yes, it's a lion.」（Peña-Brooks & Hegde, 2015; Yoder, Camarata, & Gardner, 2005）。而當個案大部分的言語都可被理解後，治療重心可轉至單一語音發音精確度的教學與練習。Camarata（1993）的研究顯示，採用自然對話訓練可以提升兒童在自然對話中的聲母正確百分比（PCC）。

二、家長子女一起方案

由 Bowen 與 Cupples（2006）所發展的家長子女一起方案（Parents and Children Together, PACT），是一項全方位音韻取向的治療模式，含括 5 個要素：家長教育、後設語言訓練、語音產出訓練、多種語音範例訓練與家庭作業。本模式適用於 3 至 6 歲語音清晰度低、語音障礙較嚴重的個案；治療的重點聚焦於語音知覺、音韻覺識（特別是音素覺識）和言語動作。

治療時，家長與兒童需要共同參與，茲說明如下（Bowen, 2010, 2015; Bowen & Cupples, 2006）：

1. 家長教育：治療師會以明確教導、討論或語音治療聯絡簿筆記方式，訓練家長促進語音產生的技巧，包括：示範、重鑄、鼓勵兒童自我監控與自我矯正、明確具體的讚美（稱讚兒童所做出的行為／說出正確語音，而不只是說「好棒／好乖」）、提供聚焦的語音聽覺輸入（如：聽取詞彙話語單、在主題遊戲中獲得聽覺刺激），讓家長可以與兒童一起練習新技能。

2. 後設語言訓練：聚焦於音韻覺識活動。治療師會將治療重點放在語音如何說出來、如何被組合成詞彙，以及如何被組織以傳遞訊息等音韻覺識層面。可以使用的活動包括：(1)語音圖卡連結（如：以「噓」表示安靜）；(2)語音切割：找出詞彙首音（如：Kookaburra 的

首音是／k／；草莓的第一個音是／ㄘ／）；(3)覺察語音類型：押韻最小對比（如：fat／bat 或豆豆／臭臭；(4)話語正確性判斷（如：the puppy has a coat／the puppy has a tote）。

3. 語音產出訓練：採用語音可刺激性訓練方式誘發兒童說出目標語音。使用設定為 2 個音節的詞彙進行練習，且當語音經過治療已可被刺激或誘發出來後，則可採用溝通或意義本位方式的治療活動進行語音產出訓練。

4. 多種語音範例訓練：使用包括最小音素對比辨識與語音產出練習、語音聽覺轟炸等活動進行治療。治療活動包括：(1)聽指（如依聽到詞彙順序指圖 call-tall／cop-top）；(2)找出相互押韻的詞彙或圖卡（如：seat、sell、sour 對應 sheet、shell、shower）；(3)說出押韻的詞彙（如：治療師說出「flat」，兒童說出「fat」；治療師說出「slow」，兒童說出「sew」）；(4)你說錯，我就給錯（如：兒童想說「chip」但說成「tip」，治療師就直接給「tip」的圖卡）；(5)教師說錯，兒童來評分（如：治療師故意說「bid bear」而非「big bear」，兒童要舉○×牌（或 right／wrong、yes／no、silly／OK）。

5. 家庭作業：依據治療師的訓練與教導，家長需要在家中使用自然有趣的活動，每日進行 2 或 3 次，每次 5 至 7 分鐘的練習。

　　整體而言，家長子女一起方案是一種直接和間接混合的音韻治療模式，聚焦於後設語言或音韻覺識的治療（Bowen, 2015）。其治療方式是以 30 至 40 分鐘進行直接一對一治療，再以 10 至 20 分鐘進行家長訓練。治療期間為 10 週治療室教學訓練（一對一＋家長訓練），搭配 10 週家長獨立在家中評估及訓練兒童。也因此若要達到治療成效的最重要前提是：家長需要有基本的語音知識基礎，並有配合意願。

伍、其他相關語音治療模式

　　兒童語音的發展涉及聽覺、動作與認知層面的運作處理，因此除了前述各種治療取向或理論之外，亦有研究者及實務工作者指出一些相關能力的指導、訓練或教學，也可能有其潛在的助益成效或相關作用，例如：語音知覺訓練、非言語動作治療等。

一、語音知覺訓練

　　兒童音韻發展的基本要件之一，即是需要有正常的聽取以及語音聽辨能力，以建立語音或音韻表徵，進而作為語音表達提取與參照之依據。語音知覺訓練可用來幫助兒童習得穩定的語音或音韻知覺表徵，其治療目標是確認兒童可以注意語音的線索。

　　Van Riper 與 Emerick（1984）建議在訓練語音產出之前可先訓練語音區辨。具體而言，如果語音障礙兒童出現聽辨困難，提供聽辨訓練應該能由語音表徵的建立去促發正確語音的產出。然而對於那些並無聽辨問題的個案，則不需提供語音知覺或區辨訓練，應該也可矯正其構音錯誤（Bernthal et al., 2017; Peña-Brooks & Hegde, 2015）。

　　事實上，前述多項語音治療模式皆含括語音知覺的訓練，例如：循環模式、家長子女一起方案、後設音韻模式。語音知覺訓練聚焦在兩個部分，包括：(1)聽覺轟炸；(2)正確語音或詞彙指認任務。聽覺轟炸係使用有意義的情境（如：聽說故事），讓兒童聽取不同的目標語音例子，或是在療程開始與結束時，提供包含目標語音或音韻類型的詞彙讓兒童聽取。兒童只需聽，不需要辨別或發出目標音。而指認任務則是要求兒童指認正確與不正確的語音，例如：以／w／替代／r／的指認活動中，「rat」是正確而「wat」是錯誤的。指認任務基本上會先讓兒童判斷他人說出來的詞彙／話語是否正確，再進展到判斷自己說的話語是正確或錯誤（Bernthal

& Bankson, 1998; Bowen, 2015; Rvachew & Brosseau-Lapre, 2010）。

　　Van Riper 與 Erikson（1996）提出傳統的聽覺訓練治療程序可依下列步驟進行：

1. 認識目標語音／了解目標語音的特質。
2. 指認在不同語境中的目標語音：請個案在單詞、短語、句子中等語境中指認出目標語音，例如：請個案聽到單詞中出現目標語音時，可舉手或是拍手，如「rat」中有 / r / 則舉手。
3. 目標語音的刺激：應用不同語音操弄方式，讓兒童聽取語詞中出現的正確目標語音，例如：放大音量、拉長目標語音等。
4. 區辨目標語音：請兒童辨別聽到的話語中目標語音是否正確。進行方式為請兒童比較治療師發出的語音，與兒童本身對此語音的認知是否相同，例如：治療師指著小狗的圖片，故意說「這是頭」，並問兒童「我說的對嗎？」「你聽到的是 / ㄊ / 還是 / ㄍ / ？」

　　綜合而言，語音知覺的訓練常常會與語音表達整合在一起。傳統的語音知覺訓練強調在學習正確語音時，應先進行語音聽辨訓練，再進行構音訓練。而在實務上，治療師則可僅針對個案有聽辨困難的特定語音的狀況，才同時進行語音聽辨及構音訓練。其訓練或介入方式為治療師說出包括目標語音的詞彙（正確語音或錯誤語音），讓兒童判斷正確或不正確。此外，使用電腦軟體的語音知覺訓練教材或方案，也是語音知覺訓練可使用的方式，不過目前臺灣並未有相關電腦軟體教材可供使用。

二、非言語動作訓練

　　語音治療或介入的目標主要是要幫助兒童提升言語清晰度，以改善其溝通技能。為能幫助兒童獲取達到符合年齡期望的技能，語言治療師會使用不同的治療模式或技巧。常被使用的技巧之一是口腔動作訓練，其中非

言語口腔動作操練練習（nonspeech oral-motor exercise, NSOME）即是口腔動作訓練策略之一。大約有 67% 至 85% 的語言治療師會使用這個練習活動（Brumbaugh & Smit, 2013; Lof & Watson, 2008），因此必須了解此模式以作為實務上治療策略選擇之參考。

　　非言語口腔動作操練練習主要是使用口腔動作訓練作為語音教學的輔助活動。這個模式的理論基礎為：兒童在口腔動作的控制或強度上有缺陷才會造成構音異常，因此需要先教導他們控制構音器官的動作（Peña-Brooks & Hegde, 2015）。更特定地來看，非言語動作操練練習可以被定義為使用非言語的活動去訓練口腔顏面結構，以改善感覺統合、動作協調和肌肉強度。這樣的定義強調非言語的意涵，也暗示此種訓練並不會要求練習活動涉及言語語音的產出（Lof, 2008）。實務上，非言語口腔動作的操練練習聚焦在構音器官穩定性和強度的練習操練，包括：(1)嘴唇：閉唇、圓唇或凸唇；(2)舌頭：抬高、擴展、縮回、擺動、按壓舌頭；(3)使用吸管吸濃稠的流質食物或飲料；(4)咀嚼橡膠做的物品；(5)吹泡泡、吹球、吹喇叭／樂器；(6)口腔按摩；(7)口腔擦拭；(8)以冰塊刺激口腔／顏面肌肉；(9)鼓起雙頰；(10)吹口哨（Alhaidary, 2021）。

　　語言治療師使用非言語口腔操練練習的理由，包括：(1)可以強化衰弱的口腔肌肉（如：下巴、嘴唇和舌頭），這些器官的肌肉強度都直接跟言語／語音產出有關，也讓語言治療師能易於診斷語音障礙兒童在肌肉動作上的問題；(2)可以將言語的複雜行為分成幾個小小的部分，如此有助於學習，符合從部分到整體（part-whole）的訓練取向，降低認知的負荷；(3)口腔動作是言語／語音產出的先決條件，成功的治療方案應該要依循兒童正常的發展順序，先強化基礎能力，方能改善說話所需要的口腔動作控制技能；(4)在上語音治療課時，非言語口腔操練練習可以為後續言語產出學習的構音肌肉動作準備，是一種暖身活動（Alhaidary, 2021）。

　　然而，非言語口腔操練練習一直存在著很大的爭議性。過去一些研究

顯示，非語音或非言語的口腔動作練習並沒有辦法改善語音產出的錯誤（Lof & Watson, 2008）。Gierut（1998）、Lass 與 Pannbacker（2008），以及 Williams、Stephens 與 Connery（2006）分析非言語口腔操練練習對改善語音障礙兒童語音產出能力的相關研究，發現具實證性支撐的研究結果極為有限，因此在語音治療上使用非言語口腔操練練習一直有很大的爭議性。雖說如此，還是有很多治療師指出其臨床經驗發現成效，對語音矯正是有幫助的（Lof & Watson, 2008）。

　　基本上，從語音產出的動作協調或使力的角度來看，口腔動作練習並不會增加言語或構音器官的強度；因為不管是任何運動，為了增加強度所做的運動或練習，一定要持續進行對抗阻力的練習直到失敗，也就是要像平常在運動，增強我們的肌肉耐力一樣。因此即使強度對個體說話時肌肉動作使力是重要的，但這些訓練和練習並不會強化說話的肌肉。舉例而言，如果一個 10 歲兒童無法發出捲舌音，我們訓練他去捲舌頭直至他累到沒有辦法捲，就會強化其發出捲舌音的肌肉強度嗎？而且在這樣的運動中，也很難確認阻力是否產生，因此練習捲舌動作可能並不會強化這些肌肉（Alhaidary, 2021; Lass & Pannbacker, 2008; Lof & Watson, 2008; Peña-Brooks & Hegde, 2015）。

　　此外，實務上治療師通常並不會客觀地去評估個案的口腔肌肉強度，所以並沒有實際的數據可說明強度的改善。對言語失用症及其他語音障礙兒童而言，口腔動作的強度並沒有損傷；吶吃患者雖有肌肉強度的問題，但過去吶吃的相關研究或文獻並未支持口腔動作訓練可以改善語音產出。

　　就像鋼琴老師不會要求學生在桌上練習手指頭的動作，而必須實際在鋼琴鍵盤上練習，因為這樣的練習並不會產生類化移轉的成效；籃球教練也不會教導運動員假裝他們有一顆球在手上，或只是拍拍手就可以發展出較好的控球能力（Lof & Watson, 2008）。

　　有些語言治療師會用口腔動作訓練當作暖身的訓練活動，或是將這種

訓練當作語音表達的基礎，但是一樣並沒有實證支持這樣的用法或訓練可以類化到語音的產出。沒有研究支持非言語的口腔運動訓練行為是後來言語學習或產出的前導基礎，也因此這樣的訓練沒有辦法有效地建立言語的產出。暖身訓練活動並不會類化到語音或為言語表達建立基礎，如果治療師想要改變語音障礙兒童的言語表達，應該直接治療錯誤語音的產出方式，而不是訓練這些在表面上和說話近似的動作（Alhaidary, 2021; Lass & Pannbacker, 2008; Peña-Brooks & Hegde, 2015）。

綜合而言，目前語音治療領域並不支持非言語的口腔動作訓練可以改善兒童語音問題之論述或實務。誠如 Kent（2015）指出，非言語動作訓練仍存在很多爭議性。另外，語音位置法也不應該和非言語口腔動作練習混淆。非言語口腔動作練習的主要目標是在說話或言語情境之外練習構音器官的動作，包括：動作的強度、速度與動作範圍；而語音位置法係考量個別語音產出的發音方法／動作。語言治療師在使用非言語口腔動作操練治療程序時需要考量或說明其必要性或治療成效（Peña-Brooks & Hegde, 2015）。具體而言，口腔動作練習或運動是不需要、且是本末倒置的，或許還有可能造成反效果。例如：我們要教／ㄨ／的音，可直接讓兒童模仿說出「嗚嗚嗚」、「ㄅㄨㄅㄨㄅㄨ」、「兔兔」，同時看著鏡子中治療師和自己嘟嘴說出嗚嗚嗚音，應該比要求兒童做出嘟嘴動作或吹泡泡更有用。任何的口腔動作訓練和活動都應該在言語的脈絡中進行，據此，非言語口腔動作操練練習還是應該在言語的脈絡中去練習才對。

陸、結語

語音治療可以分成：(1)以動作為基礎的構音治療法；(2)以改變或重建音韻系統的音韻模式治療法，以及(3)以語言應用於日常交談／溝通互動的語言模式或環境模式。若再進一步彙整各種治療模式，則如 Wren 等人（2018）所分類的模式，包括：環境模式（environmental）、聽知覺模

式（auditory perceptual）、認知語言模式（cognitive linguistic）、語音產出模式（production），以及混合模式（combined），詳如表 3-1 所示。

表 3-1　語音治療模式彙整表

模式	環境模式	聽知覺模式	認知語言模式	語音產出模式	混合模式
描述	介入程序與內容整合至每日的日常溝通互動	介入程序與內容聚焦於口語的聽取與知覺技能	介入程序與內容在幫助兒童反思其話語，或是覺察一般性的話語	介入程序與內容目的在藉由發音的教導與練習而達到正確語音的生成產出	介入程序與內容結合前述兩個或兩個以上的模式
治療策略	示範 重鑄	聽覺區辨 聚焦聽覺刺激 語音知覺	對比治療 後設語言	不斷練習 引導兒童建立構音擺位與方法 傳統構音治療教學	循環模式 心理語言學模式

資料來源：Wren et al（2018）。

　　不管治療模式為何，為符應兒童語音障礙類型與障礙程度的需求，治療師應彈性應用不同的治療程序或模式。傳統的動作與感覺—動作模式，對只有少數幾個錯誤音（如：／ㄅ／、／ㄊ／或／l／、／r／）及語言技能在正常範圍的兒童而言，應該是有效的。以動作／語音產出為基礎的治療法，主要著重教導個案學習發出目標語音所需的動作技巧，讓兒童在不同語境下練習目標語音，專注於目標語音的產出。教學時，治療師可以錄下個案的發音並播放給個案聽，有助提升其對語音的自我監控。另外，治療師也可教導個案注意自己發出正確音時口腔內部的動覺，協助個案自行調整構音動作。有助於個案發出目標語音的方法，包含：仿說、語音位置法、漸進式動作調整／塑形、利用上下語境等，這些方法可以單獨應用或相互搭配使用。綜合而言，傳統的構音治療法著重單一語音的動作學習，適用於錯誤類型源自構音動作問題的個案。在教學時，可以在構音訓練之

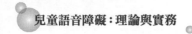

前或同時安排聽覺訓練；而在構音訓練部分，則可循序漸進教導單音、無意義音節、有意義的字詞、片語、句子、結構的對話（如：角色扮演、朗讀等）、較自由的對話（如：談論個人經驗）等。

音韻或語言學模式則是針對兒童語音系統中認知語言的組織出現問題所提供的治療方案。音韻本位模式的語音治療會從詞彙層次開始，安排含括目標語音與錯誤語音詞彙的配對對比方式，幫助兒童注意其音韻系統中詞彙／語意的差異，以達正確語音產出的目標。不論使用何種對比模式，治療原則皆是使用在發音位置、發音方式、有聲無聲三項語音特徵中的一或三項有差異的詞彙組進行配對，以確保兒童可以區辨詞彙之間的差異，進而說出配對詞彙，促進目標語音的內化。其他治療模式則是聚焦在語言技能或自然溝通互動，幫助兒童建立或組織語音系統，但同時也顧及語言的完整性與溝通對話功能。此外，此種教學模式在提升整體話語清晰度之外，亦可同時嘗試矯正或預防語言和讀寫問題（Scies, Taylor, Freebairn, Hansen, & Lewis, 2007）。

最後，不論語音治療的取向是傳統的語音產出／構音動作模式，或是語言系統的音韻模式，治療師在提供語音治療時應該都會參考所有模式，並整合聽知覺、動作、語言及溝通互動等層面，藉由有趣的治療活動及明確的治療目標設定，去改善兒童的語音問題，達成建立與穩定正確語音之治療目標。

第四節 運動言語障礙兒童的語音治療

運動言語障礙（motor speech disorders）主要是因為神經損傷影響說話的動作控制，而造成說話或語音障礙，包括吶吃（dysarthria）和兒童期言語失用症（childhood apraxia of speech, CAS）兩類。運動言語障礙會在成人與兒童身上出現；當在成人身上出現時，通常都是在中樞、周邊神經系

統或是兩者的動作控制中心出現功能性的損傷，以致影響言語產出的相關機制——呼吸、發聲、共鳴和構音。

　　對於因吶吃和言語失用症所造成的語音障礙個案而言，矯正構音錯誤並不是主要的目標，因為他們的預後通常不會太好。最主要的原因是其聲道功能沒有辦法正常的運作，或沒有辦法有效補償所有的異常狀況。因此，治療目標應該放在增加清晰度，讓個案的言語可以在交談的時候被溝通對象理解（Bauman-Waengler, 2004; Bauman-Waengler & Garcia, 2020; Bernthal et al., 2017; Bowen, 2015; Marquardt, 2016; McLeod & Baker, 2017; Peña-Brooks & Hegde, 2015）。

　　具體而言，運動言語異常的治療目標是改善其溝通效能（Bowen, 2015），因此治療設計常聚焦在改善清晰度、自發性與自然的話語，以及言語產出的效能。治療可以直接針對正常言語產出歷程的修復重建，或是針對損傷的動作控制提供補償性介入。補償性介入係指若語音治療的改善幅度不大，可使用輔助溝通設計來幫助個案達到有效溝通（Bauman-Waengler, 2004; Bauman-Waengler & Garcia, 2020; Bernthal et al., 2017; Bowen, 2015; McLeod & Baker, 2017; Peña-Brooks & Hegde, 2015）。

　　另外，雖然言語失用症和吶吃的症候不同，但它們在某些行為的治療模式是相似的；這兩種障礙的治療都涉及序列化任務的介入以及密集的訓練，以建立更穩定的構音動作。

壹、吶吃

　　吶吃是指負責說話的肌肉群疲軟／軟弱、麻痺、緩慢、不協調和感覺損失而造成的說話或語音問題或異常。肌肉的軟弱無力和控制困難，通常會造成不正確的構音，也讓溝通對象無法理解吶吃個案所發出來的語音。而其錯誤可能是語音的歪曲或是替代，其特定特徵會反映出神經系統損傷的位置（Bauman-Waengler, 2004; Bauman-Waengler & Garcia, 2020; Bernthal et al., 2017; Bowen, 2015; Marquardt, 2016; McLeod & Baker, 2017; Peña-Brooks & Hegde, 2015）。

　　為了改善聲道發音的功能，服用藥物有可能可以減輕吶吃的嚴重度。另外，也可教導吶吃個案學習使用異於他們習慣的說話方式去說話，如教他們用比較慢的語速來說話。另外，對吶吃嚴重度較高的個案而言，提供輔助溝通系統以改善人際溝通效能，也是選項之一（Bowen, 2015）。

　　Bowen（2015）建議，吶吃兒童的治療目標應該以改善清晰度和嗓音為主，包括：音高、音量和音質。語言治療師可以教導兒童習得特定的溝通策略，以幫助交談對象理解其傳遞出來的訊息；也可以教導吶吃兒童直接看著溝通對象，在說話之前先吸一口氣，好讓自己在說話的時候有足夠的氣流，將語音正確地說出來。另外，治療師也可教導個案放慢自己說話的速度，說出較短的句子，且在句子之間做適當的停頓。Bowen（2015）建議，治療師可以幫助吶吃兒童的溝通對象（如家人、朋友、同學和老師）學會給予等待的時間、專注聆聽，並適時詢問兒童想要的事物或需要的幫助，據此給予回饋。

　　Lee Silverman 所發展的嗓音治療（Lee Silverman Voice Treatment, LSVT）模式也適用於吶吃或腦性麻痺兒童（Fox & Boliek, 2012）。LSVT嗓音治療模式訓練個案在說話時增加使力去調整音量，幫助個案增加構音的精準度，進而改善其言語清晰度。具體而言，LSVT 嗓音治療模式為一個密集治療方案，每週需安排4次治療課節，每一治療課節歷時60分鐘，共計進行 4 週的治療。本模式原先是為增加帕金森氏症病患的聲音音量而設計，後來經過些微的修改後，又成功地運用在腦性麻痺兒童身上（Fox & Boliek, 2012）。但需要注意的是，語言治療師必須獲得適當的訓練與證照，方能使用本模式（林寶貴等人，2019；Owens & Farinella, 2019）。

　　綜合而言，針對吶吃的治療，係以改善清晰度和嗓音為主，將目標聚焦在執行言語表達的動作時，構音器官能夠做出適當的動作範圍及使力強

度，以提升運動言語表達技巧。此外，密集的嗓音治療可增加吶吃個案說話的音量，進而提高語音清晰度。

貳、兒童期言語失用症

　　兒童期言語失用症是一種神經性的語音障礙，主要係指運動言語計畫（motor speech programming）的問題，與語音產出時的動作選擇、計劃、組織、啟動等有關。當個案開始要說話之前，大腦會精算與定式化正確說出話語所需的動作計畫或程式（如：構音器官的定位、產生動作的時間點、肌肉激發的量），如此方能讓個體的言語快速與正確地被說出來（林寶貴等人，2019；Owens & Farinella, 2019）。兒童期言語失用症兒童除了在語言中音韻編碼轉換至言語動作指令上出現缺陷、造成語音或話語清晰度降低之外，亦有可能在言語知覺、音韻或識字上出現問題（Murray et al., 2014）。

　　言語失用症和吶吃是不一樣的。言語失用症並沒有肌肉軟弱、麻痺、不協調的狀況，其問題是出在言語表達動作的計劃能力上，因此言語失用症曾經被認為是構音動作計畫上的損傷。這些兒童表現在說話的困難主要是替代錯誤、重複語音和不適當的添加語音，其錯誤經常不一致，個案為了說出正確的語音，會重複嘗試說出相同的詞彙。

　　更特定地來看，兒童期言語失用症的語音產出困難包括：意志性動作、語音模仿、一序列語音結合的模仿困難。而在語音產出方面，則有下列特徵：(1)在複述的音節或詞彙中會出現不一致的聲母或韻母錯誤；(2)在語音與音節之間會出現拉長與中斷的轉換；(3)不適當的韻律——尤其是在說出詞彙或短語的重音時；(4)連續話語通常極為不清晰，分割得零零碎碎、不流暢，或是缺乏言語韻律的變化（林寶貴等人，2019；ASHA, 2007; Owens & Farinella, 2019）。而其中韻律語調異常（prosodic abnormalities）可能是持續出現動作計畫或程式化困難的言語失用者，最明顯的問題所在（林寶貴等人，2019；Owens & Farinella, 2019）。

　　近幾年來，幾種應用於兒童期言語失用症兒童的特定治療模式，愈來愈受到語言治療師的關注，包括：動態時間性與觸覺線索模式（Dynamic Temporal and Tactile Cueing, DTTC）、重組口腔肌肉目標語音提示法（Prompts for Restructuring Oral Muscular Phonetic Targets, PROMPT），以及快速改變音節療法（Rapid Syllable Transition Training, ReST）。這些治療模式詳如表 3-2 所示。語言治療師可正確地區別診斷出兒童的困難所在，再據此選擇適當的治療方式與言語目標（McLeod & Baker, 2017; Murray et al., 2015; Strand & McCaulley, 2008）。

表 3-2　兒童期言語失用症治療法

治療方法	適用對象	簡介
動態時間觸覺提示（DTTC）	年幼個案	過去又稱合併刺激介入法（integral stimulation），此方法建立於動作學習原則，極度需要兒童觀察、聆聽及模仿治療師的動作。說明如下： 1. 請個案以較慢語速仿說，若錯誤，則治療師跟個案同時說出目標詞。若仍無法做到，治療師應放慢語速或加入觸覺提示（如：將個案嘴唇或下顎調整至開始說話的正確位置）。 2. 請個案以正常語速仿說，並開始改變韻律（如重音）與加快語速。 3. 請個案延宕仿說（延遲至多 3 秒）。 4. 請個案自己說出。
重組口腔肌肉目標語音提示法（PROMPT）		1. 注重觸覺與動覺的回饋。 2. 著重在下顎高度、臉部唇部的肌肉收縮、舌位高低與前後、肌肉張力、收縮時長，以及發音時的氣流控制。 3. 提示方法，如：在個案臉部給予刺激提示。
快速改變音節療法（ReST）	年齡較大或症狀輕微的個案	1. 藉由練習在正確的音節加入重音，來訓練兒童期言語失用症個案在節律方面的問題。 2. 材料：根據個案程度選擇無意義字詞（如：batigu）為目標詞。 3. 方法：隨機練習多音節的目標詞，並加入不同重音（如：BAtigu, batiGU），來訓練動作計畫。

資料來源：McLeod & Baker（2017）、Strand（2020）、Hayden（2006）、McCabe & Ballard（2015）。

一、動態時間性與觸覺線索模式

動態時間性與觸覺線索模式又稱為動態時間觸覺提示法，過去稱為合併刺激介入法（integral stimulation），是為嚴重言語失用症兒童所設計的一種密集的動作本位、操練式治療訓練介入方法，強調構音動作的正確性與大量的練習（McLeod & Baker, 2017; Murray et al., 2014; Strand, 2020; Strand, Stoeckel, & Baas, 2006）。此方法主要植基於言語產出模式與動作學習原則，治療時特別強調兒童需要注意觀察、聆聽及模仿治療師的動作。對少數嚴重兒童期言語失用者而言，此模式是有效的治療方案。本項密集治療包含每天 2 次（每次 30 分鐘）的言語語音練習，每週 5 天且連續進行 6 週（McLeod & Baker, 2017; Yorkston et al., 2010）。

本模式使用整合性刺激步驟，讓個案在設定的治療目標（包括少數幾個功能性詞彙與短語）上進行發音練習（Rosenbek et al., 1973; Strand & Skinder, 1999）。具體而言，本模式的介入及治療方式係使用 7 個階層步驟，茲說明如下：

1. 第一個步驟：重點放在自發性語音的模仿，請個案模仿語言治療師說出目標詞彙（如：「看著我，注意聽我說，跟著我照樣做。」）

2. 第二個步驟：如果個案沒有辦法模仿，可以請其以較慢語速仿說。若錯誤，則治療師跟個案同時說出目標詞彙，也可和治療師一起說出拉長的母音。若仍無法做到，治療師應放慢語速或加入觸覺提示（如：將個案的嘴唇或下顎調整至開始說話的正確位置），例如：在「no way」目標短語中拉長 / weɪ / 中的 / eɪ / 音。

3. 第三個步驟：縮減母音的長度，加快說話速度至一般的速度，以接近更自然的詞彙產出方式。請個案以正常語速仿說，並開始改變韻律（如：重音）。

4. 第四個步驟：治療師降低音量說出韻母語音，並要求兒童同步說出目標詞彙。治療師再漸進地將音量降至無聲說出目標詞彙。

5. 第五個步驟：由兒童直接模仿治療師說出來的目標語音或詞彙，但要確保兒童同時注意聽並注意看治療師的臉。

6. 第六個步驟：請兒童在治療師說出目標詞彙或語音 2 秒鐘後，才說出目標語音或是詞彙（以手勢動作指示延宕模仿，如拍兒童肩膀時才可仿說出來）。

7. 第七個步驟：由個案自發性地說出目標語音或詞彙。

　　綜合上述，動態時間觸覺提示主要是依據言語產出模式與動作學習原則所發展出來的兒童期言語失用症治療模式，其治療目標最終是幫助個案發展與精煉語音產出的感覺動作計畫和程式化的神經處理效能，進而改善構音動作精熟度與清晰度，因此治療方案只選擇與練習少數幾組詞彙，以便個案可以更聚焦於促進動作計畫或動作程式的神經成熟。其治療方式為治療師先說出詞彙，再由個案和治療師一起說出此詞彙。如果個案可以和治療師同時正確說出詞彙，治療師就可以降低支持提示程度，只張嘴不出聲和個案一起說出目標詞彙。最後由個案獨自說出這個詞彙。本模式整合了促進動作學習的原則（如：每日練習、重複練習、系統化地提供回饋），此外，治療師會使用觸覺線索（如：身體碰觸或操弄個案的下巴至正確的位置），以幫助個案移動構音器官達到可以正確發出目標話語的起始位置。本模式也建議個案每天在家中應該與家庭成員一起練習5至10分鐘。最後，如果兒童期言語失用症個案的言語產出極為困難，則建議可以考慮提供輔助溝通（alternative and augmentative communication, AAC）的介入支持。

二、重組口腔肌肉目標語音提示法

　　重組口腔肌肉目標語音提示法是 Hayden 在 1970 年代所發展的語音治療模式，是一種觸覺─動覺的語音治療模式。治療師使用在個案臉上觸摸的線索（包括：聲帶、下巴、嘴唇、舌頭），去支持與形塑正確的構音器官動作。藉由這些特定的觸摸線索，治療師可以引導個案練習一系列音節、詞彙與短語的發音，幫助個案計劃、整合與實際產出語音。而當個案的語音產出改善之後，觸摸線索就會褪除（Dale & Hayden, 2013; Hayden, 2006; Hayden, Eigen, Walker, & Olsen, 2010; McLeod & Baker, 2017）。

　　除了強調語音產出的生理動作及如何使用構音器官發音之外，本模式亦同時考量兒童的語言、社會情緒發展，由全人觀點看待兒童的語音遲緩或障礙問題，強調語音練習的實質活動與使用的詞彙。例如：教兒童「媽媽」這個語詞中的 /ㄇ/ 音時，治療師會拿媽媽的照片，或指著站在旁邊的媽媽，並以手順勢觸摸兒童的鼻翼與下巴，讓兒童知道發 /ㄇ/、/ㄚ/ 結合起來形成 /ㄇㄚ/ 音節的發音動作，引導其練習發音 /ㄇㄚㄇㄚ/（Dale & Hayden, 2013）。

　　重組口腔肌肉目標語音提示法強調功能性言語（functional speech），因此治療的目標詞彙會選取與兒童相關且具意義的詞彙，如此方能連結與激發其學習動機與意義感。治療或教學時會使用可激發兒童學習動機的活動或遊戲，讓目標詞彙可以在活動中不斷被重複練習或使用。當兒童在練習說目標詞彙時，治療師會使用手去支持其動作產出。以習英文語音障礙兒童為例，如果個案傾向以緊縮夾緊的下巴說話，語言治療師可以選擇 /ah/、/on/、/mama/、/all gone/ 等需要用力打開下巴的語音音節來作為目標詞彙（Dale & Hayden, 2013）。

　　綜合而言，重組口腔肌肉目標語音提示法對言語失用症或是吶吃兒童而言，是一種很有效的語音治療方案，其發想的出發點是作為一種完整的

語音治療模式，融合社會—情緒、認知—語言，以及身體生理—感覺層面去處理溝通問題。治療時，兒童會被引導去觀看語音如何被說出來、聽起來像什麼，並使用自己的聲道構音器官去感受語音被說出來的動覺。此外，就像所有新的動作學習一樣（如溜直排輪），構音動作也需要大量練習，因此也會要求家庭成員提供支持（Dale & Hayden, 2013）。

三、快速改變音節療法

快速改變音節療法是依據動作學習原則所發展出來的一種語音障礙治療模式，適用於4至13歲言語失用症的兒童。本模式治療重點是以節拍或說話節奏為主，使用非詞（如：kuba、deefa）來教授聲音和音節之間的銜轉或轉換並改善韻律。治療計畫包含12次療程，每週4天共3週，或是每週2天共6週，每次治療時間為45至60分鐘（McCabe & Ballard, 2015; McLeod & Baker, 2017; Murray, McCabe, & Ballard, 2012）。

更特定與更具體來看，此模式使用重音類型不同的非詞作為治療材料，去改善個案的語音及韻律，藉由在音節上加入重音之練習，來改善兒童期言語失用症個案在節律方面的問題。訓練材料是根據個案障礙程度選擇無意義的非詞（如：batigu），讓個案隨機練習多音節的目標詞彙，並加入不同重音（如：BAtigu、batiGU），來訓練言語動作計畫（McCabe & Ballard, 2015; McLeod & Baker, 2017; Murray et al., 2012）。

快速改變音節療法的治療方案包括前練習與練習兩個階段。在前練習階段，治療師會說明與介紹使用的治療詞彙（非詞）或媒材以及學習的技巧，讓兒童嘗試去探索與了解這個新的技巧，同時治療師也會提供支持與提示以鼓勵兒童做出正確的反應，引導兒童自我監控，認明自己的錯誤（Murray, McCabe, & Ballard, 2015）。

在練習階段，治療目標可能是一個以上的語音或發音方式或擺位，兒童被要求完成多次的語音產出嘗試，進行不同的練習。治療的刺激會以隨

機方式呈現，治療師會在兒童說出非詞 3 至 5 秒後才提供延遲回饋。

綜合上述，快速改變音節療法模式主要含括三個主要概念：聲音
（sounds）、節拍（beats）以及平順度（smoothness，即音節間的平順銜
轉）（McLeod & Baker, 2013）。在快速改變音節療法的前練習預備訓練
階段，治療師會教導個案同時使用每個概念；在練習階段，正確／不正確
的判斷可用來決定個案是否能成功地同時使用三個概念說話。快速改變音
節療法模式會使用無意義的非詞作為治療刺激，主要是因不需要應用語言
系統（音韻除外），也不會干擾單詞的產生。在最初的幾節課中，每個無
意義的非詞對個案來說都是一個全新的概念，因此會激發個案的言語運動
系統產生新的計畫和程序。練習無意義的非詞可以提高詞彙（即詞彙中之
語音）被正確說出來的。

四、小結

兒童期言語失用症是一種運動言語障礙，會造成說話或言語產出所需
的動作計畫與程式化的困難，讓兒童說出來的話語出現不一致的語音錯
誤、在語音及音節間轉換時出現拉長或中斷，以及在詞彙與短語上不適當
的重音變化（American Speech-Language-Hearing Association, 2007）。過去
研究顯示兒童期言語失用症兒童的治療成效緩慢，需要高強度與高頻率的
練習，方能看到改善狀況。上述動態時間觸覺提示、重組口腔肌肉目標語
音提示法，及快速改變音節療法都是強調密集的動作本位與大量練習之治
療模式，應該是可以達到治療成效。

第五節　語音治療計畫之安排與規畫

雖然前面已介紹各種不同治療模式，但在臨床上語言治療師可能會有

一些個別實務上的考量，包括第一章所提及的各種造成語音障礙的因素（如：障礙類別、障礙程度、家庭支持等）、兒童本身特質及語音障礙類型等。治療師在實際執行治療工作時，可以參考或統整上述相關模式，將其結合與融入至自身的臨床經驗，但同時仍需考量下列相關原則或向度，包括：目標選擇、使用的策略、增強系統的運用、教材教具的設計與運用、家長的配合，以及正確語音在實際溝通情境使用的類化與移轉等。

壹、語音治療的目標選擇

語音治療的主要目標為教導兒童說出正確的語音，改善其溝通效能，因此正確與適當地決定語音治療目標，絕對是語言治療實務上必須考量的關鍵事項。如同前述，各種不同模式皆有其對語音治療目標選擇的思考重點，綜合這些論述，治療師在選擇語音治療目標時可考量下列幾個因素：(1)典型兒童的發展里程碑（即依據典型發展兒童的語音發展順序決定治療目標，詳如第一章所述）；(2)以兒童為本（如：名字、幼兒園／班級名稱、家人的稱謂、喜好的物品、日常活動等）；(3)考量相關理論基礎因素，包括：複雜度、動態性與系統化三向度（Gierut, 2007; Rvachew & Bernhardt, 2010; Storkel, 2018; Williams, 2003）。

茲將前述治療模式建議的目標選擇所涉及的複雜度、動態性與系統化彙整說明如下：

1. 複雜度：係指治療目標應聚焦在個案音韻系統內尚未出現的、更複雜的語言系統中顯著的音韻要素，藉此促發串聯和內化語音的學習。

2. 動態性：係指治療目標應聚焦在教導和穩定簡單的目標語音，而不要在兒童的音韻系統中加入或介紹新的特徵對比，如此方能協助兒童習得目標語音及更複雜的語音／音韻和特徵。

3. 系統化：係指治療目標應聚焦在兒童音韻組織中的語音功能，以最少量的介入去達到最大的音韻重組。目標的選擇可以依據語音或音韻距

離的計量值而定，亦即可以從兒童在構音時的擺位、有聲／無聲或發音方式的錯誤決定最大區分距離，也可以依據發音方式、位置以及有聲或無聲的最大差異而定。

簡而言之，不管治療取向或採用的治療模式為何，在語音治療或教學目標的選擇上，可以依據個案的評量資料分析所歸納的問題或困難，考量其個別特質與需求，彈性擬定符合上述複雜度、動態性與系統化的治療目標。

從實務工作上的實用性來看，語音治療的目標選擇應可根據下列幾項標準去決定：(1)典型兒童的語音發展；(2)語音可刺激性；(3)語音錯誤的一致性；(4)目標語音在語言系統中出現的頻率；(5)以兒童為中心；(6)語音的視覺性；(7)錯誤語音對言語清晰度的影響（林寶貴等人，2019；Bernthal et al., 2017; Bowen, 2015; Marquardt, 2016; McLeod & Baker, 2017; Owens & Farinella, 2019; Peña-Brooks & Hegde, 2015）。茲說明如下：

1. 典型發展兒童的語音發展里程碑或常模資料。在兒童語言障礙、說話障礙或特殊教育中的評量／鑑定及教學／療育，皆須依賴典型發展兒童的發展里程碑或常模相關資料，以作為判定遲緩或異常之依據。這些發展順序的資料也會同時被用於決定介入教學的目標或順序安排。

2. 語音可刺激性。如同前章所述，針對兒童錯誤語音給予視覺與聽覺提示與模仿，若兒童可以在協助下正確地發出目標語音，則此語音應會在治療時較易精熟。

3. 語音錯誤的一致性。在英語中，語音在詞彙的位置可能為詞首、詞中與詞尾，因此如果兒童錯誤語音的分析顯示其目標語音在某個位置上出現錯誤，但在其他位置則可正確發音，則表示該語音經治療後應較易被正確發出與精熟。而在華語詞彙中，如果目標語音和某個韻母結合時可被正確發出，但和其他韻母結合時則無法正確發出，即表示目

標語音的錯誤不具一致性。例如：兒童的／ㄅ／音在和／一／音結合（如：地板、弟弟）時可被正確發出，但和／ㄠ／與／ㄨ／等其他語音結合時皆無法正確說出，則可推論兒童具發出此語音之能力，經治療後應該可以獲得矯正成效。

4. 目標語音在語言系統中出現的頻率。例如：英語中的／ʒ／，在英語詞彙中出現的次數較少，所以針對習美語／英語語音障礙兒童的治療會傾向不將其當作第一個或首要優先考慮的目標選擇。而華語中／ㄘ／、／ㄙ／相對於其他聲母語音較少出現在詞彙中，因此如果兒童有多個語音錯誤，就應以其他較常出現的語音為優先考量之治療目標（遠流出版公司，2022）。

5. 以兒童為中心。語音治療目標的選取也可考量與兒童本身或其家庭相關因素，例如：兒童名字中所使用的語音、家人的稱謂、家中的日常活動、兒童喜歡的玩具、幼兒園與班級名稱（如：星星班、月亮班、彩虹班）的語音等。

6. 語音的視覺性。語音的產出涉及臉部與相關構音器官的發音動作與擺位，因此發音時若能清楚看到構音器官擺位與發音動作，則會有較高的視覺線索，例如：／ㄈ／音的發音擺位與動作比／ㄏ／音的視覺線索多。

7. 對言語清晰度的影響。目標語音的選擇也可考量最會影響到言語清晰度的錯誤語音，例如：省略音或詞首語音刪除的音韻錯誤類型（音韻歷程）對兒童說話清晰度的影響較大，會造成溝通效能下降。也因此若改善這些問題，則可明顯提高話語清晰度。

　　綜合上述，目標語音的選擇可以依據個案出現的語音或音韻錯誤特徵與類型、語音本身產出的聽覺／視覺特性、典型兒童語音發展的順序、錯誤語音對話語清晰度與日常溝通效能的影響，以及兒童自身的相關能力等

層面而決定。然而，決定先矯正少數幾個語音，或花較長時間去矯正多個語音，或優先選取較難發出的語音，皆需由語言治療師依據相關評估資料及個人治療觀點或取向去判定是否適合個案來決定，且其決定也應符合前述複雜度、動態性與系統化之考量。

貳、語音治療：臨床實務策略

在兒童溝通障礙中，語音治療最易看到成效的介入，有經驗的語言治療師可以從學理、個人經驗去彈性應用相關策略。然而，如同其他語言治療或教學策略，並未有任一策略可以號稱具備百分之百的治療成效，教學者仍須綜合相關因素以嘗試找出最適當的策略。

一、語音治療目標達成策略

雖然在過去語音治療的研究與實務上已發展出很多不同的治療策略，但是某個特定的策略並不一定適合所有兒童使用。此外，在整個治療的療程，治療師也會依兒童需求的改變而調整策略的使用，這些邁向治療目標的執行調整方式，根據 Fey（1986）建議可以分為垂直式、水平式及循環式：

1. 垂直式：針對一個或兩個目標語音進行密集的練習，直到兒童達到預設的特定精熟通過標準，才能夠再進入下一個目標。一般而言，精熟通過的標準是設定在可以於自然交談對話中正確使用目標語音的水平。此外，本項策略是屬於深入訓練（training deep）的類型（Elbert & Gierut, 1986），適用於只出現一個或兩個語音錯誤的兒童，或是音韻異常（音韻歷程）的兒童（McLeod & Baker, 2017）。

2. 水平式：在一個治療課中訓練多個目標語音。因為治療方式為在幾個目標語音上進行較沒有那麼密集的練習，因此是屬於寬鬆訓練（training wide）類型（Elbert & Gierut, 1986）。本模式治療的取向為以個別

或交互練習的方式，達到精熟多個目標語音的成效。此種介入方式可以提供更多機會，讓兒童同時接觸語音系統中更多不同面向（Bleile, 2004），例如：同時訓練舌根音與鼻音。

3. 循環式：源自 Hodson 所發展的循環模式（Hodson & Paden, 1991）。強調在一特定的期間內，練習多個目標語音，而不需考慮語音產出是否正確（McLeod & Baker, 2017）。本策略是在語音治療中整合垂直和水平結構的要素，亦即治療師會讓兒童先練習某個或多個目標語音，並決定練習的時間，接下來再進到另一個或另一組目標語音，一樣會預先決定需要練習的時間，之後再循環至所有語音的練習（McLeod & Baker, 2017）。

二、語音治療基本策略

（一）模仿

很多研究者建議，模仿在語音治療實務上，可被當作是誘發新語音的第一個步驟或方法（Bernthal & Bankson, 1998; Bauman-Wengler, 2004; Cre-aghad, Neuman, & Secord, 1989; Gordon-Branna & Weiss, 2007; Van Riper & Emerick, 1984）。模仿係植基於聽覺刺激（auditory stimulation）接收之後再複述。兒童在聽取治療師說出語音例子後，在要求下仿說／複述此目標語音（Secord et al., 2007）。此種方式主要是讓兒童體驗正確發出目標語音的感覺，並同時觀察及模仿正確發音。治療師也可藉由改變構音器官，歪曲地發出目標音（如：噘嘴發／p／），讓個案也試著歪曲自己的構音器官來模仿治療師的發音，以覺察構音器官動作改變所產出的語音在聽覺上的差異。兒童也可以透過對鏡子說話，或聽自己的錄音檔／看自己發音說話的影音檔，來了解自己的言語機轉，去習得發出目標語音的正確構音動作。

　　基本上，不管是剛進入此專業的工作人員或有經驗的語言治療師，通常都會在治療課中將模仿當作訓練的第一步驟，或再混搭其他策略，例如：使用語音位置法（phonetic placement technique）之後搭配模仿。一般而言，仿說的應用方式如下：

1. 治療師示範說出目標語音（如：單一語音、音節或語詞）多次。

2. 請個案觀看治療師嘴型並注意聽。

3. 請個案模仿治療師的發音。

4. 接著，治療師示範相同目標語音結合不同韻母或增加音節等，例如：「我現在說／s／或／ㄙ／，看我的嘴巴，／s／或／ㄙ／，現在換你說。」「沒錯，我有聽到／s／或／ㄙ／，現在說／sa／或／ㄙㄚ／。」依此類推。

5. 錄下個案的發音錄音檔或影音檔，並播放給個案聽，有助提升其自我監控。

6. 治療師可要求個案注意發出正確語音時口腔內部的動覺，藉此協助個案自行調整構音動作。

（二）使用多感官學習

　　多感官學習是語言障礙或特殊需求兒童在教學上常使用的策略。多感官學習的假設是個體使用多個感官管道學習，可以達到較佳的學習成效。一般而言，多感官主要包括：視覺、聽覺、運動覺與觸覺（即 VAKT——visual, auditory, kinethestic, tactile），亦可包括聞、嘗與平衡（如：學習烤餅乾）。大腦研究支持訊息是以多感官處理方式進行論述，是我們大腦活動的日常。大腦會整合來自不同感官的訊息成為和諧一致與連貫的心智表徵（Ghazanfar & Schroeder, 2006; Murray, Thelen, Thut, Romei, Martuzzi, & Matusz, 2016）。此外，如果教學者使用多感官模式，且其教學是清楚明確有系統的，將有助於學生更專注與持續投入學習活動中（Rosenberg,

2015）。在語音障礙的治療上，會應用各種不同的視覺學習方式，幫助兒童整合學習目標的相關訊息。茲說明如下。

1. 視覺線索的輔助

語音治療時可使用的視覺線索輔助方式如下：

- 使用鏡子提供視覺回饋，讓兒童了解與習得有關構音器官的擺位與動作。
- 使用手勢動作提示兒童舌頭的擺位與移動方向，讓兒童得知構音產生的方法或構音器官擺放的位置。例如：使用一個伸長掃動的手勢動作說明摩擦音；使用一個快速簡短的截切動作表示塞音；教導音韻障礙兒童去除後置音韻歷程時，可以加上手勢動作提醒其舌頭要往前移動。
- 使用注音符號，協助兒童將口說語音與視覺的注音符號連結——先決條件是兒童已認識注音符號。

2. 聽覺輔助

進行語音治療時，為了讓兒童可以專注在目標語音的聽覺特徵，以與語音的產出整合連結，治療師可以放慢說話速度，或是放大聲量說出目標語音，以增加兒童對語音的覺察及區辨。另外，前述聽覺轟炸活動亦可彈性使用在治療方案中。

3. 本體感覺的覺察練習

傳統的語音治療模式強調兒童要有足夠的本體感覺（proprioception）技能去檢視自己的語音產出——兒童不只要能夠聽到自己的語音，也要能夠去感受。因此提供不同的練習活動，用來增強兒童本體感覺的覺察，包括：使用耳塞說話、帶上有遮蔽噪音功能的耳機說話、用不發出聲音的方式說話，或是將手指頭放在臉上／脖子上去感受構音的位置與方法（Bernthal & Bankson, 1998; Peña-Brooks & Hegde, 2015）。

4. 觸覺線索的應用

語音治療中亦會使用可以放在個案嘴中的物品（如：壓舌板或花生醬），幫助個案獲得正確構音器官擺位的知覺，並整合協調發音時的生理回饋（Bernthal & Bankson, 1998; Peña-Brooks & Hegde, 2015）。

5. 使用腭電圖

腭電圖（Electropalatography, EPG）是一種用來監控舌頭與硬腭之間接觸的設計或裝置，主要是以視覺回饋方式，在電腦上呈現舌頭接觸人工硬腭的位置和說話的時間點，以記錄並觀看舌頭接觸硬腭的樣子。進行教學時，腭電圖可以讓兒童及治療師觀看兒童在發出某個語音時舌頭的位置。然而，雖然腭電圖可善用電腦影像科技幫助兒童覺察自己發音時舌頭與硬腭接觸的位置，但其在實務使用上仍有限制，包括：需要在兒童口中放入此裝置，可能會造成對自然說話發音的干擾，影響語音學習類化的目標；腭電圖須個別量身訂做，成本也可能是須考量之因素；且過去研究並未有決定性的成效（Bernthal et al., 2017; McLeod & Baker, 2017; Peña-Brooks & Hegde, 2015）。

綜合上述，運用多感官（視覺、聽覺、運動覺、觸覺、本體感覺等）學習，可以幫助兒童藉由「眼看」、「耳聽」、「口唸」和「動作覺察」等感官訊息的處理和整合，達到有效地學習，建立正確語音。

（三）使用語音脈絡（use of context）

完整的語音評量都會含括構音一致性的評估，亦即找出兒童可以發出正確目標語音的語音脈絡，這個語音脈絡即可被當作是發出正確語音的促發語境。基本上，語音脈絡策略是一種利用上下語境的語音塑形方式；當兒童在某些語境下可正確發出目標語音時，即可利用此語境促進該語音在其他語境中的發音正確率，例如：在較複雜的語境中（如：雙子音串）習

得的語音，能夠類化至較單純的語境（Bernthal et al., 2017; McLeod & Baker, 2017; Peña-Brooks & Hegde, 2015）。

　　當治療師發現兒童可以在一些語音脈絡發出正確的語音，但卻無法在其他語音脈絡中模仿時，可以先使用語音位置法的方式練習目標語音，再找出並確認兒童可正確發出目標語音的詞彙，讓兒童使用這些詞彙（即可被應用的語音脈絡）練習目標語音。在治療過程中，治療師可以穿插使用模仿策略。茲以下面兩個例子說明語音脈絡之使用。

1. 語音脈絡一（Bernthal et al., 2017）

　　語音脈絡：當兒童無法正確發出／s／音，但被發現可在「bright sun」詞組中正確發出／s／時，／s／之前的／t／就可作為幫助兒童發出目標語音／s／的促發語境。

　　教學方式：

- ·治療師可請兒童在示範下慢慢說「bright sun」，並延長／s／（bright sssun）。
- ·請兒童仿說其他組合，例如：「bright sssink」、「hot sssea」。
- ·去除該語境，請兒童單獨發／s／。

2. 語音脈絡二（McDonald, 1964）

　　語音脈絡：評估資料顯示兒童所說出的／s／為不正確的歪曲音，但卻可以在「watchsun」中正確發出／s／語音。

　　教學方式：

- ·教導個案以較慢之構音動作說出「watchsun」。
- ·依序以「相等重音、重音放第一音節、重音放第二音節」的方式發出 watchsun 的每個音節。
- ·說 watchs 並延長／s／，再接續發出／ʌn／。
- ·說出含有目標語境的短句，例如：「Watch, sun will burn you.」

- 改變 watchs 後面的母音，例如：watch sea、watch sat、watch sit 等。
- 以其他語境（如：以 teach、catch 連接 sand、soon 等）練習目標語音，並重複「慢動作、變換重音、在語句中練習」的步驟。

最後，語言系統中也有一些語音，其視覺或可感受的線索較少，針對這些語音的治療則可以應用協同構音的語境去幫助正確語音的產出。協同構音的情境係指目標語音之前和之後的語音可能會影響其發音，舉例而言，/ r / 這個語音比較少視覺線索，協同構音的情境可以幫助兒童學習正確的發音，例如：/ gr / 與 / kr / 中的 / g / 和 / k / 是舌位較高、舌後面的語音，可帶出 / r / 音，因此若使用「gray」、「cry」作為協同構音語境，可幫助兒童漸進習得 / r / 音。一旦兒童建立了發出 / r / 音正確的舌頭擺位，接續的治療就可以用 / r / 與其他語音組合的詞彙（如 brave、try）來治療與練習（Bauman-Waengler, 2004）。

（四）提示策略

與其他技能的教學一樣，語音治療需要治療師以不同策略或支持／協助方式，幫助兒童習得目標技能。在特殊需求兒童的教學中，會依學習者個別技能發展的層次，提供可協助其盡快精熟目標技能的提示方式（prompt）。茲將參考自行為改變技術及應用行為分析（Cooper, Heron, & Heward, 2020; Miltenberger, 2016）所使用的提示策略，彙整說明語音治療可使用之提示策略如表 3-3 與圖 3-2。

（五）使用語音比喻

在語音治療實務上，為了讓兒童對被治療的語音感興趣，以及增加其對語音在聽覺、視覺與動覺特徵的認識，前述後設語音介入模式中第一階段的後設音策略或語音比喻（metaphors）也是可使用之策略（Bleile, 2015; Bowen, 2015; Bauman-Waengler, 2004）。後設（meta）之意為超越，亦即超越語音本身。治療師可使用比喻方式說明語音特質的概念，例如：

表 3-3　語音治療提示策略摘要表

提示類型	描述	舉例
停頓	1. 此為介入最少的教學支持，可以提供兒童足夠的時間思考或處理治療師的請求，或回應溝通對象的交談話語。 2. 給予兒童回應或等待的時間，建議最少為 10 秒鐘。 3. 在語音教學的自然互動活動或交談對話時，兒童需要時間去思考、提取／回憶其所學習的正確語音產出方式，同時自我監控說出的話語。因此，在自然溝通互動或教學時，治療師或成人需要給予兒童時間去思考與整合相關技能，以及自我組織監控要說出的話語。	在繪本共讀時，治療師說：「你看，土撥鼠耶！牠要出去耶！」此時就可稍作停頓，給予兒童時間回應。
要求回應	上治療課或將目標語音融入自然交談時，若兒童沒有回應，治療師或成人可以提出較具體的問題，如：「你要回答我的問題喔！」或「跟我說，你想要說什麼？」	使用大象圖卡說連環故事時，治療師或成人和兒童一起看著句子圖卡，並提問：「你看，袋鼠在和大象說話。牠跟大象說什麼？」如果兒童沒有回應，可以提示：「你現在可以說說看喔！」
手勢提示	手勢提示的目的是讓兒童觀察教學者的手勢，以提醒自己表現出正在學習的目標行為或技能。	以目標語音／ㄅ／、／ㄊ／為例，可以使用手往前移動的動作，提醒兒童說／ㄅ／、／ㄊ／語音或含括這兩個語音的詞彙時，舌頭需要往前移動。
口語提示	口語提示為任何能夠協助兒童正確運用目標技能的口語說明、指示或協助。	治療課時，告訴兒童：「你在說『肚子』時，舌頭要往前放在牙齒後面喔！記得舌頭要去碰到牙齒後面。」

表 3-3　語音治療提示策略摘要表（續）

提示類型	描述	舉例
視覺提示	視覺提示包含圖片、圖像和物品，利用視覺提示可以提供兒童關於目標技巧或行為的相關資訊。視覺提示可以廣泛運用於教導各種不同技能。當使用視覺提示時，需要確定所提供的提示素材符合兒童的發展階段，或符合特殊需求兒童的能力，例如：使用兒童理解的圖片或可對應到實際物品的圖片作為視覺提示。	治療活動可以使用構音器官圖表或模型、發音模擬影片或注音符號字卡，協助兒童理解發出目標語音需使用的構音器官、構音器官擺放的位置，以及發音動作。 以 / ㄆ / 音為例，治療師發出 / ㄆㄚ / 音節時，可以用手作為大嘴巴手偶，將手指頭全合攏，再突然打開；或是在發出 / ㄆ / 音之前，先將手指頭放在下唇。
示範提示	示範提示為教學者展示或示範目標技能。示範可以用於獨立的或一連串的技能。教學者可以使用工作分析方式，將目標行為拆解成幾個步驟或技能，最後再串聯整合起來，做出或完成目標行為。	以目標語音 / ㄉ / 、 / ㄊ / 為例，教學者可以和兒童一起坐在一面大鏡子之前，示範發出 / ㄉ / 、 / ㄊ / 語音時舌頭擺放的位置或動作。或是分解發出 / ㄉ / 音的動作，並逐一示範。
肢體提示	肢體提示包含肢體引導或觸碰兒童，以協助其使用目標技能。肢體提示的使用時機，為兒童對於協助範圍較少的提示（如：示範、口語、視覺、手勢）沒有反應時。	以目標語音 / ㄉ / 、 / ㄊ / 為例，可以使用橡膠手術手套或壓舌板輕碰兒童舌頭，或是輕拉其舌頭往前移動，協助兒童做出 / ㄉ / 、 / ㄊ / 語音產出的動作。

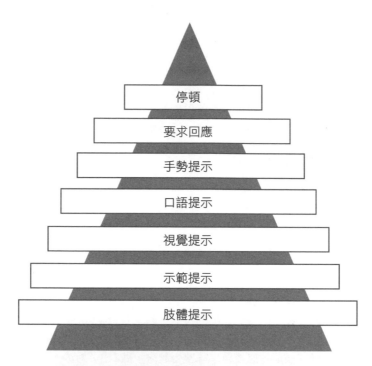

圖 3-2　語音治療提示階層（prompt hierarchy）

長長的音或短短的音、就像咳嗽的聲音、就像吉娃娃叫的聲音，或像蛇吐舌頭的聲音等。藉由這種比喻連結的方式，可以讓兒童更易了解語音的特徵（Bleile, 2015）。茲將華語及英語／美語中語音的比喻連結說明如表3-4。為讓兒童更清楚自己正在學習的語音的特徵，治療師在進行語音治療時，可參考使用或自創語音比喻。

（六）使用載接句

載接句（carrier phrase）是語言治療中使用的一種有效的設計。它是一種鷹架式的短語，用來支撐／誘發／提示兒童說出語言治療目標。兒童需要使用自己說出來的詞彙完成短語或句子，例如：使用載接句「我看到一個____」誘發兒童將所選擇的某個詞彙放進空格處（填空）。載接句在

表 3-4 華語與英語語音比喻連結摘要表

語音（華語）	語音（英語）	華語形容	英語形容
ㄅ	b	汽車哺哺哺的聲音 按喇叭的叭叭聲	The Bouncing Sound 跳跳（彈跳聲）
ㄆ	p	拍手啪啪聲	The Popping Sound 啪的聲音（爆裂聲）
ㄇ	m	像蚊子的聲音 擤鼻涕的聲音 東西好吃的聲音（ㄇ～好好吃／啊～ㄇ吃一口）	The Humming Sound ㄇㄨㄥㄇㄨㄥ／嗡嗡聲
ㄈ	f	牙齒漏風聲 （帶動作概念，上齒咬下唇漏風） 風吹的聲音 像是摩托車開始發動的聲音ㄈㄨ～ㄈㄨ～ㄈㄨ	The Windy Sound 風吹聲
ㄉ	d	打鼓咚咚聲 火車嘟嘟的聲音 像下雨的聲音，滴答滴答 像機關槍的聲音，噠噠噠	The Drum Sound 打鼓咚咚聲
ㄊ	t	踢球踢踢踢 （帶動作概念，舌頭頂一下踢一下） 是吐口水的聲音	The Tick-Tock Sound 時鐘滴答聲
ㄋ	n	鼻子的聲音	The Nose Sound 鼻子的聲音
ㄌ	l	唱歌啦啦啦～	The Singing Sound 唱歌啦啦啦～
ㄍ	g	像小青蛙叫的聲音，呱呱呱！ 像鴨子叫的聲音，嘎嘎嘎！ 像公雞咕咕咕～的聲音	The Gurgling Sound 咯咯聲
ㄎ	k	像挖土機挖土的聲音，喀拉喀拉！ 像恐龍吼叫的聲音，ㄎㄠˇㄎㄠˇㄎㄠˇ！ 口水的聲音 咳嗽的聲音	The Coughing Sound 咳嗽聲

表 3-4 華語與英語語音比喻連結摘要表（續）

語音 （華語）	語音 （英語）	華語形容	英語形容
ㄏ	h	像大笑的聲音，哈哈哈 像風在吹的聲音，呼～呼～呼～ 像聖誕老公公的聲音，齁齁齁	The Laughing Sound 笑聲哈哈哈
ㄐ	j	小雞叫聲唧唧唧 小鳥／小雞啾啾叫的聲音	The Jumping Sound 跳跳聲
ㄑ		開汽水「ㄑ～」的聲音 火車ㄑ一～ㄑ一ㄚ～ㄑ一～ㄑ一ㄚ ～的聲音	
ㄒ		下雨「嘻～」的聲音 （搭配手勢做拉長的動作）	
ㄓ	zh		The Drill Sound 鑽探聲
ㄔ	ch		The Choo Choo Sound 火車聲
ㄕ	sh		The Quiet Sound 安靜
ㄖ	r		The Bear Sound 熊吼聲
ㄗ	z	觸電「嗞～」的聲音 小老鼠吱吱叫的聲音	The Bee Sound 蜜蜂聲
ㄘ		針刺到手刺刺刺 （帶動作概念，舌頭頂一下刺一下） 是炒菜的聲音／烤肉的聲音	
ㄙ	s	蛇吐舌的嘶嘶聲～	The Snake Sound 蛇的嘶嘶聲
	w		The Blowing Sound 風吹聲

表 3-4　華語與英語語音比喻連結摘要表（續）

語音 （華語）	語音 （英語）	華語形容	英語形容
	ng		The Bell Ringing Sound 鐘響聲
	y		The Yo-Yo Sound 溜溜球
	v		The Vacuum Sound 吸塵器聲
	th		The Tongue Sandwich Sound 舌頭三明治的聲音

資料來源：作者群自行整理、Bleile（2015）。

治療實務上具備很多的應用價值，可以：(1)了解兒童說話和語言發展上的困難；(2)協助兒童更自在與更有自信地去改善自己的詞彙、語音；(3)容易應用。家長可以輕易地學會此技巧，並有效地用來幫助孩子練習和建立語音技能，同時也可以幫助他們造出簡短的句子（Bernthal et al., 2017; Peña-Brooks & Hegde, 2015）。

　　載接句的優勢是簡單、易於應用，且又可量身訂作。治療師可依據兒童的興趣或治療目標，設計調整載接句短語清單，例如：「我看到一個」、「我找到一個」、「他找到一個」、「我想要一個」、「我有一個」、「我喜歡」、「我可以找到」、「他們有」等。載接句的最主要功能就是可以鼓勵兒童在話語中使用比較長的句子，且經由提供的鷹架，家長或治療師可以幫助兒童說出在其他介入活動中沒有辦法說出的話語。載接句幫助兒童學習新的架構和話語形式，讓他們可以更快速地精熟語音和語言。兒童可以從習得新的語音、詞彙開始，再擴展到句子中，而不會因為需要去構思想要說的內容、提取相對應詞彙，出現語言處理歷程的負荷（即語音產出的言語處理或認知資源被瓜分）而說出不正確的語音。載接

句的結構可以幫助兒童將語音快速地擴展到短語與句子，因此對於詞彙提取困難或言語失用症的兒童特別有幫助，他們的大腦在整合語音、組合成音節說出詞彙上有比較大的困難，所以提供重複的鷹架，治療師可以幫助這些兒童說出更長的短語與句子。此外，因為治療活動是以互動式的交談溝通方式進行，所以一來一往的交談輪替也可以幫助兒童建立交談對話的結構。

綜上所述，為能幫助語音障礙兒童可以將習得之目標語音、音節或詞彙應用在短語與句子中，載接句的設計可以提供給他們在發展語音與學習語言的支持，幫助他們說出較長的話語或句子。載接句是一種可用來幫助兒童練習語音或語言技能的簡單短語或句子，促使其將單詞類化到短語的層次。治療上的應用，可以連結單詞的訓練和造句之間的斷層，幫助兒童將他們在語言治療室所學到的技能擴展到真實的溝通情境。簡而言之，載接句就是可以用來幫助兒童快速跳到句子層次的介入方式。在語言治療師的引導和提示，擴展兒童話語的長度，例如：使用「我要」、「我拿到」等載接句幫助兒童跨出一大步，朝向說出更長的短語和句子的發展水平。教學時，治療師先示範兩個詞彙或整個短語，然後只給兒童開頭的部分，讓兒童去完成這個句子。事實上，兒童在語音治療的短語或句子學習刺激中，常常會較難正確說出目標語音，主要是由於說出整個句子需要更多的認知負荷，因此為了降低負荷，載接句的使用應該是可以幫助兒童使用短語或較長的話語練習語音，且同時亦有助於練習句構。最後，載接句也可融入語言或語音治療的活動設計中，例如：在目標語音／ㄅ／的治療活動中使用豆子沙包丟放在呼拉圈中的圖卡或物品，當兒童丟到某項物品或圖卡時，可以使用相關的載接句支持兒童在句子中練習目標語音，如載接句：「豆豆包丟到……（大刀、大象、地板、蛋餅、豆漿等）」；玩賓果遊戲時使用架接句「我有一個……」；使用小團體 20 個問題的遊戲，每一個兒童要提問「這是什麼／這是什麼樣的東西」，再去找出治療師手上

拿的卡片。

（七）應用正增強

　　增強係指一種強化個體出現某些行為的作用，亦即其反應所獲得的結果，會再次增加某個反應出現的機率。一般而言，增強可分為正增強與負增強。正增強是指個體在表現出所期望的反應之後獲得滿足，因此會增加再表現出該反應的頻率（張世彗，2021；張春興，2009；Mazur, 2016; Mowrer, 1989; Peña-Brooks & Hegde, 2015）。

　　在語言治療領域以及特殊教育中，常常會使用原級增強物（如：糖果、餅乾、飲料、零食等）。此類型增強物對年齡比較小的幼兒，或是認知障礙、自閉症兒童會比較有效，然而這種增強是比較不自然的，也因此教學時應該要常常搭配次級增強物，例如：針對兒童表現出來的行為給予明確具體的口語稱讚。治療師也可先了解兒童喜歡的事、物，將其當作可激發兒童努力表現的增強物。此外，如果兒童的介入反應達到設定的目標時，治療師應該慢慢褪除原始增強物，只保留口頭的讚美。治療師也可以使用貼紙、代幣或其他增強系統，激勵與增加兒童說出正確語音的次數，在每次治療課結束後，計算兒童所獲得之貼紙或代幣以兌換禮物，提供的禮物可以在治療課開始前先讓兒童選擇。另外，也可以用自己和自己比較的方式給予正增強，讓兒童知道自己正在慢慢進步，可以告訴兒童：「你上次 10 個詞彙中有說對 4 個，今天你 10 個詞彙中有說對 6 個喔！你說得更好聽了。我們一起加油，Give me five！」（Hegde & Davis, 2010; McLeod & Baker, 2017; Peña-Brooks & Hegde, 2015）。

　　需要特別注意的是：提供增強不是只給予獎勵或回饋，治療師必須考量所提供的增強方式或增強物是不是能夠增加目標行為出現的次數。因此，治療師需要精準地去計算目標語音在治療課中產出的次數。為了讓兒童也可自我監控其自身語音產出的正確與否，也可請兒童自己去劃記與計

算其說出正確語音的次數（Hegde & Davis, 2010; McLeod & Baker, 2017; Peña-Brooks & Hegde, 2015）。

　　兒童的好奇心、成就感及家長／教師或同儕等的口頭稱讚也是一種正增強，治療師也可整合相關人士的參與及正向回饋於治療課中。語音的學習是一種複雜行為的塑造（shaping），所以在分立練習訓練中，目標語音的介入會被分析成為幾個學習刺激的練習，採用逐步漸進的方式，一步一步地學習。治療師在每一個學習刺激教學之後，都應該給予適當的口頭稱讚與鼓勵。一開始可以是連續增強，再慢慢轉到間歇增強，例如：剛開始兒童只要說對某個語音就給予增強，慢慢再進展到達到某個標準才給予增強，或是每隔4次正確反應才給予增強（Hegde & Davis, 2010; McLeod & Baker, 2017; Peña-Brooks & Hegde, 2015）。

　　綜合而言，為能有效使用增強系統，治療師需要：(1)計算正確和不正確的語音，不能亂無章法地給予增強，只能在兒童做出正確反應之後才給予增強；(2)確認增強物可以有效提高兒童正確反應次數；(3)在目標行為出現之後，要立即增強；(4)口頭稱讚要清楚精準，不能只說「你有認真說」或是「你做得很好」，應該要說「你說得都是正確的，太棒了」，或是「你說的／ㄊ／音很好聽，你都說對喔～」；(5)表現出快樂的感受，讓兒童知道老師很高興聽到他說出正確的語音；(6)變化稱讚的用語，例如：「你說得很清楚，我們都知道你說的是……（如：兔子不是褲子），Give me five！你今天每個東西的名字都說對了。」

（八）語音治療融入學習課程

　　語音治療也可和學校課程的教師協同教學。茲以 Plante 與 Beeson（2008）所舉例子說明如下：

　　以目標語音／r／音的治療融入學校美勞課為例。美勞課課程主題為龍手偶的製作，語言治療師就問全班同學龍的叫聲是什麼？全班同學一起

回答／grrr／，然後治療師鼓勵全班同學一起發出龍手偶的聲音／grrr／。接下來，治療師請同學們開始用／grrr／造句，如說出：「Grrr. I will grrrrab grrrrapes.」。據此，語音障礙兒童可以在課程中跟其他兒童一起說出／gr／這個語音，也可以從協同構音的情境中去練習／r／音。讓全班同學一起參與治療活動，說出手偶龍的話，個案就不會覺得尷尬，好像特別被挑出來練習矯正錯誤語音。

（九）助推治療

如果治療師在後續追蹤期發現兒童已習得或建立的正確語音又出現退化現象，則可提供助推治療（booster treatment），亦即提供短期密集的治療介入，重新建立正確語音產出的技能（Peña-Brooks & Hegde, 2015）。

（十）語音治療提供時程長短

過去一些研究建議，一個完整的語音治療療程所需的時間大約是 20 個小時，分散在最少 15 週內，如此較可看到明顯的改善狀況。但如果兒童同時也有接受結構化家庭方案的話（亦即家長學習支持兒童語音學習的策略），大概只需要 10 個小時，就可以改善其話語的清晰度。除此之外，提供的治療時數也需依據兒童語音障礙的嚴重度而定。如果是比較複雜的個案，則可能需要 100 個小時的治療，且如果不夠密集常常會無法獲得成效（Bleile, 2015; McLeod & Baker, 2017; Peña-Brooks & Hegde, 2015）。

參、語音介入教材編選與教學活動設計

一、治療媒材的設計與選取

語音治療的最終目標為幫助兒童建立正確語音，進而可以使用正確語音於詞彙與語句中，有效地與他人溝通。為達成此目標，不可避免地需要重複練習或使用正在學習／被治療的目標語音。一般而言，在決定教學目

標語音時，若是以傳統的構音治療模式為本，會在教學目標的設定與相對應教材的選取上，依據：「單音→音節→詞彙→兩個詞彙組成的短語→完整的句子→交談對話→敘事」的順序安排（如圖 3-3 所示）。而即使是採取音韻模式取向（如消除或抑制後置音韻歷程），在教學時仍會安排學習與練習特定目標語音的活動。舉例而言，在第四章語音治療實務中後置歷程的教學活動設計，亦含括協助兒童建立正確 / ㄅ / 與 / ㄊ / 語音以消除後置歷程之語音教學。在教材的設計上包括：單音（ / ㄅ / 與 / ㄊ / ）、音節（ / ㄅㄚ / 與 / ㄊㄧ / 等）、詞彙（刀子、兔子等）、短語（桃子蛋糕、芋頭豆花等）、句子（蛋頭人買電燈和蛋塔）、交談對話（以大象和袋鼠的句子圖卡作為誘發交談對話的教材）、敘事（共讀繪本——《媽媽買綠豆》、《土撥鼠的禮物》）。另外，教學媒材的設計亦可含括聽覺區辨或聽覺轟炸，詳如第四章所介紹。

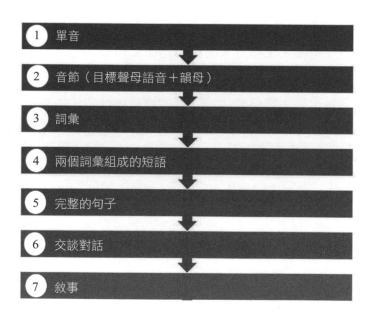

圖 3-3　語音治療媒材選擇階層圖
資料來源：Peña-Brooks & Hegde（2015）、Secord et al（2007）。

二、語音障礙治療活動

如同前述，為能幫助兒童習得正確語音，在治療教材的設計上會依據「單音→音節→詞彙→短語→句子→交談對話→敘事」的順序安排選取含括目標語音的媒材（如：圖卡、字卡、句子圖卡、生活圖卡、連續圖卡、繪本等），以供練習或訓練使用。但若治療或教學活動只是機械式的練習，可能會降低兒童學習與參與治療活動的興趣及動機。因此，如何藉由有趣的活動，以不著痕跡的方式，讓兒童在遊戲活動中練習目標語音，治療師再適時給予鷹架或提示、模仿，應該可以讓治療達到較佳之成效。

在實務上，治療師可以使用市面上販售的玩具、桌遊或繪本等融入個別語音的治療，增加兒童練習目標語音的次數。要讓兒童長期專注在語音或構音治療的活動中並不容易，因此提供有趣的治療或練習活動是很重要的。茲將可參考的語音治療遊戲介紹如下：

1. 我是收納達人：使用含有目標語音的詞彙卡、實際物品或是玩具縮小物，將其故意散落在地上，請兒童幫忙撿起並放置在盒子中，並在撿起該圖卡時說出名稱，藉此練習目標語音。遊戲完成後頒發收納達人小獎狀，並請兒童將所收納的物品名稱全部說一次。

2. 老師說（Simon says）：以說指令、聽指令、遵循指示做出某些動作的方式進行。常見的指令有：拍拍手、把手放在頭上、摸摸頭、摸摸你的鼻子、往前跳、踩踩腳、拍拍頭、搖搖頭、摸摸你的大拇指、動動你的手指頭、閉上你的眼睛、坐在地板上、摸摸腳趾頭、摸摸膝蓋、飛吻、搔搔癢或是轉圈圈等。活動進行時，可以先由治療師說出指令，請兒童做出某些動作，之後再換成由兒童發號指令，讓其可以有機會練習目標語音。老師說（或是英文的「Simon says」）也可以替換成不同人名或稱呼，例如：若是結合兒童的目標語音／ㄅ／可以變成

「嘟嘟說：打打你的腳。點點你的頭。動動手」。此外，本項遊戲除了能夠同時幫助兒童練習語音／口語之外，亦可幫助兒童發展動作協調、反應能力、專注力，以及一來一往的溝通互動能力。

3. 我把樹變漂亮了：使用含有目標語音詞彙圖卡或貼紙。教學時可以請兒童將這些圖卡或貼紙用膠水黏在樹上，或是將圖卡背面黏魔鬼氈讓兒童直接貼在樹上。含有目標語音的詞彙單，可同時兼顧目標語音及詞彙類別，例如：食物類、水果類、餐具類或球類等。例如目標語音是／ㄥ／，則可設計蘋果、餅乾、火龍果、鳳梨、情人果等詞彙。

4. 找代幣說語音：將代幣藏在治療室中多個不同的地方，請兒童找出來，每找出一個就放在杯子中，並說出 5 個含有目標語音的詞彙。活動結束後，兒童可以用賺到的代幣購買治療師所提供的禮物。

5. 保齡球大賽說語音：使用玩具保齡球瓶或寶特瓶，在球瓶側邊或底部貼上含有目標語音的詞彙圖卡。請兒童以玩具球丟保齡球瓶，唸讀被撞倒的保齡球瓶上面的詞彙，同時記錄被推倒的球瓶數目，據此提供獎品／禮物。如果是以寶特瓶當作保齡球瓶，可以將影印的圖卡塞進寶特瓶內。

6. 老鼠下樓梯吃起司：使用木頭積木／塑膠積木或樂高堆排成樓梯，在每兩塊積木之間放置含括目標語音的詞彙圖卡，且在最低處的積木旁放置一塊玩具起司或圖卡起司，同時拿一玩具／圖卡老鼠放在最頂端積木上。告訴兒童，每拿開一塊積木就要說出在積木下面的圖卡名稱，說對了就可以移開一塊積木，依此類推持續移開積木，最後老鼠就可以走到最下層吃到起司。

7. 衝吧！小魚（go fish）：本遊戲是美國語言治療師常使用的治療活動。設計含括目標語音的詞彙圖卡，每一詞彙設計 2 張一模一樣的圖卡。此外，亦須加上幾張兒童已建立語音之詞彙圖卡作為治療的媒材。進行遊戲時，兒童與治療師手上都要有5張圖卡，如果2張圖卡一

樣則可放在桌上，如果沒有 2 張一樣的圖卡，則可以相互提問對方手上有沒有某張圖卡（如：你有沒有草莓），若沒有，則說「衝吧！小魚」。

8. 翻牌對對碰：使用上述圖卡作為治療教材。將所有圖卡都翻面向下隨機擺放，兒童和治療師輪流翻開2張圖卡，如果2張圖卡是相同的，則將這些圖卡拿起來放在自己面前；如果不一樣，則將圖卡翻回反面並再試一次，重複遊戲直到所有圖卡都配對成功。如果翻開 2 張圖卡是不一樣的時候，可以說「衝吧！小魚」或是其他含括目標語音的有趣短語，例如：「跳跳吧！小兔兔。」而當遊戲結束後，可以計算配對的圖卡數量以決定可獲得的禮物或增強物。此外，也可將圖卡設計成主題關係的配對，例如：猴子與香蕉、兔子與紅蘿蔔、貓熊與竹子、小貓與魚、老鼠與起司、小狗與骨頭、綿羊與草、小嬰兒與奶瓶、小鳥與毛毛蟲等，但在設計時這些主題關係配對的圖卡仍須考量目標語音的因素。

9. 語音賓果：設計含有目標語音的詞彙／圖卡，將其列印在紙上，並將這些圖卡剪下來，翻面向下隨機擺放，請兒童翻開並說出詞彙，接著在賓果紙上找出該圖卡，若是連成一條直線就完勝並獲得禮物。

10. 跳房子：設計跳房子的格子，將含括目標語音的圖卡或實際物品放在最後一個格子。當兒童跳到最後一格，拿出圖卡且念對語音，則可獲得增強物。

11. 猜猜看，我偵測（I Spy）：將含括目標語音的所有圖卡或物品放在桌上，讓兒童和治療師同時都看得到，再由治療師說出與目標詞彙相關的線索，請兒童找出該東西或圖卡，並說出名稱。例如：「我看到的是紅色、軟軟的、酸酸的、可以吃的東西——目標語音是／ㄘ／，詞彙是草莓。」

12. 感覺箱：使用麥片、米、小球或沙等材料，在裡面藏一些含括目標語

音的實際物品讓兒童去挖掘。當他們找到某樣物品時，就可以說：
「我找到一個＿＿＿。」

13. 語音抓抓袋：將袋子中間開一個洞，讓兒童可以伸手進去拿袋內的物品，因為兒童並不知物品是什麼，只能在盲抓時依賴對物品形狀、大小、觸感、溫度、軟硬等感覺去猜測抓到的物品，藉此可以誘導兒童說出：「我猜／我想這是＿＿＿（如：球、玩具車、手機、眼鏡、筆等等）。」同樣地，這些被抓取的物品名稱應含括目標語音的詞彙。

14. 手電筒遊戲：含有目標語音詞彙的圖卡貼在黑板或牆上。將燈關掉，由兒童用手電筒照射圖卡，說出被照亮的物品名稱，或是也可與載接句一起使用（如：我看到、我照到、手電筒照到＿＿＿。）

15. 我是大嘴猴子愛吃你：設計一個嘴巴大大張開的猴子的立牌，並準備含括目標語音的詞彙圖卡，請兒童說出詞彙名稱，再將該圖卡放到猴子嘴巴，最後計算猴子吃掉多少東西，並給予增強物。同樣地，可以和載接句一起練習，例如目標語音為／ㄏ／，則可練習：「小猴子喝了＿＿＿。」

16. 語音釣魚：使用硬紙卡剪成魚的形狀，將含括目標語音的詞彙圖卡貼在紙卡魚上，在其背後貼上小小磁鐵，或是使用迴紋針夾在紙卡魚上。使用筷子綁上一磁鐵作為釣竿，讓兒童隨機釣起紙卡魚。當兒童釣到某圖卡時，即可說：「我釣到了＿＿＿。」

17. 我要開公車／巴士去載你：使用一部玩具公車，並在紙上畫上街道，寫下含括目標語音的街道與站牌名稱，請兒童假裝自己是公車司機，現在要開車去載客，需要走哪一條路、需要在哪一站停靠載客。當兒童假裝在路上開車時，請兒童說出是在哪一條路上、要停靠哪一站，藉此練習目標語音，例如要練習語音／ㄊ／或／ㄉ／，則可說：「下一站泰山／淡水。」

18. 我要當錢多多：準備一些汽水或可樂瓶蓋，以及設計含括目標語音的

詞彙圖卡。將詞彙圖卡黏貼在汽水或可樂瓶蓋上。教學時，將小錢幣或代幣隨機放在瓶蓋下。治療師和兒童輪流選詞彙圖卡說出詞彙，說對才可以翻開瓶蓋，並看瓶蓋下是否有小錢幣或代幣。兒童贏得的錢幣可以放在一個透明瓶子內，瓶子上先預先畫一條線，當錢幣堆積到這條線時即可獲得增強小禮物。教學時，治療師可以故意使用錯誤語音說錯詞彙名稱，以創造出兒童表現較佳的氛圍。

19. 氣球氣球我要抓到你：吹幾個氣球，將含括目標語音的詞彙圖卡綁在氣球上。請兒童隨機拉下飄浮的氣球，並說出綁在氣球上圖卡的名稱。說對語音則給予增強小禮物。

20. 說了！就玩！：治療師在設計語音教學活動時，為了提高兒童練習目標語音的動機，可以讓兒童在完成設定的目標後玩一些有趣的玩具。例如：在引導練習目標語音時，可以告訴兒童：「你說 5 個好聽的聲音，就可以做 pizza（或蓋房子、組裝蛋頭先生、組裝樂高等）。」。另外，為增加治療練習的趣味性，也可使用張嘴露齒鯊魚玩具，請兒童在說幾個含有目標語音的詞彙後，用鯊魚玩具去咬治療師，或是讓治療師用鯊魚玩具咬兒童。治療師也可使用簡單的桌遊（如拔毛運動會）結合語音練習，告訴兒童：「等一下說 5 個好聽的語音，就可以翻牌移動公雞，最後誰的公雞身上的毛最多，誰就贏了。」

肆、語音治療的類化與學習移轉效應

　　語音障礙治療的最終目標是維持正確語音、習得成效的穩定，亦即個案可以將習得的正確語音應用在所有的詞彙跟溝通交談情境中。當個案能夠將習得的構音技能類化到未訓練的詞彙或新的溝通交談對話情境時，我們才能確認語音治療的類化成效（generalization）或學習移轉效應（carry-over）已達成。然而，類化並不是接受治療就可自動產生，治療師應該在擬定治療計畫時就先考量之後促進類化的設計或活動。一般而言，類化的

目標可以分成幾個向度，包括：(1)類化到其他的語音脈絡；(2)類化到不同的言語任務；(3)類化到不同的溝通／交談對話對象或情境（Bernthal et al., 2017; Bleile, 2015; McLeod & Baker, 2017; Peña-Brooks & Hegde, 2015）。

一、類化到其他的語音脈絡

如果個案學會了正確的發音，但只能夠在某些限定的語音結合脈絡或治療場域說出正確的語音，這樣的成效是不適當的。語音治療的目標應是讓個案可以將新習得被矯正的語音在其他詞彙中被正確說出。因此，實際應用的策略或方式可能會直接影響後續的維持成效，包括：(1)目標語音的類型；(2)使用的治療刺激；(3)增強方式與矯正回饋方式的應用（Bernthal et al., 2017; Bleile, 2015; McLeod & Baker, 2017; Peña-Brooks & Hegde, 2015）。

如同前述，在傳統構音或動作模式中的目標安排會依序完整地完成單音、音節、詞彙、短語、句子層次的介入，讓正確語音類化到不同語言複雜度層次，最後即可達到在交談對話中使用正確語音的目標，進而持續在日常的溝通交談情境中維持治療成效。

另外，如果個案可以使用正確語音說出一些詞彙，即可將這些有限的技能轉換到更多的詞彙上。舉例來說，如果個案在 / sl / 雙子音串中會出現 / s / 邊音化的錯誤，但在 / st / 中 / s / 卻可以說得正確，治療師即可將 / sl / 和 / st / 混在一起促進類化（Plante & Beeson, 2008）。如果兒童從來不曾正確發出目標語音，治療師可以先選擇少數幾組詞彙作為初始訓練的教材。等到個案精熟這幾個含有目標語音的詞彙之後，治療師可以將其整合到含括目標語音的新詞彙組，亦即包括目標語音在中間或詞尾位置的詞彙。治療師也可以同時慢慢將目標語音放在個案覺得較為困難的詞彙中。不同的詞彙會在每一個治療課中被使用，提升類化到新詞彙的成效（林寶貴等人，2019；Owens & Farinella, 2019）。

二、教導兒童自我監控技能

在促進語音的類化方面，語言治療師亦可教導兒童自我監控的技能，例如：教導兒童注意、記錄自己正確與錯誤發音的次數。

若兒童接受語音治療後，所說出的語音正確度已達到可被接受的水準，為確保不會再出現滑落現象，治療師需要教導他們練習自我監控，讓兒童了解最終仍需要為自己是否成功矯正語音負責。具體而言，自我監控的主要目的為教導兒童自我評估其自身說出來的話語是否有語音錯誤，如果有則需要立即自我矯正。當兒童依治療師的誘發說出話語、但出現錯誤語音時，治療師不需要立即矯正回饋，而是應請兒童自己評估說出來的詞彙是否有錯誤語音。治療師可提供自我檢核圖表，讓兒童針對自己說出來的語音是對或錯劃記＋或－。此外，治療師也可將治療課中兒童的表現錄影下來，讓兒童觀看並自我評估。在日常互動溝通對話中，兒童也可監測自己話語中的錯誤語音，學習自我修補與修正。事實上，過去研究發現，教導兒童自我監控技能是具有正向結果的成效（Koegel, Koegel, Ingham, & Van Voy, 1988; Peña-Brooks & Hegde, 2015; Shriberg & Kwistkowski, 1990）。

三、自然溝通情境的安排

過去研究發現，比起一問一答說出圖片名稱的方式（如：這是什麼？草莓），使用溝通式的教學（如：遊戲活動、競賽活動，兒童使用完整的句子問問題、要求物品、表達己見，將目標語音放進溝通互動中）更能幫助類化效果（Low, Newman, & Ravesten, 1989）。因此，自然溝通情境的安排當可促進語音治療成效的類化與學習移轉效應。

（一）家長或重要他人的支持與促發

家長、兄弟姊妹、朋友、教師都是語音障礙兒童溝通互動的對象，因

此可建議或訓練他們如何增強個案正確的語音。實務上，為達成語音治療的維持成效，治療師可以根據下列建議安排治療課程或內容：

1. 提供家長在家裡的說話作業：治療師可先準備說話作業讓家長帶回家，幫助兒童練習目標語音。說話作業不可以太難，要讓家長和兒童能在家中獨立完成。

2. 從兒童的環境中選擇治療刺激或教材：治療師可以給家長一張包括目標語音的詞彙單，並請家長帶實際的治療刺激或用品（如：圖卡、物品、兒童的玩具等）到治療室，當作治療活動使用之教材。在學校系統中則可以與教師合作，將治療的目標語音融入繪本故事書唸讀、美勞、拼字或語文課中。

3. 邀請家人或友伴參與語音治療：語音是在自然交談情境中使用，其中可能會有提問、回答問題或事件描述／篇章敘事的產生，讓家人或友伴參與語音治療活動中的遊戲或桌遊等，就等同於日常溝通對話中使用被治療的目標語音。

4. 將家長或重要他人納入治療小組：訓練並教導家長如何適時增強兒童正確的語音，是一種可提升與維持治療成效的有效方式。家長可以在治療室觀察治療師進行語音的治療，再進一步和治療師一起執行幾次治療或語音訓練活動。治療師可同時教導家長如何適時增強兒童（如：你說了一個很好聽的／ㄘ／喔！「草莓」，對，你是說／ㄘ／「草莓」不是／ㄍ／「搞莓」你說得很好！）以及給予兒童手勢或視覺提示的方式（如將手指頭往前伸，並告訴兒童：「說草莓時要記得把舌頭往前伸到牙齒後面。」）

（二）溝通情境的類化

1. 使用前引句：治療師可以設定一些前引句（verbal antecedents）以促進目標語音的類化。前引句可以使用日常生活中會說到的簡單詞彙、短

語或問句，將其用於誘發目標語音，因為個案可能會在教室或家中都會碰到使用相同前引句的狀況，例如：「你在玩什麼」、「你想吃什麼」或是「告訴我這本書的書名是什麼」等（Peña-Brooks & Hegde, 2015）。

2. 在不同情境中練習自發性說出目標語音：治療師可以設計讓兒童有機會練習目標語音的自然說話情境，前提是要先確認兒童說出正確語音的技能已穩定，例如：參加不同活動或是至社區中不同的場域／地點（如公園、遊樂場、故事屋等），藉機擴展溝通對象或變化聽眾和溝通對象。

3. 將語音治療課移到治療室之外：治療活動可以與學校課程整合、與兒童的日常活動結合、與家庭活動整合，或是直接在戶外散步時邊走邊說、在爬樓梯時邊爬邊說。

四、教師的支持

由於語音障礙／構音—音韻障礙兒童平時都是在普幼或普通班上課，因此教師與特殊教育教師可根據下面所述之建議，在教學及互動情境中幫助兒童練習其正在接受治療／教學之語音或去除之音韻歷程。

1. 請教語言治療師該兒童的語音障礙問題類型及嚴重程度，並了解矯治方式與介入目標。如果可能，可安排時間觀察其接受語音治療的教學。另外，亦可詢問治療師，在班級中教師應如何配合語音治療的教學目標，協助兒童說出正確的語音及發展正確的音韻類型。

2. 當語音障礙兒童說話時，應將注意的焦點放在其表達出來的訊息內容。

3. 根據語言治療師或特教教師所提供的特定教學方式或線索，適時提醒兒童發出正確的語音，例如可告訴兒童：「這次舌頭沒有往前伸喔！『都是』你說成『溝是』喔！」或是可適時提示兒童：「那個詞彙要

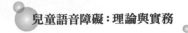

說得像你一直在練習的一樣，你聽，是這樣說的……。」

4. 了解兒童目前的語音音韻能力，並據此調整對其說話清晰度的要求。

5. 了解兒童正在接受治療的語音或音韻目標，並據此鼓勵兒童常將這些目標語音應用於對話中。教師不需過度矯正兒童的錯誤語音，或強求其使用尚無法改變的音韻類型。如果某個兒童的問題是後置音韻歷程，傾向使用／ㄎ／音替代很多語音，例如：汽球說成／ㄎㄧˋㄎㄧ ㄡˊ／，而目前已矯正為／ㄊㄧˋㄊㄧㄡˊ／，則表示他已慢慢習得接近正確的發音方式或目標語音，教師不需要常提醒他要發出完全正確的語音。

6. 每天特別安排一小段時間（如：5 至 10 分鐘）讓語音障礙兒童練習目標語音。

7. 要顧及兒童的自尊，不要在眾人面前特別提及其語音／音韻問題，或是要求他重說說錯的詞彙（語音）。此外，碰到兒童需要協助時，可以私下詢問是否需要幫忙。

8. 不要使用批評式的回饋（如：你說得很不清楚，再說一遍），應該更委婉地說：「對不起，我剛剛沒注意，你可不可以再說一遍？」或是「等我寫完這句你再告訴我。」

9. 如果兒童嘗試了 2 或 3 次，仍然無法說得很正確，不要繼續要求，可請其使用更簡單的語言結構回應。例如：使用詞彙而非句子表達。

10. 善用朗讀、對話方式幫助兒童類化矯正的目標語音。

五、小結

兒童的語音障礙經過治療後，其語音產出技能已出現明顯成效，但這並不表示語音治療已完成、可結案了，因為治療成效仍需要有類化階段來驗證。類化係指習得的技能可以反映在類似、但不是一模一樣的學習刺激

或任務上。類化可以有兩個層面，其中一個是學習刺激的類化（如：將目標語音類化到其他詞彙或語句中），另一個則是指將治療室中所學習的正確語音銜接到更自然的情境中，但仍需要協助方能應用在不同的溝通交談面向與環境。就像特教教師在班級裡教導特殊需求學生金錢的應用，也達到設定的學習目標，接下去的步驟就是實際到商店使用金錢購物。這種類化到自然的情境，也可以稱為學習移轉效應，係指個案可以將在治療室中所學習到的說話技能，廣泛地應用在所有的口說情境中。而在類化或是學習移轉部分，治療師可以教導與強化兒童監控自己構音的狀況。事實上，自我監控的歷程與個案類化構音技能是有相關的（Bowen & Cupples, 1998; Koegel et al., 1988; Shriberg & Kwiatkowski, 1990）。從一開始提供語音治療時，治療師就需要將類化整合至整體的語音治療方案中，考量與設計在治療室外兒童將習得的語音之自然應用，包括：溝通對話情境與重要他人的合作與支持。此外，一旦治療師決定個案的治療已成功，即可解除治療課，但仍需安排間隔較長的追蹤課時段。如果治療的進步情形可以在治療室外長時間維持，就表示矯治是有效的（Peña-Brooks & Hegde, 2015）。

第六節　結語

　　語音的產出是一種非常複雜的歷程，涉及語音特質與語音組合規則的內在概念化，以及神經動作控制構音器官的擺位與移動，才能讓個案以平順、快速與自動化的方式去產生想說出的語音。兒童語音障礙主要是指在語言中使用語音（如：音韻），以及如何產出語言的聲音（如，構音）相關的困難。造成語音障礙的可能原因，包括：(1)語音的音韻表徵出現損傷（如：語音結合規則的知識出現缺陷或限制）；(2)感知語音的困難（如：聽覺損傷或語音區辨問題），進而影響說出語音的能力；(3)說話

生理構造的異常（如：唇腭裂）影響言語產出機制的完整性；(4)運動言語障礙如吶吃以及兒童期言語失用症等影響了支配語音產出的動作控制路徑。此外，語音障礙的嚴重程度也會因人而異，可以是輕度（如：只出現單一語音錯誤，像是／ㄒ／音歪曲），或者更嚴重（如：省略所有聲母），造成聽者難以理解個案說話的內容，而這些因素可能會影響語音治療的取向或聚焦的層面。因此，當兒童在語言或音韻發展過程中產生語音障礙問題、需要語音治療時，需要根據完整的構音與音韻的評量，來決定使用的介入策略，以達改善自發性言語清晰度的治療成效。

語音治療成功的關鍵在辨識與確認問題，進而提供符合需求的治療方案或策略。而達到正確發出目標語音的治療成效，則需要考量適合的教學或介入模式，順勢調整教學治療策略、使用適當的教材、運用有效的增強系統，並建立以兒童特質為本的互動方式，最終達到將治療的目標語音應用於日常或自然交談的話語中。簡而言之，語音治療是一種需要顧及學、訓、用一體的設計。

兒童語音障礙有很多不同的治療或介入模式，如果一個兒童的語音問題是肇因於生理上的缺陷，團隊模式會涉及多個專業，所需的治療可能包括：手術介入以修補唇腭裂，或由語言治療師和物理治療師協同合作，以改善兒童控制自己整體的姿勢擺位和肌肉張力衰弱的問題；如果語音問題是因為聽力損傷所造成，治療應搭配助聽器的選配或人工電子耳／人工耳蝸的植入；如果兒童的問題主要只是在語音產生的困難，則可依據語音錯誤的數目、類型或異常程度，以及這些錯誤語音可被刺激的狀況決定治療的模式（單一、混合或包裹式）。

Bowen（2015）曾建議將語音障礙區分成構音異常以及音韻異常兩類。構音異常是在語音層次的困難，而音韻異常則是在音素音位層次或語音系統認知語言的組織出現問題。使用這樣的區分方式有助於實務上評估、診斷和治療工作的進行。

　　構音異常或傳統構音治療模式一次只會針對某個語音做治療／教學／矯正，例如：可能先教／ㄆ／的音，直到兒童可以精熟正確發出來，才會再繼續新的語音的教學。具體而言，本模式採取語音漸進的個別語音動作訓練方式，幫助兒童建立正確語音的產出。治療會使用分立練習方式（discrete trial），從個別語音、音節、詞彙、短語、句子，再到交談對話，循序漸進進行教學、練習與使用。

　　音韻模式則是針對兒童的音韻系統進行治療，教學重點會聚焦在音韻錯誤的類型，例如：如果兒童都是省略詞尾的語音，則會依這個類型進行治療教學（如：教導「beet peep puff」以強化這些詞彙的最後語音）。音韻本位模式的語音治療同樣是以語音產出為目標，但不是從個別語音的學習開始介入，而是從詞彙層次開始。治療所聚焦的目標語音以及錯誤語音，通常都會使用對比模式中最小或接近最小配對方式，去設計治療用之詞彙或刺激。治療包括最小配對、最大對比或循環模式等，這些治療的原則為確保兒童可以區辨詞彙之間的差異、讓兒童說出配對詞彙，以及促進目標語音的內化。音韻治療模式也可以同時顧及語言和讀寫困難，因為有很高比例的音韻異常兒童同時有讀寫和語言困難（Scies et al., 2007）。

　　其他語音治療模式則聚焦在語言和自然溝通互動／交談對話，包括：後設音韻、自然取向模式和全語言治療。這些治療聚焦在幫助兒童建立或組織語音系統，但同時也嘗試矯正或預防語言和讀寫問題。舉例而言，全語言的治療會聚焦在增加語言的複雜度，如：使用敘事教學，並同時提升整體的話語清晰度。

　　另外，治療方案中含括聽覺或言語知覺／區辨或聽覺轟炸活動，教導兒童區辨正確語音和錯誤語音的不同，對改善某些兒童語音障礙問題也可能有效。兒童被教導聽取或聽辨新的語音、練習說出新的語音，可以加成改善其正確語音的發音成效。

　　至於治療的目標選擇是以某些語音或音韻歷程為聚焦重點，通常是依

據清晰度或音韻歷程評估的結果而定。個別語音目標的決定常會以錯誤語音在語言裡出現的頻率高低而定，出現頻率較高者會被優先考量，因為以較常出現的語音為優先考量的治療目標可以增加個案話語的清晰度。同樣的想法／邏輯也可以用在音韻歷程上，亦即影響個體清晰度最嚴重的音韻歷程應該當作首要的治療目標。此外，在目標語音的決定上也應該考量個案錯誤的一致性。

此外，提供20小時或100個小時的治療時數，應依據兒童的障礙狀況而定，另外，一些科技設計的幫助也可以考慮使用。再者，治療時量身訂做、提供適當的正增強，也是一種激發兒童練習目標語音的策略。

在實務教學上，治療師或教師可以利用圖卡、字卡、注音符號卡、電腦輔助軟體、發音部位模型、鏡子、影音檔等教材教具，實施辨音訓練與構音訓練；利用個別指導或團體輔導，進行語言訓練。訓練過程應盡量寓教於樂，利用遊戲、競賽、舞台劇、角色扮演、歌唱、猜謎、朗讀等活動，製造愉快的學習氣氛、學習情境，在實際生活經驗中，讓兒童自然而然、耳濡目染地學會正確的發音。

而在家庭或是類化部分，在語言治療師的指導下，家庭成員也可一起參與治療，以增強治療成效。治療師細心建構設計的家庭作業，可以讓個案獲得額外有助益的練習。

綜合而言，過去研究指出語音障礙兒童可能會面臨社會／社交問題、被霸凌的風險，在學校學科學習也可能較會面對音韻覺識和閱讀方面的困難，這些困難會對其未來成年階段的職涯發展造成負面的影響。有鑑於社交和經濟成本的問題，語言治療領域應該要盡早診斷出這些兒童，並提供有效的治療。過去一百年來，語音障礙領域已發展出很多不同的治療模式和技巧。臨床上語言治療策略或治療模式的選擇，可能會依兒童的語音問題、錯誤類型，以及治療師的取向，而將治療重點放在個別語音、言語動作產出或非言語動作，或是音韻錯誤類型、音韻歷程等層面上。然而，不

管是用何種模式的教學，語音治療的終極目標還是需聚焦於：(1)增加個案對目標語音的覺識與認知組織；(2)提供構音位置與動作回饋；(3)將習得的目標語音應用在詞彙、語句、篇章敘事、交談對話中，成為兒童的日常。比較有效的治療模式應該是以兒童的音韻系統為本，當作是一個完整的治療的單位，據此，改善兒童的知覺、構音、音韻知識會比較有效。最後，治療模式是量身訂做，以符合個別兒童的需求，而個案想要改變的動機、投入努力程度，以及家庭的支持都會影響治療成效。

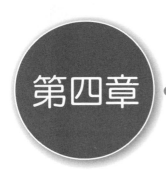

第四章

語音治療實務：個別語音與音韻歷程教學

錡寶香、陳佳儀、張旭志、謝采容、宋韋均

錡寶香、陳佳儀、張旭志

第一節 華語個別語音與音韻歷程治療介入教材編製說明

壹、教材編製緣起

　　語音障礙是學前階段兒童溝通障礙中最常見的類型（Bleile, 2015），會造成兒童在溝通與人際互動上的困難，如果未即時處理，甚至會讓問題延續到學齡階段，造成注音符號、文字閱讀與學科學習上的問題。因此，提供符合兒童需求的治療、教學與介入有其必要性。事實上，根據國外研究發現，70%左右的學前兒童接受語音障礙的治療後，都可以改善言語清晰度與溝通效能（林寶貴等人，2019；Owens & Farinella, 2019）。據此，如何提供語音障礙兒童有效的語音治療方案或教學，以改善其語音技能，專業人員責無旁貸。

　　一般而言，語音障礙會被區分成構音障礙與音韻障礙兩種類型，且治療取向也會依據這兩種類型來區分。雖然，過去語音障礙領域已發展出很多不同的治療模式或技巧，包括：傳統的動作與感覺─動作模式、音韻模式（如：對比、循環模式、複雜模式等）、語言／溝通模式，或是獨特模式〔如：動態時間性與觸覺線索模式（Dynamic Temporal and Tactile Cueing, DTTC）、Lee Silverman ／嗓音治療模式、重組口腔肌肉目標語音提示法（PROMPT）與快速改變音節療法（ReST）〕等，但不管治療實務取向採用何種模式，其基本目標都是幫助語音障礙兒童習得或建立正確的目標語音，並可實際應用於日常溝通／學習活動或情境中。

　　也因此，從較為務實的觀點來看兒童語音障礙治療，則不應該、也不需要拘泥糾結於是否採用傳統構音模式、音韻模式或自然溝通導向模式，而是應該將治療能量著眼於幫助語音障礙兒童學習正確語音的發音動作，並藉由語音區辨、語音知覺／覺識、認識話語語音特質，以及覺察與了解

自身所發出錯誤語音與正確語音之間的差異，去建立適當的語音表徵，促成語音系統的改變，並將這個知識適當地使用在說話時語詞的語音對比，改善構音技能與音韻表現，進而將習得的語音表達或產出技能應用在自然的溝通互動情境中。

　　據此，本書實務篇乃參考 Secord 等（2007）所介紹的傳統構音技能教學（即：語音位置法、動作肌肉運動知覺法、語音漸進修正法等）、前章所介紹各種音韻模式，以及一些聚焦於改變個案音韻系統的教學內涵或論述去設計語音治療教材，期望從傳統構音動作與改變音韻系統的音韻導向教學角度，去提供符合臺灣語音障礙兒童需求的教材。另外，本書中所設計的單音及音韻歷程的治療教學活動除參考 Secord 等（2007）之外，亦參考 Bleile（2015）、吳咸蘭（1990）及鍾玉梅（1995）之教材設計。具體而言，本書所設計的教材應可幫助語言治療或是特殊教育中聽語障礙組大學部或研究所學生了解語音障礙兒童的教學，也可協助初入語言治療領域的專業人員了解個別語音的治療策略與活動設計，以及抑制不同音韻歷程的切入治療或教學起點。

　　此外，為能清楚剖析與確認兒童的語音問題，以及與語音產出的相關生理及口腔動作能力，本書亦設計「口腔顏面檢查表」（如 P. 218 附件一）及「語音評量報告表」（如 P. 221 附件二）作為撰寫語音評量與分析使用，以便全面性了解語音異常兒童的語音產出技能、決定其語音錯誤類型或音韻錯誤類型（音韻歷程），據此參考使用本套教材以提供符合需求之語音治療教學。由於實務工作者通常未有足夠時間進行標準化與非正式語音評量資料的蒐集（如自然對話與敘事），因此建議可在使用「修訂學前語言障礙評量表」（林寶貴等人，2007），以及「修訂學齡兒童語言障礙評量表」（林寶貴等人，2009）評量兒童時徵求家長同意，全程錄音或錄影，並於事後使用「語音評量報告表」針對音檔或影音檔進行全面性的語音分析，包括：語音技能、語音庫存表、言語清晰度、聲母正確百分比等。

貳、適用對象

本套教材可適用的對象，包括：

1.單純語音障礙兒童。

2.特殊需求兒童／學生同時出現語音問題共病者。

參、教材內容

本套教材係從語言治療師臨床實務中常見的語音錯誤出發，整理相關教學活動及教學歷程。實務教學主要分為兩大方向：(1)傳統構音治療；(2)臨床常見音韻歷程。在個別語音的傳統構音治療部分，本書針對華語中 21 個聲母（即：ㄅ、ㄆ、ㄇ、ㄈ、ㄉ、ㄊ、ㄋ、ㄌ、ㄍ、ㄎ、ㄏ、ㄐ、ㄑ、ㄒ、ㄓ、ㄔ、ㄕ、ㄖ、ㄗ、ㄘ、ㄙ），以及 11 個韻母（即：ㄧ、ㄨ、ㄩ、ㄞ、ㄟ、ㄠ、ㄡ、ㄢ、ㄣ、ㄤ、ㄥ）設計治療教學活動，逐一介紹各聲母及韻母錯誤的引導方法及可用的詞彙練習表。在音韻歷程部分，本書則針對臨床上較常見的 11 個音韻歷程（即：後置音化、前置音化、不送氣音化、送氣化、聲隨韻母省略、複韻母省略、塞音化、聲母省略、塞擦音化、擦音化、鼻漏氣），以及 Lisping（ㄙ音）、聲調教學，設計治療教學活動。為能清楚說明臨床常見音韻歷程錯誤，更利用「修訂學前語言障礙評量表」（林寶貴等人，2007）的構音詞彙，整理錯誤範例方便讀者判斷，並分享錯誤音韻歷程的引導方法，以及可以搭配使用的實用小活動，讓此份教材更具實用性。

肆、教學活動與應用

1. 傳統構音治療實務分享：依循語音介紹、常見錯誤、語音位置法（phonetic placement）、動作肌肉運動知覺法（Moto-Kinesthetic）、語音漸進修正法（sound approximation）、語音脈絡（phonetic con-

text）、語音比喻或聯想（metaphor）、非言語口腔動作操練練習
（nonspeech oral motro exercise, NSOME）以及詞彙建議表的內容，教
學者可以依兒童語音問題或其他相關因素，挑選適合的方法或採用整
個包裹活動進行治療／教學。

2. 臨床常見音韻歷程錯誤的實務分享：以清晰明瞭的錯誤範例及音韻歷
程分析為依據，設計構音金字塔（如圖4-1所示）說明教學歷程，並提
供練習素材建議，包括：由單音開始依序進入音節、詞彙、片語、句
子、交談，設計相對應訓練教材，如含括目標語音的詞彙、片語、語
句等。此外，為了讓治療活動有趣且更接近日常溝通對話，本套教材
亦包括童謠／兒歌、繪本、遊戲設計等，以期能增進教學趣味性，提
升兒童參與意願。教材內容亦提供相關注意事項，希望讀者能獲得更
多治療的訊息完整執行教學活動。另外，為能藉由治療教學活動去重

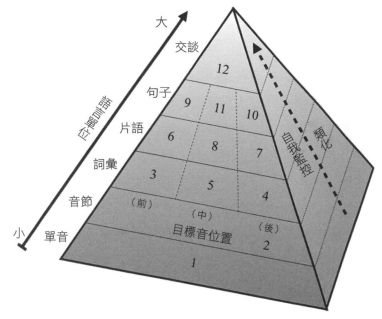

圖 4-1　構音金字塔

組語音異常兒童的語音表徵與音韻系統，本套教材亦含括語音區辨、覺察、音韻覺識以及最小配對詞彙的區辨。

3. 雖然本書所設計的治療教學活動區分為針對個別語音錯誤所設計的傳統構音教學，以及去除／抑制音韻歷程的治療教學活動，但兩者之間有很多設計理念、取向與目標皆有相同之處，因此在實務上的運用可以相通與互補。此外，個別語音或音韻歷程的教學活動設計亦可應用在其他目標語音或音韻歷程的治療。也就是說，某個語音或某個音韻歷程的教學活動，可以依個案的需求加以調整，在其他目標語音的治療與教學中應用，例如：後置歷程的教學活動，亦可應用在前置歷程的治療，只是需要改變目標語音；又如：／ㄅ／音的教學活動亦可用於／ㄆ／或／ㄉ／或不送氣化的教學活動。

伍、結語

對絕大部分兒童而言，隨著年齡的增長，會逐步達陣語音或音韻的發展里程碑，並說出清晰的話語，進行無障礙的溝通。然而，對某些兒童來說，這卻是其發展上需要面對的挑戰。這些兒童可能是單純的語音障礙兒童，也有可能是各類特殊需求兒童／學生的共病溝通問題，而其語音清晰度的問題絕對會影響到人際溝通與友伴關係的建立。因此，了解兒童的語音發展歷程，並引導其正確發出語音，對他們的發展、學習、參與融入至為重要。臨床上，語言治療師會根據兒童的狀況，透過不同的方法誘發兒童發出正確語音，並透過訓練提升語音清晰度，進而引導兒童將正確語音類化至日常生活的對話中。據此，本書作者群設計了此套語音教學教材，期望藉由臨床常用實務教學活動及概念的分享，提供語言治療與特殊教育相關領域學生、語言治療師、教學現場教師、家長及對語音教學有興趣的大眾一套可以引導兒童正確發出語音的教學方案。具體而言，本套教材的主要目標為藉由設計教學活動與治療建議，幫助對語音異常有興趣的學

生、實務工作者與家長在語音治療工作上獲得相關知識與可實務應用的治療策略，藉由專業知識、技能與投入，幫助語音異常兒童建立正確的語音技能。

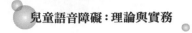

附件一

口腔顏面檢查表

錡寶香、謝采容　設計

兒童姓名：	施測者：
性別：	年齡：　　／出生年月日：
連絡住址／手機／電話：	評量日期：

評估向度	構音器官動作／外觀	題目／評估方式	計分方式	
雙唇	噘嘴： 動作範圍 - □正常 □縮小 對稱性 - □正常 □下垂 力氣 - □正常 □虛弱	噘嘴出聲 （親吻的聲音）	0	1
	微笑： 動作範圍 - □正常 □縮小 對稱性 - □正常 □下垂 其他 - _____	展唇（説ー）	0	1
	鼓起雙頰： 嘴唇力氣 - □正常 □縮小 鼻腔溢出氣流 - □無 □有		0	1
		圓唇（説ㄨ）	0	1
		連續展唇圓唇 （説ー ㄨ ー ㄨ）	0	1
		抿唇發「吧」聲	0	1
		連續鼓脹、內縮雙頰 （漱口動作）	0	1
舌頭	表面顏色：□正常 □不正常 大小：□正常 □小 □大 舌繫帶：□正常 □短小	伸出嘴外，縮回嘴內	0	1
		伸出嘴外並碰向右嘴角	0	1
		伸出嘴外並碰向左嘴角	0	1
		張嘴，舌尖抬起碰上唇	0	1

評估向度	構音器官動作／外觀	題目／評估方式	計分方式	
舌頭		張嘴，舌尖下降碰下唇	0	1
		伸出嘴外，沿著嘴唇畫圓	0	1
		彈舌動作（馬蹄聲）	0	1
下頜	請兒童打開與閉合嘴唇： 動作範圍 - □正常 □縮小 對稱性 - □正常 □偏歪 動作 - □正常 □異常	往右移	0	1
	顳顎關節（TMJ）聲音 - □無 □「喀答」聲 □「啪」聲	往左移	0	1
		連續往左右移	0	1
齒列	牙齒 - □完好 □缺牙 牙齒排列 - □齒列擁擠 □空隙齒列 □後牙開咬 □上下齒列外暴 □前牙開咬 □牙齒傾斜或異位生長			
咽	顏色 - □正常 □異常 扁桃腺 - □無 □正常 □腫大			
硬腭與軟腭	顏色 - □正常 □異常 皺褶 - □正常 □非常明顯 硬腭弓高度- □正常 □高 □低 硬腭弓寬度- □正常 □窄 □寬 腭增生組織（growths）- □無 □有 瘻管 - □無 □有 腭裂 - □無 □有 靜止時的對稱性 - □正常 □右邊較低 □左邊較低 嘔反射 - □正常 □未出現 □過度 □低度 其他 - _____			

評估向度	構音器官動作／外觀	題目／評估方式	計分方式	
其他		張嘴說ㄚ、ㄚ、ㄚ	0	1
		上排牙齒咬下嘴唇	0	1
		彈舌動作（馬蹄聲）	0	1
		輕吹一口氣	0	1
口腔輪替動作	AMR	重複十次ㄆㄚ、ㄆㄚ……	0	1
		重複十次ㄊㄚ、ㄊㄚ……	0	1
		重複十次ㄎㄚ、ㄎㄚ……	0	1
	SMR	重複五次ㄆㄚ、ㄊㄚ、ㄎㄚ……	0	1
	重複ㄆㄚ、ㄉㄧ、ㄎㄨ、ㄌㄟ、ㄐㄩ、ㄙㄛ		0	1

註：AMR 為連續且快速地重複說出單音節語音。SMR 為連續且快速地重複說。
資料來源：參考謝采容（2019）、Plante 與 Beeson（2008），以及 Shipley 與 McAfee（2021）。

附件二

語音評量報告表

錡寶香　設計

兒童姓名：	施測者：
性別：	年齡：　　／出生年月日：
連絡住址／手機／電話：	評量日期：

評量向度／訊息	評量內涵	結果摘要
背景資料	1. 相關發展史 2. 醫藥史	
日常生活的觀察	1. 人際溝通 2. 語音 3. 情緒／行為	
接受評量時的觀察	可複選： □合作 □專注 □分心 □其他（請說明）：＿＿＿＿＿＿＿	
家庭語言環境	□會受臺語、客語、原住民語，或其 　他東南亞語系語言影響 □不會受臺語、客語、原住民語，或 　其他東南亞語系語言影響	
聽力	聽力檢查報告： □正常 □聽損：右耳＿＿＿分貝 　　　　　左耳＿＿＿分貝	
視力	視力檢查報告： □正常 □弱視 □散光 □矯正戴眼鏡	

評量向度／訊息	評量內涵	結果摘要
口腔顏面檢查 口腔動作	構造組織：□正常 □異常 口腔動作：□正常 □異常	
語音技能評量	標準化評量工具： □修訂學前兒童語言障礙評量表 □修訂兒童語言障礙評量表 □國語正音檢核表 □華語構音／音韻臨床測驗工具 □華語兒童構音與音韻測驗	□正常／符合年齡發展期望 □語音障礙 錯誤語音： 傳統構音錯誤類型： □替代 □省略 □歪曲 □添加 □整體性語音不清 □四聲錯誤 音韻歷程： □前置 □後置 □塞音 □聲隨韻母省略
	連續言語樣本 （敘事／交談對話語言樣本）	語言樣本轉譯內容 錯誤語音： 傳統構音錯誤類型： □替代 □省略 □歪曲 □添加 □整體性語音不清 □四聲錯誤 □錯誤語音是否具一致性？ 音韻歷程： □前置 □後置 □塞音
語音知覺／區辨 測試	□測驗工具：_____ □非正式測試： 區辨自己錯誤語音及正確語音	

評量向度／訊息	評量內涵	結果摘要
語音庫存表		
言語清晰度		
聲母正確百分比		
可刺激性評估		
評量結果重點摘要	1. 個案出現明顯語音問題，包括：＿＿＿＿＿（錯誤語音數、錯誤語音類型、音韻歷程、言語清晰度、正確聲母百分比） 2. 語音障礙程度：□輕度 □中度 □重度 （兒童名字）的語音問題影響其溝通與學業發展：	
治療目標	1. 個別語音 2. 音韻歷程	
備註：語言能力	1. 使用之標準化評量工具 　□修訂學前語言障礙評量表 　□修訂兒童語言障礙評量表 　□兒童口語理解測驗 　□華語兒童理解與表達詞彙測驗 　□華語學齡兒童溝通及語言能力測驗 2. 評量結果百分等級：	

第二節　華語個別語音教學活動設計

ㄅ

錡寶香　設計

ㄅ／b／	
發音方式／位置	・方式：塞音，不送氣，清音。 ・位置：雙唇音。
常見錯誤	・替代： 　1. 送氣化：以送氣的／ㄆ／音取代／ㄅ／音，較用力發音造成氣流釋放太多。以送氣流的／ㄈ／音（唇齒音）取代／ㄅ／音。 　2. 以／ㄏ／音（喉擦音）取代／ㄅ／音。 ・省略：無法正確閉上雙唇發出／ㄅ／音，故省略／ㄅ／音。
引導／教學建議	
語音位置法	・示範／ㄅ／音及兒童的錯誤音，並引導兒童觀察發音過程中，雙唇擺放位置或氣流釋出量的不同。請兒童說說看這兩個語音的差別之處。 ・可以向兒童說明及示範／ㄅ／音的特徵：(1)雙唇緊閉；(2)下巴閉合；(3)軟腭合攏不打開。／ㄅ／音發音的動作容易觀察，可以請兒童具體觀察治療師雙唇緊閉再打開之動作，也可以同時給予兒童構音位置圖、大嘴指偶，或利用口腔模型示範，幫助兒童了解雙唇與舌頭正確擺放位置。 ・給予鏡子讓兒童看看自己發音時，雙唇與舌頭的擺放位置。 ・使用壓舌板：(1)將壓舌板水平地放在兒童的雙唇中間，請兒童閉起雙唇，雙唇用力含住壓舌板；(2)請兒童在壓舌板上練習打開和閉合雙唇的動作，上唇用力往下壓下唇，以及下唇用力往上推上唇；(3) 告訴兒童稍微用力往前將氣流候留在雙唇中間或是壓舌板中間，告訴兒童更用力壓住壓舌板，再快速地移開壓舌板。 ・利用棉花棒輕觸兒童的雙唇，告訴兒童這是等一下要吐出氣流的地方，請兒童閉上雙唇，並從閉起的雙唇吐出氣流。提醒兒童氣流要輕輕地慢慢吐出來。 ・將兒童的手放置在治療師或成人的嘴巴前方，說出／ㄅ／音讓兒童感受，並請他記住這個感覺。接著再請兒童自己嘗試對自己的手掌說出／ㄅ／音。 ・教導兒童：「看我的嘴巴，我們把嘴巴閉起來，再一起打開嘴巴說出燒開水的聲音：／ㄅㄛㄅㄛㄅㄛㄅㄛㄅㄛ／。」

語音位置法	・將兒童的手放置在治療師的嘴巴前方，依序說出／ㄅ／音和／ㄆ／音，讓兒童感受／ㄅ／音和／ㄆ／音的差別，覺察發／ㄅ／時，不會有明顯氣流產生。 ・可以利用手邊小工具（如：小湯匙、面紙、紙風車、吸管），放置在舌頭前三分之一，讓兒童感受發出／ㄅ／音時的氣流狀況。
動作肌肉運動知覺法	・治療師可戴上乳膠手套後，將大拇指和食指放在兒童的下唇下面的下巴處，先將下巴往上推，讓下唇和上唇靠在一起，再下拉下巴，反覆這個動作，讓兒童感受雙唇靠在一起的感覺。 ・治療師也可以先用大拇指及食指夾住自己的雙唇，施力讓雙唇閉起，再緩慢地將雙唇打開，示範後讓兒童自己拿著鏡子試試看。 ・教導兒童發出／ㄅ／或／ㄅㄚ／音時，可以把雙唇閉起來，停久一些，再突然打開，發出〔ㄅㄚ〕音。若兒童仍然有困難，則可以用手指協助他閉上雙唇。
語音漸進修正法	・由／ㄚ／音漸進： 引導兒童將嘴巴做出大大的／ㄚ／，教導其拉長／ㄚ／音，等習慣發／ㄚ／音的吐氣動作後，再指示其緊閉雙唇、打開雙唇發出「ㄅㄚ」音（ㄚ⋯⋯⋯⋯⋯⋯ㄅㄚ）。 ・由／ㄇ／音漸進： 1. 以手觸摸嘴唇或鼻翼，分辨振動的有無，比較／ㄅ／、／ㄇ／的不同，再以上述語音位置法或動作肌肉運動知覺法，教導／ㄅ／音及含括／ㄅ／音的音節與詞彙。 2. 拿一個冰過的鏡子放在兒童的上唇和鼻子中間，讓他感受發出／ㄇ／音時會有氣流從鼻子跑出來。 3. 輕輕地捏住兒童的鼻子，讓他感受減少的鼻音。 ・由／ㄆ／音漸進： ／ㄅ／與／ㄆ／音的不同主要是在氣流釋放的差異，因此可以請兒童閉攏雙唇，停久一些，再突然打開，發出／ㄅㄚ／音。另外，也可引導兒童比較／ㄅㄚ／與／ㄆㄚ／送氣量之不同（如：／ㄆ／音吹出的氣比較多）。 ・以／ㄏ／音漸進修正： 先讓兒童發出長長的／ㄏ／音，再慢慢地閉起雙唇，讓兒童繼續在閉著雙唇時發出聲音，感受嘴巴裡的氣流愈來愈多。接著再張開嘴巴，把氣流吐出，感受把氣流噴出的感覺。

語音脈絡	・若兒童無法發出正確的／ㄅ／單音，建議可以先從／ㄅㄚ／、／ㄅㄨ／、／ㄅㄧ／開始練習。尤其是／ㄅㄚ／，因為／ㄅ／為雙唇緊閉後打開所發出之語音，而／ㄚ／音是嘴巴張開，聲帶振動即可產出之語音，可以幫助兒童更容易發出／ㄅ／音。 ・練習／ㄅ／音時，可以選取／ㄅ／音在詞首或詞中的詞彙，例如：壁虎、鼻子、布鞋、布丁、冰箱、棒球、斑馬、暴龍、背包、貝殼、鉛筆、冰棒、手錶、麵包、棉被、漢堡、小籠包、北極熊、爆米花、冰淇淋、玻璃杯等。 ・另外，若發現兒童在發／ㄅ／音時與某個語音放在一起會正確發出，也可用其作為促發正確語音產出的語音。先以這個詞彙去帶出其他含括／ㄅ／音的詞彙。
語音比喻或聯想	・／ㄅ／音像什麼？ 像是汽車哺哺哺的聲音。 像按喇叭的聲音叭叭叭。 像開香檳／ㄅㄛ／的聲音。
非言語口腔動作操練練習	・強化嘴唇動作範圍的操練： 1. 拉開縮回：請兒童拉開嘴唇微笑並維持 5 秒鐘，重複 5 次。 2. 嘟嘴要親親：請兒童嘟嘴做親吻動作並維持 5 秒鐘，重複 5 次。 3. 微笑親親：請兒童用誇張的動作拉開嘴唇微笑後，再嘟嘴親親。 ・強化雙唇閉攏的動作： 1. 用手將上唇下唇緊壓在一起，重複 5 次。 2. 將壓舌板放置在兒童上下唇之間，並請兒童雙唇用力夾住壓舌板，治療師再試著將壓舌板抽出移開，重複 5 次。 3. 鱈魚香絲拔河：將半條鱈魚香絲（或其他長條零食，如：魷魚絲、軟質的牛肉／豬肉乾或蒟蒻條等）放在兒童嘴巴，請其用嘴巴緊緊咬住，治療師會試著將鱈魚香絲拉出來。 ・強化氣流控制的吹氣動作（相關活動亦可參考／ㄆ／音）： 1. 吹紙蜜蜂：用紙畫一隻蜜蜂，將其黏貼在塑膠刀或免洗筷上，對著蜜蜂吹氣或發出／ㄅ／音，同時看紙蜜蜂是否有移動。 2. 吸管釣魚比賽：用紙畫 20 隻小魚並剪下，同時準備多支吸管。將小紙魚放置桌上，請兒童使用吸管將這些紙魚吸起來。

詞彙建議表	
詞首	鼻子、棒球、布丁、餅乾、斑馬
詞中	蛋餅、麵包、漢堡、鉛筆、棉被
三音節（三字）詞	冰淇淋、小籠包、北極熊、爆米花、荷包蛋
雙音節（雙字）詞中兩個音節皆含目標語音	爸爸、抱抱、白板、寶寶、寶貝、背包

夊

錡寶香　設計

夊 / b /	
發音方式／位置	・方式：塞音，送氣，清音。 ・位置：雙唇音。
常見錯誤	・替代： 　1. 不送氣化：以／ㄅ／音取代／夊／音。 　2. ／ㄈ／音取代／夊／音。 　3. 以／ㄏ／音取代／夊／音。 ・省略：無法正確閉上雙唇發出／夊／音，故省略／夊／音。 ・歪曲：氣流過多或氣流不足，無法正確發音。
引導／教學建議	
語音位置法	・示範／夊／音及個案的錯誤音，並引導兒童觀察發音過程中，雙唇擺放位置或氣流釋出量的不同。請兒童說說看這兩個語音的差別之處。 ・請兒童先緊閉雙唇，將雙頰鼓起讓嘴巴內充滿空氣，再將空氣一瞬間吹出（在練習過程中，需要提醒兒童閉起雙唇、鼓起雙頰吹氣。最後再慢慢引導減少雙頰吹鼓的動作，只保留氣流衝出）。 ・準備吸管、面紙、羽毛或撕成長條狀的紙，將其放置在兒童的雙唇前，請兒童將雙頰的空氣吹出，以吹動吸管／羽毛／長條狀的紙（在練習過程中，需要請兒童先閉起雙唇，讓雙頰充滿空氣後再吹氣）。 ・將壓舌板水平地放在兒童的雙唇中間，請兒童閉起雙唇，雙唇用力含住壓舌板後再請其吹氣。 ・先請兒童大力吐一口很長的氣，再請兒童利用雙唇將氣流分成短的氣流噴出，並要愈來愈短（練習吐出長長的氣→短短的氣→最短的氣）。 ・利用棉花棒輕觸兒童的雙唇，告訴他這是等等要吐出氣流的地方，請兒童閉上雙唇，並從閉起的雙唇吐出氣流。提醒兒童氣流是要快速地跑出，而不是慢慢吐出。 ・將兒童的手放置在治療師或成人的嘴巴前方，說出／夊／音讓兒童感受，並記住這個感覺。接著再請兒童自己嘗試對自己的手掌說出／夊／音。

語音位置法	・治療師拿起兒童的手背，發出／ㄆㄨ／音節，讓兒童感受氣流從嘴巴出來的感覺。
	・教導兒童說出／ㄆ／音，且同時吹動紙風車，讓兒童觀察與了解氣流需要又快又短地吹出來。
	・與兒童一起用鏡子觀察雙唇閉合情形，再將衛生紙撕成細條，放在兒童唇前，指導他先緊閉雙唇，再打開嘴唇說出／ㄆ／音，若能正確發出／ㄆ／音，衛生紙條會被吹動。若是送氣不足，則可要求兒童將雙唇緊閉，發／ㄆ／音時輕輕送氣。
	・治療師發出／ㄆㄚ／音節時，可以用自己的手作為大嘴巴手偶，將手指頭全合攏，再突然打開；或是在發出／ㄆ／音之前，先將手指頭放在下唇。
	・教導兒童：「看我的嘴巴，把你的嘴巴閉起來，我們一起打開嘴巴說出鞭炮聲音／ㄆㄚㄆㄚㄆㄚㄆㄚㄆㄚㄆㄚ／。」
動作肌肉運動知覺法	・治療師可戴上乳膠手套後，將大拇指和食指放在兒童的下唇下面的下巴處，先將下巴往上推，讓下唇和上唇靠在一起，再下拉下巴。反覆這個動作，讓兒童感受雙唇靠在一起的感覺。
	・治療師也可以先用大拇指及食指夾住自己的雙唇，施力讓雙唇閉起，再緩慢地將雙唇打開，示範後讓兒童自己拿著鏡子試試看。
	・教導兒童發出／ㄆ／或／ㄆㄚ／音節時，若兒童仍然有困難，則可以用手指協助他閉上雙唇。
語音漸進修正法	・以／ㄇ／音漸進修正：
	1. 先告訴兒童／ㄆ／音就像沒有出聲的／ㄇ／音一樣。
	2. 拿一個冰過的鏡子放在兒童的上嘴唇和鼻子中間，讓他感受發出／ㄇ／音時會有氣流從鼻子跑出來。
	3. 輕輕捏住兒童的鼻子去感受減少的鼻音。
	・以／ㄅ／音漸進修正：
	請兒童發出／ㄅㄅㄅ／的聲音，並告訴兒童現在不要發出聲音只要吹氣，引導兒童比較／ㄅ／音和／ㄆ／音的不同（如：／ㄆ／音吹出的氣比較多）。
	・以／ㄏ／音漸進修正：
	先讓兒童發出長長的／ㄏ／音，再讓他慢慢地閉起雙唇，繼續在閉著雙唇時發出聲音，感受嘴巴裡有的氣流愈來愈多。接著再張開嘴巴，把氣流吐出，感受把氣流噴出的感覺。

語音脈絡	・若兒童無法發出正確的ㄆ單音，建議可以先從／ㄆㄚ／、／ㄆㄨ／、／ㄆㄧ／開始練習。尤其是／ㄆㄚ／，因為／ㄆ／為雙唇緊閉後打開所發出的語音，而／ㄚ／音亦是嘴巴張開，聲帶振動即可產出的語音，可以幫助兒童更容易發出／ㄆ／音。 ・練習／ㄆ／音時，可以選取／ㄆ／音在詞首的詞彙，例如：怕怕、跑跑、爬爬、屁屁、皮球、皮鞋、葡萄、瀑布、蘋果、瓶子、拼圖等。 ・另外，若發現兒童在發／ㄆ／音時與某個語音放在一起會正確發出，也可作為促發正確語音產出的語音。先以這個詞彙去帶出其他含括／ㄆ／音的詞彙。
語音比喻或聯想	・ㄆ音像什麼？ 像是拍拍手，啪啪啪的聲音。 像是打開可樂／ㄆㄚ／一聲。 像鞭炮爆炸劈劈啪啪的聲音。
非言語口腔動作操練練習	・我是小金魚：教導兒童像金魚一樣張嘴、閉嘴。治療師可以拿出金魚的圖片或影片，引導兒童做出連續打開／閉合、打開／閉合嘴唇的動作，再進而教導／ㄆㄚ／音節。 ・吹個飛吻吧：將一手的指尖放在嘴唇上，做出飛吻動作，將氣流往外送，同時將手從嘴唇處移開。 ・吹氣練習：可以藉由以下活動練習雙唇動作對氣流的控制。 1. 吹泡泡。 2. 吹紙花：將一朵小紙花黏貼在筆尖後面，對著小花吹氣或發出／ㄆ／音，同時看紙花是否有移動。 3. 吹紙蝴蝶：用紙畫一隻蝴蝶，將其黏貼在吸管或免洗筷上，對著蝴蝶吹氣或發出／ㄆ／音，同時看紙蝴蝶是否有移動。 4. 鐵湯匙霧霧的：拿一根大的鐵湯匙，對著湯匙吹氣，會看見湯匙上有霧氣。 5. 吹小乒乓球大賽：準備幾個塑膠碗或杯子，以及 10 個小乒乓球作為活動的教材。請兒童和同伴或治療師將乒乓球吹到杯子或碗內，再計算吹進之球數，據此給予小禮物增強。 6. 使用生日派對用品——派對吹笛：假裝要開生日派對，治療師和兒童都戴上生日派對帽，一起或輪流吹派對吹笛。 7. 我要裝萌：學小嬰兒吹口水泡泡。

非言語口腔動作操練練習	·結合韻母的動作練習：請兒童慢慢地連續發出／ㄆㄚ、ㄉㄚ、ㄅㄚ、ㄍㄚ／四個音，感覺三個音的構音位置差異，以及氣流控制的不同，並隨著兒童對於不同構音位置與方式的交替動作掌握愈來愈熟練，可以嘗試加快語速練習。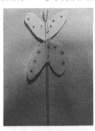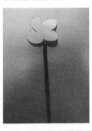

詞彙建議表	
詞首	葡萄、朋友、蘋果、螃蟹、拼圖
詞中	卡片、站牌、水瓶、巫婆、害怕
三音節（三字）詞	撲克牌、乒乓球、蓮蓬頭、爬樓梯、吹泡泡
雙音節（雙字）詞中兩個音節皆含目標語音	婆婆、泡泡、屁屁、品牌、拍拍、怕怕

ㄇ

宋韋均　設計

ㄇ	
發音方式／位置	・方式：鼻音，不送氣，濁音。 ・位置：雙唇音。
常見錯誤	・替代（前置音化）：以雙唇音的〔ㄅ〕音取代／ㄇ／音。 ・省略：無法正確將唇閉合，發音時直接發出母音，省略／ㄇ／音。
引導／教學建議	
語音位置法	・示範／ㄇ／音及兒童的錯誤音，並引導兒童觀察發音過程中，嘴唇的動作與聲音出現的時間點不同。請兒童說說看這兩個音的差別在哪裡？ ・可以給予鏡子讓兒童看看自己發音時，雙唇閉上又張開的動作，例如：發「媽」時，嘴唇慢慢打開的動作。 ・因為／ㄇ／音發音過程是氣流通過鼻腔發出，可以同時給予兒童構音位置圖或利用口腔模型示範，幫助兒童了解鼻腔的位置。 ・將兒童的一隻食指放置於自己的鼻樑或鼻翼的位置，並將另一隻食指放置於大人鼻子同樣的位置上。大人先發出／ㄇ／的聲音，讓兒童知道手指有感覺到振動就表示自己唸對了（即代表氣流有經過鼻子）。 ・對於鼻音不足的兒童，大人可以示範嘴唇閉緊並露出牙齒發「嗯」長音，一邊漸漸張開嘴巴，過程中的「嗯」音並沒有任何改變，讓兒童知道發音過程的氣流是經過鼻子，嘴型不是重點。
動作肌肉運動知覺法	・先請兒童將雙唇閉起，接著大人將自己的食指與中指平行貼著兒童雙唇上下方後請兒童發出長音，在持續發聲的過程中大人緩緩地將兩根手指張開，引導兒童張嘴，藉以發出〔ㄇㄚ〕的聲音。
語音漸進修正法	・請兒童練習打招呼時使用「嗯ㄇㄚ」做親吻的聲音。練習穩定後，配上聲調可以對應到「媽、馬、嬤」等詞彙／概念，且若是在對應的溝通情境中，可讓這些大人立刻對兒童回應稱讚：「好聽，你在叫我耶！」 ・示範一邊發「嗯」時，一邊搖頭，再發出「沒」。

語音脈絡	·請兒童練習先閉唇發長音「嗯～」，接著發長音／ㄟ／。將兩音連結習慣、穩定後，再嘗試先發長音／ㄟ／，然後一邊漸閉嘴唇、再漸開嘴唇，開閉交替。 ·接下來可以練習使用在情境，如：沒、妹、咩（羊叫聲）。
語音比喻或聯想	·／ㄇ／音像什麼？ 　像蚊子的聲音。 　像擤鼻涕的聲音。 　像東西好吃的聲音。
非言語口腔動作操練練習	·使用唱遊活動或慶生／生日趴遊戲或情境，讓想吃蛋糕的兒童假裝成蚊子飛到前面表演，用「蚊子的聲音」哼唱生日快樂歌，就可得到叉子插一片蛋糕。 ·可以用嘴唇抿住一片海苔，協助抿唇，再發出「嗯～嘛」好吃的聲音。

詞彙建議表	
詞首	沒有、忙碌、玫瑰、明天、賣菜
詞中	什麼、阿嬤、棉花、我們
三音節（三字）詞	有沒有、小蜜蜂、牛肉麵、白日夢、買衣服、摩托車
雙音節（雙字）詞中兩個音節皆含目標語音	媽媽、祕密、摸摸、滿滿、慢慢、眉毛、貓咪、木馬

ㄈ

張旭志　設計

ㄈ	
發音方式／位置	・方式：擦音、不送氣、清音。 ・位置：唇齒。
常見錯誤	・替代（雙唇音化）：以雙唇音〔ㄅ〕取代／ㄈ／音。
引導／教學建議	
語音位置法	・先由大人示範正確的／ㄈ／音以及錯誤的語音。接著詢問兒童這兩個聲音聽起來一樣或不一樣、眼睛看到的構音動作是否相同？當兒童知道兩者的不同時，試著讓兒童說出兩者差異。如果兒童無法正確說出，則由大人描述給兒童聽。 ・教導正確的語音動作：告訴兒童／ㄈ／音需要將下唇向內縮，並將上門齒靠近內縮的下唇形成狹小的縫隙，接著將口中氣流緩緩吹至該縫隙。 ・由於／ㄈ／較容易藉由鏡子觀看到正確動作，因此可以擺放鏡子於大人與兒童面前。先由大人示範後，再由兒童跟著模仿動作。 ・接下來請兒童將手背靠近嘴巴，當說出／ㄈ／音時，請兒童感受手背的氣流經過。
動作肌肉運動 知覺法	・先請兒童張開嘴巴，接著大人將大拇指貼於兒童的下巴處。然後將大拇指向上推，誘發兒童做出下唇內縮的動作。
語音漸進修正法	・先請兒童做出「咬下唇」的動作，並輕輕地將氣吹至牙齒。 ・當兒童正確做出動作後，再請兒童微微打開嘴唇，並讓兒童持續吹氣。 ・吹出氣後，請兒童不中斷地接續結合／ㄨ／、／ㄚ／、／ㄛ／這些韻母唸出。
語音脈絡	・如果兒童已能發出正確唸出上述的單音節語音，建議可以開始練習結合雙韻母（／ㄟ／、／ㄡ／）以及聲隨韻母（／ㄢ／、／ㄣ／、／ㄤ／、／ㄥ／）的音節。 ・在進入單音節練習時，亦可利用「飛」這個字開始。 ・當逐漸熟悉之後，就可以嘗試結合其他的韻母，但建議先從單韻母開始，再結合雙韻母以及聲隨韻母。

語音比喻或聯想	・／匚／音像什麼？ 　像是摩托車開始發動的聲音匚ㄨ～匚ㄨ～匚ㄨ。 　像是賽車在跑的聲音匚ㄨ～匚ㄨ～匚ㄨ。
非言語口腔動作 操練練習	・請兒童練習下唇向上移動蓋住上唇的動作。 ・請兒童練習上唇向下移動蓋住下唇的動作。

詞彙建議表	
詞首	飛機、方塊、佛祖、風箏、粉筆、番茄、孵蛋、帆船
詞中	蜜蜂、颱風、豆腐、白飯、衣服、麵粉、相反、攤販
三音節（三字）詞	正方形、長方形、大風吹、颱風眼
雙音節（雙字）詞 中兩個音節皆含目 標語音	風帆、豐富、夫婦、防腐、狒狒

ㄉ

謝采容　設計

ㄉ	
發音方式／位置	・方式：塞音，不送氣，清音。 ・位置：舌尖音。
常見錯誤	・替代： 　1. 後置音化：以舌根音／ㄍ／音取代／ㄉ／音。 　2. 送氣化：以送氣／ㄊ／音取代／ㄉ／音。 ・省略：發音時，舌頭沒有動作，以致／ㄉ／音消失。 ・歪曲：發音時，錯誤地使用鼻腔共鳴，導致／ㄉ／音歪曲。
引導／教學建議	
語音位置法	・示範／ㄉ／音及兒童的錯誤音，並引導兒童觀察發音過程中，氣流或舌頭擺放位置的不同。請兒童説説看這兩個音的差別在哪裡？ ・／ㄉ／音發音過程是「將舌尖抵放在齒槽脊（alveolar ridge）的位置，之後快速地下收舌頭」。可以同時給予兒童構音位置圖，或利用口腔模型示範，幫助兒童了解舌頭正確擺放位置。 ・引導兒童發／ㄉ／音的時候，需要同時注意舌頭的動作和力量。 ・告訴兒童説／ㄉ／音時，舌尖要先放在兩個門牙後面的齒槽脊位置，可以使用棉棒或筷子輕輕碰觸，協助兒童了解舌頭的擺放位置。 ・使用鏡子讓兒童觀察正確的發音位置。
動作肌肉運動 知覺法	・大人可以將手指放在兒童下巴靠近舌尖的地方，向上向前推，讓兒童感受到舌尖向前向上頂的感覺。 ・可以輕輕地用手固定住兒童的下巴，讓兒童練習舌尖碰觸齒槽脊的上抬和下收動作。
語音漸進修正法	・請兒童先練習發／ㄅ／音數次，再試著將舌尖放在嘴唇中間發／ㄅ／音數次，接著用舌尖和上嘴唇發／ㄅ／音數次，最後請兒童嘗試將舌尖放置在上門牙後方齒槽脊的位置發出／ㄉ／音。 ・請兒童先練習發長音／ㄜ／，再試著將舌尖放置在上門牙後方齒槽脊的位置阻斷／ㄜ／音，將著再將舌尖離開；來回重複多次這些動作，並慢慢加快速度；聽起來會像／ㄜ…ㄉ…ㄜ…ㄉ／的聲音。 ・請兒童先練習發／ㄊ／音數次，再試著轉換成有聲的／ㄉ／音。

語音脈絡	·若兒童無法發出正確的ㄉ單音，建議可以嘗試／ㄉ一／音，因為／一／音的舌頭位置，可以幫助兒童更容易發出／ㄉ／音。 ·引導兒童模仿時鐘「滴答、滴答」的聲音，進行練習。 ·進行詞彙練習時，亦可以從／ㄉ一／相關字放在詞首的詞彙開始練習，例如：蛋糕、電話、地板……，隨著兒童愈來愈熟練，可以將／ㄉ／音與不同韻母結合，甚至可以將兒童易錯的音與目標音／ㄉ／音放在同一詞彙或句子中練習。
語音比喻或聯想	·／ㄉ／音像什麼？ 　像下雨的聲音，滴答滴答。 　像機關槍的聲音，噠噠噠。 　像敲東西的聲音，咚咚咚。
非言語口腔動作操練練習	·可以嘗試用棉棒或筷子沾一些兒童喜歡的食物、味道，例如：果醬、優格或蜂蜜等等，抹在兒童説／ㄉ／音時舌尖要放置的齒槽脊位置，讓兒童嘗試用舌尖將食物舔下來，練習舌頭的動作。 ·吐籽遊戲：可以讓兒童嘗試將舌尖伸出來放在嘴唇中間，説「噗」的聲音以及做出吐籽的動作；或是將一小顆水果籽（橘子、葡萄、西瓜等等）放在兒童的舌尖處，請他用力向前吐，練習舌頭的力量以及舌頭前伸後縮的動作。

詞彙建議表	
詞首	大象、打球、蛋糕、豆花、刀子、肚子、讀書、動物
詞中	布丁、拖地、掃地、口袋、紅豆、雞蛋、蝴蝶、耳朵
三音節（三字）詞	看電視、打電話、布袋戲、有多少、小叮噹、對不起
雙音節（雙字）詞中兩個音節皆含目標語音	弟弟、電燈、等待、倒掉、跌倒、丟掉、斷掉、叮咚

ㄊ

謝采容　設計

ㄊ	
發音方式／位置	・方式：塞音，送氣，清音。 ・位置：舌尖音。
常見錯誤	・替代： 　1. 後置音化：以舌根音／ㄍ／、／ㄎ／音取代／ㄊ／音。 　2. 不送氣化：以不送氣／ㄉ／音取代／ㄊ／音。 　3. 擦音化：以擦音／ㄙ／音取代／ㄊ／音。 ・省略：發／ㄊ／音時，舌頭沒有動作，以致／ㄊ／音消失。 ・歪曲：發／ㄊ／音時，錯誤地使用到鼻腔共鳴，導致／ㄊ／音歪曲。
引導／教學建議	
語音位置法	・示範／ㄊ／音及兒童的錯誤音，並引導兒童觀察發音過程中，氣流或舌頭擺放位置的不同。請兒童說說看這兩個音的差別在哪裡？ ・／ㄊ／音發音過程是「將舌尖抵放在齒槽脊（alveolar ridge）的位置，之後快速地下收舌頭，且吐出氣流」。可以同時給予兒童構音位置圖，或是利用口腔模型示範，幫助兒童了解舌頭正確擺放位置。 ・在引導兒童發／ㄊ／音的時候，需要同時注意舌頭的動作、力量以及氣流釋放。 ・引導兒童說／ㄊ／音時，舌尖要先放在兩個門牙後面的齒槽脊位置，可以使用棉棒或筷子輕輕碰觸，協助兒童了解舌頭的擺放位置。 ・使用鏡子讓兒童觀察正確的發音位置。 ・氣流釋放教學：教導兒童說／ㄊ／音時，要加入氣流。大人可以將兒童的手放置在我們的嘴巴前方，說／ㄊ／音，讓兒童感受發音過程會有氣流產生。 ＊小技巧：利用一些小工具，例如，衛生紙、紙張等輕量的物品，放置於兒童嘴巴前方，在兒童練習說／ㄊ／音時，注意有沒有氣流讓物品飄起。
動作肌肉運動知覺法	・可以將我們的手指放在兒童下巴靠近舌尖的地方，向上向前推，讓兒童感受到舌尖向前向上頂的感覺。 ・輕輕地用手固定住兒童的下巴，讓兒童練習舌尖碰觸齒槽脊的上抬和下收動作。

語音漸進修正法	・請兒童先練習發／ㄆ／音數次，再試著將舌尖放在嘴唇中間發／ㄆ／音數次，接著用舌尖和上嘴唇發／ㄆ／音數次，最後請兒童嘗試將舌尖放置在上門牙後方齒槽脊的位置發出／ㄊ／音。 ・請兒童先練習發／ㄅ／音數次，再試著發出只有氣音的／ㄅ／音，可讓兒童手放在嘴巴前面感受氣流。
語音脈絡	・若兒童無法發出正確的／ㄊ／單音，建議可以嘗試／ㄊ一／音，因為／一／音的舌頭位置，可以幫助兒童更容易發出／ㄊ／音。 ・跟兒童模仿跳舞「踢踢踏、踢踢踏」的聲音，進行練習。 ・進行詞彙練習時，亦可以從／ㄊ一／相關字放在詞首的詞彙開始練習，例如：踢球、甜甜圈、題目……，隨著兒童愈來愈熟練，可以將／ㄊ／音與不同韻母結合，甚至可以將兒童易錯的音與目標音／ㄊ／音放在同一詞彙／句子中練習。
語音比喻或聯想	・／ㄊ／音像什麼？ 像踏步的聲音，踢踏踢踏。
非言語口腔動作操練練習	・可以嘗試用棉棒或筷子沾一些兒童喜歡的食物、味道，例如：果醬、優格或蜂蜜等等，抹在說／ㄊ／音時舌尖要放置的齒槽脊位置，讓兒童嘗試用舌尖將食物舔下來，練習舌頭的動作。 ・吐籽遊戲：可以讓兒童嘗試將舌尖伸出來放在嘴唇中間，說「噗」的聲音以及做出吐籽的動作；或是將一小顆水果籽（橘子、葡萄、西瓜等等）放在兒童的舌尖處，請他用力向前吐，練習舌頭的力量以及舌頭前伸後縮的動作。

詞彙建議表	
詞首	天空、兔子、颱風、湯匙、糖果、同學、跳舞
詞中	葡萄、小偷、樓梯、客廳、拼圖、雞腿、海豚、吉他、身體
三音節（三字）詞	腳踏車、外太空、小提琴、甜甜圈、聽聽看、動動頭
雙音節（雙字）詞中兩個音節皆含目標語音	天天、痛痛、貼貼、兔兔、陶土、聽筒

ㄋ

謝采容　設計

ㄋ	
發音方式／位置	・方式：鼻音，不送氣，濁音。 ・位置：舌尖音。
常見錯誤	・替代： 　1. 塞音化：以塞音／ㄉ／音取代／ㄋ／音。 　2. 邊音化：以邊音／ㄌ／音取代／ㄋ／音。 ・省略：發音時，舌頭沒有動作，以致／ㄋ／音消失。
引導／教學建議	
語音位置法	・示範／ㄋ／音及兒童的錯誤音，並引導兒童觀察發音過程中，氣流或舌頭擺放位置的不同。請兒童說說看這兩個音的差別在哪裡？ ・因為／ㄋ／音發音過程是「舌尖抵放在齒槽脊的位置，之後快速地下放舌頭」。可以同時給予兒童構音位置圖，或利用口腔模型示範，幫助兒童了解舌頭正確擺放位置。 ・在引導兒童發／ㄋ／音的時候，需要同時注意舌頭的動作、力量以及鼻腔氣流。 ・告訴兒童說／ㄋ／音時，舌尖要先放在兩個門牙後面的齒槽脊位置，可以使用棉棒或筷子輕輕碰觸，協助兒童了解舌頭的擺放位置。 ・使用鏡子讓兒童觀察正確的發音位置。 ・鼻腔氣流教學：教導兒童說／ㄋ／音時，鼻子要有氣流釋放。讓兒童規律用鼻子呼吸後，嘗試在嘴巴閉著的狀態下說／ㄚ／，讓氣流可以從鼻腔出來。 ＊小技巧：可以拿鏡子（鏡面朝上）、衛生紙或紙張放在兒童的鼻孔下方，讓兒童規律用鼻子呼吸，並專注於氣流有沒有讓鏡面出現霧氣或有沒有讓物品飄動。
動作肌肉運動知覺法	・將手指放在兒童下巴靠近舌尖的地方，向上向前推，讓兒童感受到舌尖向前的感覺；並同時碰觸兒童的鼻子，提醒鼻氣流的釋放。 ・輕輕地用手固定住兒童的下巴，讓兒童練習舌尖碰觸齒槽脊的上抬和下收動作。

語音漸進修正法	・請兒童將手指放在鼻子上，練習發長音／ㄚ／，再試著將舌尖放置在上門牙後方齒槽脊的位置阻斷／ㄚ／音，接著再將舌尖離開；來回重複多次這些動作，並慢慢地加快速度；聽起來會像／ㄚ…ㄋㄚ…ㄚ…ㄋㄚ…／；若有氣流從鼻腔出來，兒童透過手指，可以感受到鼻子的震動。 ・請兒童先練習發長音／ㄇ／，並試著將舌尖放置在上門牙後方齒槽脊的位置，接著輕輕張開嘴巴並加入／ㄚ／音。
語音脈絡	・若兒童無法發出正確的／ㄋ／單音，建議可以先從／ㄋㄚ／或／ㄋ一／開始練習，因為／ㄚ／、／ㄜ／的舌頭位置，可以幫助兒童更容易發出／ㄋ／音。
語音比喻或聯想	・／ㄋ／音像什麼？ 像蚊子的聲音。 像車子引擎的聲音。
非言語口腔動作操練練習	・可以嘗試用棉棒或筷子沾一些兒童喜歡的食物、味道，例如：果醬、優格或蜂蜜等等，抹在兒童說／ㄋ／音時舌尖要放置的齒槽脊位置，讓兒童嘗試用舌尖將食物舔下來，練習舌頭的動作。

詞彙建議表	
詞首	黏土、內褲、那個、男生、你們、檸檬、農夫、鈕扣
詞中	小鳥、電腦、孫女、可能、溫暖、乳牛
三音節（三字）詞	捏黏土、一年級、新年到、冰奶茶、扭一扭、能不能
雙音節（雙字）詞中兩個音節皆含目標語音	牛奶、奶奶、尿尿、捏捏、黏黏、濃濃

ㄌ

謝采容　設計

ㄌ	
發音方式／位置	・方式：邊音，不送氣，濁音。 ・位置：舌尖音。
常見錯誤	・替代： 　1. 塞音化：以塞音／ㄍ／音取代／ㄌ／音。 　2. 鼻音化：以鼻音／ㄋ／音取代ㄌ音。 ・省略：發音時，舌頭沒有動作，以致／ㄌ／音消失。
引導／教學建議	
語音位置法	・示範／ㄌ／音及兒童的錯誤音，並引導兒童觀察發音過程中，氣流或舌頭擺放位置的不同。請兒童說說看這兩個音的差別在哪裡？ ・說明與示範／ㄌ／音發音過程：「教導兒童將舌尖往上翹，抵放在齒槽脊的位置，之後快速地下放舌頭」。可以同時給予兒童構音位置圖，或利用口腔模型示範，幫助兒童了解舌頭正確擺放位置。 ・在引導兒童發／ㄌ／音的時候，需要同時注意舌頭的動作和力量。 ・告訴兒童說／ㄌ／音時，舌尖要上翹並放在兩個門牙後面的齒槽脊位置，可以使用棉棒或筷子輕輕碰觸，協助兒童了解舌頭的擺放位置。 ・使用鏡子讓兒童觀察正確的發音位置。 ・利用手指指尖模擬舌尖上翹抵住齒槽脊並快速下放的動作。 ・請兒童嘴巴張大，或是大人可以輕輕地用手固定住兒童的下巴，讓兒童練習舌尖上翹抵住齒槽脊的上抬和下放動作，過程中，避免兒童做出圓唇的動作。
動作肌肉運動知覺法	・將中指指尖放在兒童下巴靠近舌尖的地方，向上推，讓兒童感受到舌尖向上頂的感覺。
語音漸進修正法	・請兒童練習發長音／ㄚ／，再試著將舌尖上翹抵在上門牙後方齒槽脊的位置阻斷／ㄚ／音，接著再移開舌尖；來回重複多次這些動作，並慢慢地加快速度。這樣的練習會發出聽起來會像／ㄚ－ㄌㄚ－ㄚ－ㄌㄚ－／。

語音脈絡	・若兒童無法發出正確的／ㄌ／單音，建議可以先從／ㄌㄚ／開始練習，因為／ㄚ／的舌頭位置，可以幫助兒童更容易發出／ㄌ／音。
語音比喻或聯想	・／ㄌ／音像什麼？ 像唱歌的聲音，拉拉拉～ 像電話的聲音，鈴鈴鈴～
非言語口腔動作操練練習	・可以請兒童嘗試將舌頭上翹頂住食物（可給予黏性較強的食物，例如：海苔或是起司片等等），撐愈久愈好，要注意只有舌頭可以動，頭和脖子都不可以動。 ・可以嘗試用黏性較強的食物，例如：小塊的麻糬或軟糖，黏在兒童說ㄌ音時舌尖要放置的齒槽脊位置，讓兒童嘗試用舌尖將食物推下來，練習舌頭的動作。 ・升旗遊戲：讓兒童用舌頭上翹的動作模擬旗子上升，可以請兒童先緩慢伸出舌頭，然後再慢慢地將舌頭上翹，持續到最高的地方再停下來。

詞彙建議表	
詞首	老虎、藍色、綠色、梨子、兩個、輪胎、冷氣
詞中	恐龍、快樂、窗簾、打雷、回來
三音節（三字）詞	紅蘿蔔、養樂多、三輪車、梅花鹿、瓦斯爐、巧克力
雙音節（雙字）詞中兩個音節皆含目標語音	累累、涼涼、拉鍊、輪流、亮亮

《

陳佳儀　設計

《	
發音方式／位置	・方式：塞音，不送氣，清音。 ・位置：舌根音。
常見錯誤	・替代： 　1. 前置音化：以舌尖音／ㄉ／、／ㄊ／音取代／《／音。 　2. 送氣化：以送氣的／ㄎ／音取代／《／音。 ・省略：無法正確上抬舌根頂住上腭發出／《／音，故省略／《／音。 ・歪曲：無法正確上抬舌根頂住上腭發出／《／音，故利用聲門 　（glottal）發音聽起來類似／ㄏ／音。
引導／教學建議	
語音位置法	・示範／《／音及兒童的錯誤音，並引導兒童觀察發音過程中，氣流 　或舌頭擺放位置的不同。請兒童說說看這兩個音的差別在哪裡？ ・／《／音發音過程是「舌尖下壓，舌根上抬碰觸上腭後端，接著快 　速放開」。因音／《／動作不容易觀察，可以同時給予兒童構音位 　置圖，或利用口腔模型示範，幫助兒童了解舌頭正確擺放位置。 ・給予鏡子讓兒童看看自己發音時，舌頭的擺放位置，例如：前置音 　化的兒童在發音時，舌尖會出現上抬動作。 ・用手指碰觸下巴靠近舌根位置，或是用棉棒從口中輕輕碰觸舌根 　處，協助兒童了解舌頭擺放位置。 ・將兒童的手放置在大人嘴巴前方，讓兒童感受說／《／音和／ㄎ／ 　音的差別，／《／音過程，不會有明顯氣流產生。 ・利用手邊小工具（如：小湯匙、壓舌板、吸管）放置在兒童的舌頭 　前三分之一，協助固定舌尖不上抬發出／ㄉ／音，感受舌根上抬碰 　觸上腭。 ・喝一口水並漱口，或假裝含一口空氣做出漱口動作，因為漱口動作 　會上抬舌根。
動作肌肉運動 知覺法	・用手指輕輕放置在下巴靠近舌根處，輕輕向上頂，示範並引導兒童 　做出舌根上抬的動作。
語音漸進修正法	・請兒童練習模擬睡覺打呼聲（咕咕聲或《ㄨㄛˇ、《ㄨㄛˇ聲），再 　慢慢縮短並褪除該聲音，引導兒童發出正確的／《／音。 ・請兒童練習輕輕咳嗽，感受舌根用力位置，再慢慢引導兒童發出正 　確的／《／音。

語音漸進修正法	・引導兒童將嘴巴做出大大的／丫／，舌頭固定不動，嘗試發／ㄍㄚ／的聲音，感覺舌根上抬碰觸上腭發音，再慢慢引導兒童發出正確的／ㄍ／音。 ・指導語：嘴巴張大大發／丫／，接著，舌頭尖尖的地方不可以動，發一個／ㄍㄚ／的聲音試試看。
語音脈絡	・若兒童無法發出正確的／ㄍ／單音，建議可以先從／ㄍㄚ／、／ㄍㄜ／或／ㄍㄡ／開始練習。因為／丫／、／ㄜ／和／ㄡ／舌位關係，可以幫助兒童更容易發出／ㄍ／音。 ・進行詞彙練習時，亦可以從／ㄍㄚ／、／ㄍㄜ／或／ㄍㄡ／相關字放在詞首的詞彙開始練習，例如：哥哥、狗狗、嘎嘎叫，隨著兒童愈來愈熟練，可以將／ㄍ／音與不同韻母結合，甚至可以將兒童易錯的音與目標音／ㄍ／音放在同一詞彙／句子中練習。
語音比喻或聯想	・／ㄍ／音像什麼？ 像小青蛙叫的聲音，呱呱呱！ 像鴨子叫的聲音，嘎嘎嘎！
非言語口腔動作操練練習	・請兒童慢慢地連續發出／ㄍㄚ、ㄍㄚ、ㄍㄚ／三個音，感覺此音的構音位置差異，並隨兒童對於構音位置掌握越來越熟練，可以嘗試加快語速練習。 ・請兒童慢慢地連續發出／ㄅㄚ、ㄉㄚ、ㄍㄚ／三個音，感覺三個音的構音位置差異，並隨兒童對於不同構音位置的交替動作掌握越來越熟練，可以嘗試加快語速練習。

詞彙建議表	
詞首	故事、鮭魚、鴿子、乾淨、高興、功課、恭喜、逛街、骨頭
詞中	鐵軌、西瓜、蛋糕、水果、餅乾、電鍋、小狗、牙膏、烏龜
三音節（三字）詞	咕咕叫、玫瑰花、啃骨頭、日光燈、水溝蓋、水果糖
雙音節（雙字）詞中兩個音節皆含目標語音	哥哥、剛剛、廣告、乖乖、高高、嘎嘎、姑姑、狗狗

ㄎ

陳佳儀　設計

ㄎ	
發音方式／位置	・方式：塞音，送氣，清音。 ・位置：舌根音。
常見錯誤	・替代： 　1. 前置音化：以舌尖音／ㄉ／、／ㄊ／音取代／ㄎ／音。 　2. 不送氣化：以不送氣的／ㄍ／音取代／ㄎ／音。 ・省略：無法正確上抬舌根頂住上腭發出／ㄎ／音，故省略／ㄎ／音。 ・歪曲：無法正確上抬舌根頂住上腭發出／ㄎ／音，故利用聲門發音聽起來類似用力發／ㄏ／音。
引導／教學建議	
語音位置法	・示範／ㄎ／音及兒童的錯誤音，並引導兒童觀察發音過程中，氣流或舌頭擺放位置的不同。請兒童說說看這兩個音的差別在哪裡？ ・將兒童的手放置在我們大人的嘴巴前方，說／ㄎ／音，讓兒童感受發音過程會瞬間有氣流產生。（尤其是不送氣化的兒童，可以引導他觀察氣流變化唷！） ・／ㄎ／音發音過程是「舌尖下壓，舌根上抬碰觸上腭後端，接著快速放開」。因／ㄎ／音發音動作不容易觀察，可以同時給予兒童構音位置圖，或利用口腔模型示範，幫助兒童了解舌頭正確擺放位置。 ・給予鏡子讓兒童看看自己發音時，舌頭的擺放位置，例如：前置音化的兒童在發音時，舌尖會出現上抬動作。 ・用手指碰觸下巴靠近舌根位置，或是用棉棒從口中輕輕碰觸舌根處，協助兒童了解舌頭擺放位置。 ・利用手邊小工具（如：小湯匙、壓舌板、吸管）放置在兒童的舌頭前三分之一，協助固定舌尖不上抬發出錯誤語音，感受舌根上抬碰觸上腭。 ・喝一口水並漱口或假裝含一口空氣做出漱口動作，因為漱口動作會上抬舌根。
動作肌肉運動知覺法	・用手指輕輕放置在下巴靠近舌根處，輕輕向上頂，示範並引導兒童做出舌根上抬的動作。
語音漸進修正法	・請兒童練習模擬恐龍或小豬的叫聲，再慢慢縮短並褪除該聲音，引導兒童發出正確的／ㄎ／音。

語音漸進修正法	・請兒童練習輕輕咳嗽，感受舌根用力位置，再慢慢引導兒童發出正確的／ㄎ／音。 ・可以引導兒童將嘴巴做出大大的／ㄚ／，舌頭固定不動，嘗試發／ㄎㄚ／的聲音，感覺舌根上抬碰觸上腭發音，再慢慢引導兒童發出正確的／ㄎ／音。 ・指導語：嘴巴張大大發／ㄚ／，接著，舌頭尖尖的地方不可以動，發一個／ㄎㄚ／的聲音試試看。你可以把手放在嘴巴前面，會覺得發音時有氣流噴在手上。
語音脈絡	・若兒童無法發出正確的／ㄎ／單音，建議可以先從「ㄎ＋ㄚ」、「ㄎ＋ㄜ」或「ㄎ＋ㄡ」開始練習。因為／ㄚ／、／ㄜ／和／ㄡ／舌位關係，可以幫助兒童更容易發出ㄎ音。 ・進行詞彙練習時，亦可以從「ㄎ＋ㄚ」、「ㄎ＋ㄜ」或「ㄎ＋ㄡ」相關字放在詞首的詞彙開始練習，例如：卡片、可愛、口罩……，隨著兒童愈來愈熟練，可以將／ㄎ／音與不同韻母結合，甚至可以將兒童錯誤音與目標音／ㄎ／音放在同一詞彙／句子中練習。例如：兒童容易用／ㄊ／音取代／ㄎ／音，可請兒童念讀同時含有／ㄊ／和／ㄎ／音的詞彙或句子，如「痛苦」、「停課」。
語音比喻或聯想	・／ㄎ／音像什麼？ 像挖土機挖土的聲音，喀拉喀拉！ 像恐龍吼叫的聲音，ㄎㄠˋ、ㄎㄠˋ、ㄎㄠˇ！
非言語口腔動作操練練習	・請兒童慢慢地連續發出／ㄎㄚ、ㄎㄚ、ㄎㄚ／三個音，感覺此音的構音位置差異，並隨兒童對於構音位置掌握越來越熟練，可以嘗試加快語速練習。 ・請兒童慢慢地連續發出／ㄡㄚ、ㄊㄚ、ㄎㄚ／三個音，感覺三個音的構音位置差異，並隨兒童對於不同構音位置的交替動作掌握越來越熟練，可以嘗試加快語速練習。

詞彙建議表	
詞首	哭了、卡片、可樂、口袋、啃骨頭、開心、烤雞、看書、快樂、誇張、恐龍
詞中	天空、太空、偷看、門口、短褲、鼻孔、冰塊、籃筐、健康
三音節（三字）詞	坦克車、打開了、拉開門、不客氣、翻開書、分開放、放開手
雙音節（雙字）詞中兩個音節皆含目標語音	框框、哭哭、看看、空空、開開、苦苦

ㄏ

謝采容　設計

ㄏ	
發音方式／位置	・方式：擦音，送氣，清音。 ・位置：舌根音。
常見錯誤	・替代： 　1. 後置音化：以／ㄍ／、／ㄎ／音取代／ㄏ／音。 　2. 塞音化：以／ㄅ／音取代／ㄏ／音。 ・省略：發音時，舌頭沒有動作，以致／ㄏ／音消失。 ・歪曲：發／ㄏ／音時，錯誤地使用到鼻腔共鳴，導致／ㄏ／音歪曲。
引導／教學建議	
語音位置法	・示範／ㄏ／音及兒童的錯誤音，並引導兒童觀察發音過程中，氣流或舌頭擺放位置的不同。請兒童說說看這兩個音的差別在哪裡？ ・在引導兒童發／ㄏ／音的時候，需要同時注意舌頭的動作、力量以及氣流釋放。 ・通常／ㄏ／音較少會發錯，大部分出現錯誤是在氣流的控制。可以嘗試讓兒童用嘴巴呼吸，並用手、衛生紙或紙張等物品感受呼氣過程的氣流。提醒兒童保持嘴巴微張以及舌頭放鬆。
動作肌肉運動知覺法	・將手掌放在兒童的胸口，請兒童張大嘴巴呼吸，在呼氣時輕輕下壓胸口，示範並引導兒童嘗試用嘴巴呼出氣流。
語音漸進修正法	・請兒童先練習發／ㄜ／長音，接著保持嘴巴張開並加入一些氣流嘗試發出／ㄏ／音。
語音脈絡	・若兒童無法發出正確的／ㄏ／單音，建議可以先從／ㄏㄚ／開始練習，因為／ㄚ／音的舌頭位置，可以幫助兒童更容易發出／ㄏ／音。 ・請兒童模擬聖誕老公公（齁齁齁）、狗狗喘氣（嘿嘿嘿）或風吹（呼呼呼）的聲音，再慢慢縮短並褪除母音，引導兒童發出正確的／ㄏ／音。

語音比喻或聯想	・／厂／音像什麼？ 像大笑的聲音，哈哈哈！ 像打招呼的聲音，嗨！ 像風在吹的聲音，呼～呼～呼～ 像聖誕老公公公的聲音，齁齁齁！
非言語口腔動作操練練習	・吹氣遊戲：可以和兒童假裝玩吹氣球或大風吹的遊戲，請兒童微嘟嘴唇，發出「呼」的聲音，遊戲時，可以練習呼慢且長的氣流，或是短且快的氣流。 ・鏡子畫畫：大人先誇張地張大嘴巴對鏡子哈氣，產生霧氣後在上面畫畫，再換兒童嘗試看看。

詞彙建議表	
詞首	好棒、喝水、還要、紅色、猴子、海苔、漢堡、火車、蝴蝶
詞中	老虎、喜歡、說話、我會、彩虹
三音節（三字）詞	揮揮手、溜滑梯、救護車、小火車、鉛筆盒、玫瑰花
雙音節（雙字）詞中兩個音節皆含目標語音	哈哈、壞壞、畫畫、花花、好黑、很好、好喝

ㄐ

宋葦均　設計

ㄐ	
發音方式／位置	・方式：塞擦音，不送氣，清音。 ・位置：舌面前。
常見錯誤	・替代： 　1. 塞音化：以舌前音的／ㄉ／、／ㄊ／音取代／ㄐ／音。 　2. 舌根音化：以舌根音／ㄍ／、／ㄎ／音或小舌音取代／ㄐ／音。 　3. 送氣化：添加送氣，使／ㄐ／音變成／ㄑ／音。 　4. 擦音化：以舌面前音／ㄒ／音取代／ㄐ／音。 ・省略：省略聲母，發音時直接發出韻母。 ・歪曲： 　1. 語音側化：氣流方向不當，從齒縫的其他地方流出。 　2. 齒間音化：發音時舌頭放在上下齒間。
引導／教學建議	
語音位置法	・示範／ㄐ／音及兒童的錯誤音，並引導兒童觀察發音過程中，氣流或舌頭擺放位置的不同。請兒童說說看這兩個音的差別在哪裡？ ・引導兒童做出上下牙齒輕咬、舌頭向前讓舌面頂在牙齒後及硬腭間的動作。將舌面黏在牙齒後面，並在送氣時往後退。 ・給予鏡子讓兒童看看自己發音時，舌頭的擺放位置。與兒童一同看鏡中的兩人，指出發／ㄐ／音時，上下排牙齒間的舌頭及展唇／一／的口型。
動作肌肉運動 知覺法	・大人可以將手指放在兒童口底前三分之一處且靠近下巴尖端骨頭處，向上向前推，讓兒童感受到舌面前端向前向上頂的感覺。 ＊小技巧：可以利用視覺動作引導兒童，大人以一隻手的手指輕輕頂一下另一手的手掌，並同時發出／ㄐ／音。
語音漸進修正法	・大人示範詞首含括／ㄐ／音的詞彙，發音時強調／ㄉ／的特質，發出介於／ㄉㄐ／之間的音，例如：「雞蛋」、「記得」、「進來」。 ・請兒童先說／ㄉ一／，確認兒童發音時上下排牙齒關緊，接著嘗試一邊發／ㄉ一／時，一邊從齒間持續吹出氣流。最後，示範短促地發出剛才教的／ㄉ一／，但一樣持續吹氣作結。 ・若兒童已會發／ㄑ／音，利用／ㄑ／的特質，將送氣稍減少即可。 ・若兒童已會發／ㄗ／的空韻，可請兒童先說「ㄗˋ一」，再漸漸練習將／ㄗ一／連音的仿說。

語音脈絡	・可以先結合不同的聲調及單韻母，例如：／ㄝ／、／ㄚ／。
	・亦可以先結合簡易的聲隨韻母及其不同聲調，例如：／ㄣ／、／ㄥ／。
	・結合單韻母的音節熟練後，就可以進入到雙韻母（／ㄠ／、／ㄡ／）以及聲隨韻母（／ㄢ／、／ㄤ／）的階段。
	・接下來，可練習與／ㄩ／結合的單音節及其不同聲調。
	・與／ㄩ／結合的音節可按／ㄣ／、／ㄥ／、／ㄝ／順序練習。
	・當單音節的正確率愈來愈高時，可以進入至詞彙階段。
語音比喻或聯想	・／ㄐ／音像什麼？ 從牙齒擠出泡泡的聲音。 像電鑽鑽洞的聲音。
非言語口腔動作操練練習	・牙齒擠口水：對著鏡子練習發／ㄐㄧ／，但要刻意露出牙齒並關緊，持續從齒間吹氣，最好可以把口水擠出來。大人示範「從牙齒間擠出來」的聲音，同時可以一邊持續搖動頭，代表持續送氣不間斷。

詞彙建議表	
詞首	記得、借我、警察、今天、剪刀、計算、橘子、覺得
詞中	乾淨、很久、好擠、看見、玩具、不急
三音節（三字）詞	我教你、丟進來、這就是、有幾個、玩積木、講故事
雙音節（雙字）詞中兩個音節皆含目標語音	姊姊、舅舅、金雞、季節、解決、究竟

ㄑ

宋韋均　設計

ㄑ	
發音方式／位置	・方式：塞擦音，送氣，清音。 ・位置：舌面前。
常見錯誤	・替代： 　1. 塞音化：以舌前音的／ㄉ／、／ㄊ／音取代／ㄑ／音。 　2. 舌根音化：以舌根音／ㄍ／、／ㄎ／音或小舌音取代／ㄑ／音。 　3. 送氣化：添加送氣，使／ㄐ／音變成／ㄑ／音。 　4. 擦音化：以舌面前音／ㄒ／音取代／ㄑ／音。 ・省略：省略聲母，無法正確將唇閉合，說出詞彙時直接只發出韻母。 ・歪曲： 　1. 語音側化：氣流方向不當，從齒縫的其他地方流出。 　2. 齒間音化：發音時舌頭放在上下齒間。
引導／教學建議	
語音位置法	・示範／ㄑ／音及兒童的錯誤音，並引導兒童觀察發音過程中，氣流或舌頭擺放位置的不同。請兒童說說看這兩個音的差別在哪裡？ ・給予鏡子讓兒童看看自己發音時，舌頭的擺放位置。與兒童一同看鏡中的兩人，指出發／ㄑ／音時，上下排牙齒間的舌頭及展唇「ㄧ」的口型。
動作肌肉運動 知覺法	・示範「舌頭踢一下」並在送氣時往後退。 ・大人可以將手指放在兒童口底靠近前下巴的地方，向上向前推，讓兒童感受到舌面前端向前向上頂的感覺。 ＊小技巧：可以利用動作引導兒童，大人以一隻手的手指推一下兒童的手掌，並同時發出／ㄑ／音。
語音漸進修正法	・大人示範詞首／ㄑ／的音，發音時強調／ㄊ／音的特質，發出介於／ㄊ／、／ㄑ／之間的音，例如：「前天」、「去」。 ・請兒童先說／ㄊㄧ／，確認兒童發音時上下排牙齒關緊，接著嘗試一邊發／ㄊㄧ／時，一邊加強氣音。 ・若兒童能夠發單音／ㄔ／或／ㄘ／的空韻，可先練習「ㄔ＋ㄧ」或「ㄘ＋ㄧ」的分開仿說，較容易掌握到技巧，再逐漸將上述語音連著說。 ・若兒童能夠發單音／ㄐ／，利用／ㄐ／音的特質，將送氣程度增加即可。

語音脈絡	・可以先結合不同的聲調及單韻母，例如：／ㄝ／、／ㄚ／。 ・亦可以先結合簡易的聲隨韻母及其不同聲調，例如：／ㄣ／、／ㄥ／。 ・結合單韻母的音節熟練後，就可以進入到雙韻母（／ㄠ／、／ㄡ／）以及聲隨韻母（／ㄢ／、／ㄤ／）的階段。 ・接下來，可練習與／ㄩ／結合的單音節及其不同聲調。 ・與／ㄩ／結合的音節可按／ㄣ／、／ㄥ／、／ㄝ／順序練習。 ・當單音節的正確率愈來愈高時，可以進入至詞彙階段。
語音比喻或聯想	・／ㄑ／音像什麼？ 　像開汽水瓶蓋的聲音。 　像車子發動的聲音。 　像打噴嚏哈啾的聲音。
非言語口腔動作操練練習	・練習發／ㄊㄧ／，但要刻意露出牙齒並關緊，持續從齒間吹氣。當大人聽見齒間送氣音，就將手中的小賽車推前給兒童，同時幫賽車配音「ㄑ～」。

詞彙建議表	
詞首	前面、汽車、錢包、牆壁、騎馬、球鞋、全部
詞中	想去、而且、水槍、放棄
三音節（三字）詞	一起玩、喝汽水、熱氣球、皮卡丘、盪鞦韆、悄悄話
雙音節（雙字）詞中兩個音節皆含目標語音	敲敲、切切、氣球、圈圈

ㄒ

宋韋均　設計

ㄒ	
發音方式／位置	・方式：擦音，送氣，清音。 ・位置：舌面前。
常見錯誤	・替代： 　1. 塞音化：以舌前音的／ㄉ／、／ㄊ／音取代／ㄒ／音。 　2. 舌根音化：以舌根音／ㄍ／、／ㄎ／音或小舌音取代／ㄒ／音。 　3. 塞擦音化：以舌面前音的／ㄐ／或／ㄑ／音取代／ㄒ／音。 　4. 不送氣化：省略送氣，使／ㄒ／音變得微弱不清晰。 ・省略：省略聲母，發音時直接發出韻母。 ・歪曲： 　1. 語音側化：氣流方向不當，從齒縫的其他地方流出。 　2. 齒間音化：發音時舌頭放在上下齒間。
引導／教學建議	
語音位置法	・示範ㄒ音及兒童的錯誤音，並引導兒童觀察發音過程中，氣流或舌頭擺放位置的不同。請兒童說說看這兩個音的差別在哪裡？ ・引導兒童將牙齒關上、輕輕柔柔的送氣即可。 ・給予鏡子讓兒童看看自己發音時，舌頭的擺放位置。與兒童一同看鏡中的兩人，指出發／ㄒ／音時，上下排牙齒間的氣流及展唇「一」的口型。
動作肌肉運動知覺法	・用手指碰觸嘴角兩邊，感受發／ㄒ／音時的嘴型。 ・針對聲母省略或送氣微弱的兒童，可以在送氣瞬間，以手掌壓兒童的肚子（肋骨下方、丹田位置）。當聲音停止時，送氣與壓肚子也要同時停止。
語音漸進修正法	・請兒童先說／一／，目的是舌頭放鬆。接著一邊發／一／時，一邊用氣音，從齒間吹出氣流。 ・利用／ㄒ一／與／ㄏ一／非常近似的語音特質，讓兒童先練習／ㄏ一／音。 ・以／ㄏ一／做聽覺輸入，拉長氣音／ㄏ一／，後面接／一／音，這時已逐漸形成正確的／ㄒ／音。

語音脈絡	・可學三隻小豬蓋房子故事中大野狼吹房子的聲音，／ㄒㄧ　ㄨ～／添加練習的趣味性與故事性。 ・做出／ㄩ／的嘴形後，送氣發出「噓～」，表示安靜不要吵別人。 ・可以結合不同的聲調及單韻母，例如：／ㄝ／、／ㄚ／。 ・亦可以先結合簡易的聲隨韻母及加上不同聲調練習，例如：／ㄣ／、／ㄥ／。 ・結合單韻母的音節熟練後，就可以進入到雙韻母（／ㄠ／、／ㄡ／）以及聲隨韻母（／ㄢ／、／ㄤ／）的階段。 ・接下來，可練習與／ㄩ／結合的單音節及加上不同聲調練習。 ・與／ㄩ／結合的音節可按／ㄣ／、／ㄥ／、／ㄝ／順序練習。 ・當單音節的正確率愈來愈高時，可以進入至詞彙階段。
語音比喻或聯想	・／ㄒ／音像什麼？ 　像下大雨的雨滴在路上的聲音。 　像洗手時打開水龍頭的聲音。 　像賽車衝出去的聲音。 　像請大家安靜的聲音。
非言語口腔動作操練練習	・請孩子發／ㄧ／的聲音，協助舌位擺放與舌頭放鬆。 ・送氣／ㄏㄧ／時，練習牙齒關緊，從慢慢、小聲的氣音開始感受，拉長約三秒。 ・送氣／ㄏㄧ／時，短暫且重複三次。

詞彙建議表	
詞首	小狗、夏天、西瓜、鞋子、醒來、星期、寫字
詞中	一些、不行、好像、畫線、很香、高興
三音節（三字）詞	我喜歡、我先來、綁鞋帶、放下去、洗乾淨、消防車
雙音節（雙字）詞中兩個音節皆含目標語音	謝謝、咻咻、噓噓、星星、小心、學校、休息、小熊

ㄓ

張旭志　設計

ㄓ	
發音方式／位置	・方式：不送氣、塞擦音、清音。 ・位置：舌尖後。
常見錯誤	・替代： 1. 前置音化：以舌尖音／ㄉ／、／ㄊ／音取代／ㄓ／音。 2. 後置音化：以舌根音／ㄍ／、／ㄎ／音取代／ㄓ／音。 3. 不捲舌音化：以／ㄗ／音取代／ㄓ／音。
引導／教學建議	
語音位置法	・示範／ㄓ／音及兒童的錯誤音，並引導兒童觀察發音過程中，氣流或舌頭擺放位置的不同。請兒童說說看這兩個音的差別在哪裡？ ・引導方式： 1. 請兒童將舌尖抬起並觸碰上排牙齒的後側。 2. 接下來，請兒童將自己的舌頭邊觸碰口頂並向後移動。 3. 最後，請兒童輕輕地將氣流吹到舌尖上。 ・一開始的舌尖上抬動作可以藉由鏡子讓個案看到舌尖觸碰上排牙齒的情況。 ・如果兒童不了解舌頭後移的動作概念，大人可以拿壓舌板輕推舌後，協助兒童將舌尖往後移動。引導過程也可以請兒童將手背靠近嘴巴，當說出／ㄓ／音時，請兒童感受手背有沒有氣碰到。
動作肌肉運動 知覺法	・大人將食指貼在兒童的口底前三分之一處且靠近下巴尖端骨頭處，並稍微用力向上推，讓兒童感受到舌尖向上的感覺。 ・接著將食指順勢往脖子方向滑動，讓兒童感受舌尖貼著硬腭並往後的動作，請兒童用舌頭向上頂住硬腭不動。
語音漸進修正法	・引導方式： 1. 先請兒童發出／ㄦ／的語音。 2. 做出／ㄗ／音的構音動作，再請兒童隨後唸出／ㄦ／音。 3. 請兒童先唸出／ㄦ～ㄗㄦ／，接下來請兒童持續將舌頭捲起。 4. 當兒童能夠正確唸出／ㄦ～ㄓㄦ／時，就可以將後面的／ㄦ／音取消掉。

語音脈絡	・建議可以先從／ㄓ＋ㄜ／的單音節開始，兒童較容易掌握到技巧，當能夠穩定發出／ㄓㄜ／的語音時，可以進入到下個階段。 ・接下來可以結合不同的單韻母，例如：／ㄨ／、／ㄚ／。 ・結合單韻母的單音節熟練後，就可以進入到雙韻母（ㄞ、ㄟ、ㄠ、ㄡ）以及聲隨韻母（ㄢ、ㄣ、ㄤ、ㄥ）的階段。 ・兒童的單音節正確率愈來愈高時，可以開始進到詞彙階段。
語音比喻或聯想	・／ㄓ／音像什麼？ 像是小船準備要開出去的聲音。 像是機車正在路上走的聲音。
非言語口腔動作操練練習	・請兒童將舌頭上翹並觸碰口頂。 ・當舌尖觸碰口頂時，再請兒童順著口頂進行前後的移動練習。

詞彙建議表	
詞首	知道、珠子、煮菜、桌子、照片、中間、重量、炸雞、蚱蜢
詞中	小豬、忍者、甘蔗、掃帚、宇宙、手肘、風箏、木柵
詞尾	白紙、果汁、地址、摺紙、正直
三音節（三字）詞	打招呼、小章魚、忍者龜、風箏線、捉迷藏
雙音節（雙字）詞中兩個音節皆含目標語音	蜘蛛、紙張、執照、戰爭、珍珠、指針、直尺、腫脹

ㄔ

張旭志　設計

ㄔ	
發音方式／位置	・方式：送氣、塞擦音、清音。 ・位置：舌尖後。
常見錯誤	・替代： 　1. 前置音化：以舌尖音／ㄉ／、／ㄊ／音取代／ㄔ／音。 　2. 後置音化：以舌根音／ㄍ／、／ㄎ／音取代／ㄔ／音。 　3. 不捲舌音化：以／ㄘ／音取代／ㄔ／音。
引導／教學建議	
語音位置法	・示範／ㄔ／音及兒童的錯誤音，並引導兒童觀察發音過程中，氣流或舌頭擺放位置的不同。請兒童說說看這兩個音的差別在哪裡？ ・引導方式： 　1. 請兒童將舌尖抬起並觸碰上排牙齒的後側。 　2. 接下來，請兒童將自己的舌頭邊觸碰口頂並向後移動。 　3. 最後，請兒童用力地將氣流吹到舌尖上。 ・一開始的舌尖上抬動作可以藉由鏡子讓兒童看到舌尖觸碰上排牙齒的情況。 ・如果兒童不了解舌頭後移的動作概念，大人可以拿壓舌板輕推舌後，協助兒童將舌尖往後移動。引導過程可以請兒童將手背靠近嘴巴，當兒童說出／ㄔ／音時，請兒童感受手背有沒有氣碰到。
動作肌肉運動 知覺法	・將食指貼在兒童的口底靠近下巴骨頭處，並稍微用力向上推，讓兒童感受到舌尖向上的感覺。 ・接著將食指順勢往脖子方向滑動，讓兒童感受舌尖貼著硬腭並往後的動作，請兒童用舌頭向上頂住硬腭不動。
語音漸進修正法	・引導方式： 　1. 先請兒童發出／ㄦ／的語音。 　2. 接著先做出／ㄔ／音的構音動作，再請兒童隨後唸出／ㄦ／音。 　3. 接著請兒童先唸出／ㄦ～ㄔㄦ／，接下來持續將舌頭捲起。 　4. 當兒童能夠正確唸出／ㄦ～ㄔㄦ／時，就可以將後面的／ㄦ／音取消掉。 　5. 當取消掉／ㄦ／音時，須注意兒童是否能夠將嘴巴閉起來後正確發出。

語音脈絡	・建議可以先從「彳＋さ」的單音節開始，兒童較容易掌握到技巧，當能夠穩定發出／彳さ／的語音時，可以進入到下個階段。 ・接下來可以結合不同的單韻母，例如：／ㄨ／、／ㄚ／。 ・結合單韻母的單音節熟練後，就可以進入到雙韻母（／ㄞ／、／ㄠ／、／ㄡ／）以及聲隨韻母（／ㄢ／、／ㄣ／、／ㄤ／、／ㄥ／）的階段。 ・兒童的單音節正確率愈來愈高時，可以開始進到詞彙階段。
語音比喻或聯想	・／彳／音像什麼？ 像是大船準備要開出去的聲音。 像是摩托車正在路上用力跑的聲音。
非言語口腔動作操練練習	・請兒童將舌頭上翹並觸碰齒槽。 ・當舌尖觸碰齒槽時，再請兒童順著齒槽進行前後的移動練習。

詞彙建議表	
詞首	廚房、吃飯、池塘、翅膀、叉子、茶葉、車子、超人、城堡
詞中	日出、刀叉、公車、火車、基礎、大腸、工廠、對稱
詞尾	茶匙、牙齒、城池、布尺
三音節（三字）詞	貨櫃車、唱唱歌、茶餐廳、臭味道、警察局
雙音節（雙字）詞中兩個音節皆含目標語音	蟾蜍、臭蟲、長城、車廠

ㄕ

張旭志　設計

ㄕ	
發音方式／位置	・方式：不送氣、擦音、清音。 ・位置：舌尖後。
常見錯誤	・替代： 　1. 前置音化：以舌尖音／ㄉ／、／ㄊ／音取代／ㄕ／音。 　2. 後置音化：以舌根音／ㄍ／、／ㄎ／音取代／ㄕ／音。 　3. 不捲舌音化：以／ㄙ／音取代／ㄕ／音。
引導／教學建議	
語音位置法	・示範／ㄕ／音及兒童的錯誤音，並引導兒童觀察發音過程中，氣流或舌頭擺放位置的不同。請兒童説説看這兩個音的差別在哪裡？ ・引導方式： 　1. 請兒童將舌尖抬起並觸碰上排牙齒的後側。 　2. 接下來，請兒童將自己的舌頭邊觸碰口頂並向後移動。 　3. 當移動到正確的口頂位置後，請兒童不要用舌尖貼住口頂。 　4. 最後，請兒童持續地將氣流從舌尖與口頂尖吹氣過去。 ・一開始的舌尖上抬動作可以藉由鏡子讓兒童看到舌尖觸碰上排牙齒的情況。 ・如果兒童不了解舌頭後移的動作概念，大人可以拿壓舌板輕推舌後，協助兒童將舌尖往後移動。當移動到正確位置後，可以稍微將壓舌板放在口頂與舌尖之間，並稍微下壓舌尖，提醒兒童不要碰到口頂。 ・引導過程可以將手背靠近嘴巴，當兒童説出／ㄕ／音時，請兒童感受手背有沒有氣碰到。
動作肌肉運動知覺法	・大人將食指貼在兒童的口底靠近下巴骨頭處，並稍微用力向上推，讓兒童感受到舌尖向上的感覺。 ・接著將食指順勢往脖子方向滑動，讓兒童感受舌尖由上往後的動作。

語音漸進修正法	・引導方式： 　1. 先請兒童發出／ㄏㄦ／的語音。 　2. 接著請兒童先唸出／ㄏㄦ～ㄙㄦ／，並試著一直將舌頭捲起再唸一次看看。 　3. 當兒童能夠正確唸出／ㄕㄦ／時，就可以將後面的ㄦ音取消掉。 　4. 當取消掉／ㄦ／音時，須注意兒童是否能將牙齒靠在一起。
語音脈絡	・建議可以先從「ㄕ＋ㄜ」的單音節開始，兒童較容易掌握到技巧，當能夠穩定發出／ㄕㄜ／的語音時，可以進入到下個階段。 ・接下來可以結合不同的單韻母，例如：／ㄨ／、／ㄚ／。 ・結合單韻母的單音節熟練後，就可以進入到雙韻母（／ㄞ／、／ㄟ／、／ㄠ／、／ㄡ／）以及聲隨韻母（／ㄢ／、／ㄣ／、／ㄤ／、／ㄥ／）的階段。 ・兒童的單音節正確率愈來愈高時，可以開始到詞彙階段。
語音比喻或聯想	・／ㄕ／音像什麼？ 　像是颱風天時家裡外面風吹的聲音。ㄕ～～ㄨ～～
非言語口腔動作操練練習	・請兒童將舌頭上翹並觸碰口頂。 ・當舌尖觸碰口頂時，再請兒童順著口頂進行前後的移動練習。

詞彙建議表	
詞首	獅子、石頭、市場、書本、書套、沙子、手指、扇子、身體
詞中	宿舍、口哨、攝影、生氣、衣衫、人蔘
詞尾	老師、花市、寶石、公獅
三音節（三字）詞	紅燒肉、射手座、電風扇
雙音節（雙字）詞中兩個音節皆含目標語音	受傷、紳士、山水、時尚、手勢、手術、師生

ㄖ

張旭志　設計

ㄖ	
發音方式／位置	・方式：不送氣、擦音、濁音。 ・位置：舌尖後。
常見錯誤	・替代： 　1. 後置音化：以舌根音／ㄍ／、／ㄎ／、／ㄏ／音取代／ㄖ／音。 　2. 邊音化：以／ㄌ／音取代／ㄖ／音。
引導／教學建議	
語音位置法	・示範／ㄖ／音及兒童的錯誤音，並引導兒童觀察發音過程中，氣流或舌頭擺放位置的不同。請兒童說說看這兩個音的差別在哪裡？ ・引導方式： 　1. 請兒童將舌尖抬起並觸碰上排牙齒的後側。 　2. 接下來，請兒童將自己的舌頭邊觸碰口頂並向後移動。 　3. 當移動到正確的口頂位置後，請兒童不要用舌尖貼住口頂。 　4. 最後，請兒童持續地將氣流從舌尖與口頂尖吹氣過去，並同時讓聲帶振動。 ・一開始的舌尖上抬動作可以藉由鏡子讓個案看到舌尖觸碰上排牙齒的情況。 ・如果兒童不了解舌頭後移的動作概念，大人可以拿壓舌板輕推舌後，協助兒童將舌尖往後移動。當移動到正確位置後，可以稍微將壓舌板放在口頂與舌尖之間，並稍微下壓舌尖，提醒兒童不要碰到口頂。 ・拿起兒童手背靠近其嘴巴，教導兒童說出／ㄕ／音，讓兒童感受有氣流持續地吹到手背上。再將另外一隻手放於脖子，並請兒童注意自己發出聲音的時候，脖子是否有感覺到震動。
動作肌肉運動 知覺法	・將食指貼在兒童的口底靠近下巴骨頭處，並稍微用力向上推，讓兒童感受到舌尖向上的感覺。 ・接著將食指順勢往脖子方向滑動，讓兒童感受舌尖由上往後的動作。 ・接著請兒童將自己的手指放置在唇部下方，在發出／ㄕ／音後，請兒童注意自己的手指有沒有振動感。

語音漸進修正法	・引導方式： 1. 先請兒童發出／ㄏㄦ／的語音。 2. 接著請兒童先唸出／ㄏㄦ～ㄙㄦ／，並試著一直將舌頭捲起再唸一次看看。 3. 當兒童能夠正確唸出／ㄕㄦ／時，就可以將後面的／ㄦ／音取消掉。 4. 當取消掉／ㄦ／音時，須注意兒童是否能夠將牙齒靠在一起。 5. 請兒童維持同樣的動作，讓氣流經過舌尖發出聲音後，再發出／ㄜ／的聲音。
語音脈絡	・建議可以先從「ㄖ＋ㄜ」的單音節開始，兒童較容易掌握到技巧，當能夠穩定發出／ㄖㄜ／的語音時，可以進入到下個階段。 ・接下來可以結合不同的單韻母，例如：／ㄨ／。 ・結合單韻母的單音節熟練後，就可以進入到雙韻母（／ㄠ／、／ㄡ／）以及聲隨韻母（／ㄢ／、／ㄣ／、／ㄤ／、／ㄥ／）的階段，最後結合介音。 ・兒童的單音節正確率愈來愈高時，可以開始進到詞彙階段。
語音比喻或聯想	・／ㄖ／音像什麼？ 　像是快要吐的聲音，ㄖ～ㄜ～ㄖ～ㄜ 　像是怪獸快要生氣的聲音，ㄖㄨㄚ～ㄖㄨㄚ～
非言語口腔動作操練練習	・請兒童將舌頭上翹並觸碰口頂。 ・當舌尖觸碰口頂時，再請兒童順著口頂進行前後的移動練習。

詞彙建議表	
詞首	日曆、熱浪、入口、乳牛、潤餅、容器、融化、扔掉
詞中	濕潤、松茸、芙蓉、刀刃、烹飪、壞人
詞尾	今日、星期日
三音節（三字）詞	日月潭、芙蓉花、自然課、鮮乳捲、大自然
雙音節（雙字）詞中兩個音節皆含目標語音	柔軟、柔韌、人瑞

ㄗ

陳佳儀　設計

ㄗ	
發音方式／位置	·方式：塞擦音，不送氣，清音。 ·位置：舌尖音。
常見錯誤	·替代： 　1.前置音化：以／ㄉ／取代／ㄗ／音。 　2.後置音化：以／ㄐ／取代／ㄗ／音。 　3.送氣化：以需要送氣的／ㄘ／音取代不需送氣的／ㄗ／音。 　4.擦音化：以擦音／ㄙ／音取代／ㄗ／音。 ·省略：於發音過程省略／ㄗ／音。 ·歪曲：Lisping：因吐舌或舌側漏氣（frontal／lateral lisping）的方式發音，使／ㄗ／音歪曲。
引導／教學建議	
語音位置法	·示範／ㄗ／音及兒童的錯誤音，並引導兒童觀察發音過程中，氣流或舌頭擺放位置的不同。請兒童説説看這兩個音的差別在哪裡？ ·／ㄗ／音發音過程是「舌尖快速上抬碰觸上排門齒內側，左右舌側觸碰上腭」。因／ㄗ／音動作會被牙齒擋住不容易觀察，可以同時給予兒童構音位置圖，或利用口腔模型示範，幫助兒童了解舌頭正確擺放位置以及發音過程時的動作變化。 ·想一想：一樣是舌尖上抬發出的聲音，發／ㄗ／音時，舌頭哪些位置接觸上腭？除了舌尖以外，舌頭兩側是否也往上接觸上腭呢？記得要用 3D 立體的概念去思考如何引導兒童找到正確的發音位置。 ·給予鏡子讓兒童看看自己發音時，牙齒及舌頭的擺放位置，例如：有 lisping 錯誤的兒童，發音過程舌頭會擺放在雙齒中間，微微吐舌。 ·利用手邊小工具（如：小棉棒）輕點兒童上排門牙內側、舌頭的舌尖位置以及舌頭兩側，引導兒童了解發／ㄗ／音舌頭正確擺放位置，以及舌頭的哪個部位需要動作。
動作肌肉運動 知覺法	·可以用手指輕輕放置在兒童的下巴靠近舌尖處，輕輕向上頂，示範並引導兒童做出舌尖上抬的動作後，接著快速放鬆舌尖。

語音漸進修正法	・如果兒童錯誤型態為後置音化歷程，可以先建立兒童使用舌尖發音（如：／ㄉ／音），再慢慢引導發出／ㄗ／音。 ・若兒童有後置音化音韻歷程，亦可以請兒童舌尖向前吐出一點點，輕輕用門牙固定，嘗試發／ㄗ／音。抓到技巧後，再慢慢引導兒童將舌尖放置在門齒後發音。 ・請兒童練習模擬觸電或通電流的聲音「ㄗ～」，拉長該聲音搭配不同韻母，再慢慢縮短並褪除該聲音，引導兒童發出正確的／ㄗ／音。 ・若兒童有吐舌尖至雙齒中間的發音方式，可以先要求兒童將上下排牙齒輕輕咬住，固定牙齒位置後再嘗試發／ㄗ／音。 ・指導語：把你的上下排牙齒輕輕地咬起來，舌頭尖尖的地方頂在上排門牙後（牙齒與牙齦交界處），接著舌頭稍微用力往前頂一下（牙齒與牙齦交界處）發出／ㄗ／音。
語音脈絡	・建議一開始挑選詞彙，除了單音／ㄗ／音，也可以與展唇的母音結合進行練習，待兒童熟練後，再嘗試與圓唇的母音（如：／ㄨ／）結合進行練習。 ・進行詞彙練習時，可以從／ㄗ／音放在詞首的詞彙開始練習，例如：資料、雜貨店、昨天……，待兒童熟練後，再練習將目標音ㄗ音放置在詞彙中的不同位置進行練習。 ・隨著兒童愈來愈熟練，可以將／ㄗ／音與不同韻母結合，甚至可以將兒童易錯的音與目標音／ㄗ／音放在同一詞彙／句子中練習。
語音比喻或聯想	・／ㄗ／音像什麼？ 像電流通電的聲音，滋～～！ 像小老鼠的叫聲，吱吱吱！
非言語口腔動作操練練習	・使用圈圈狀餅乾或早餐麥片，將餅乾放置在上排門齒內側，引導兒童將舌尖頂在圈圈正中心，藉由這樣的方式能夠明確引導兒童舌尖要頂的位置。 ・嘗試用棉棒或筷子沾一些兒童喜歡的食物、味道，例如：果醬、優格或蜂蜜等等，抹在上排門牙後，讓兒童嘗試用舌尖將食物舔下來，練習舌頭的動作。

詞彙建議表	
詞首	再見、作業、嘴巴、足球、坐下、昨天、早安、走路
詞中	分組、洗澡、寶藏、酒醉、複雜、負責、跳蚤
詞尾	房子、橘子、種子、寫字、個資
三音節（三字）詞	查字典、真糟糕、雜貨店、做早操、吱吱叫、做做看
雙音節（雙字）詞中兩個音節皆含目標語音	坐在、坐姿、最早、最糟、粽子

ㄘ

陳佳儀　設計

ㄘ	
發音方式／位置	・方式：塞擦音，送氣，清音。 ・位置：舌尖音。
常見錯誤	・替代： 1. 前置音化：以／ㄉ／、／ㄊ／音取代／ㄘ／音。 2. 後置音化：以／ㄐ／、／ㄑ／音取代／ㄘ／音。 3. 不送氣化：以不送氣的／ㄗ／音取代送氣的／ㄘ／音。 4. 擦音化：以／ㄙ／音取代／ㄘ／音。 ・省略：於發音過程省略／ㄘ／音。 ・歪曲：Lisping：因吐舌或是舌側漏氣的方式發音，使／ㄘ／音歪曲。
引導／教學建議	
語音位置法	・示範／ㄘ／音及兒童的錯誤音，並引導兒童觀察發音過程中，氣流或舌頭擺放位置的不同。請兒童說說看這兩個音的差別在哪裡？ ・／ㄘ／音為送氣音，在舌尖頂著上排門齒內側，左右舌側觸碰上腭，氣流會在舌尖快速釋放向前吐。可以將兒童的手放置在大人的嘴巴前方，說／ㄘ／音，讓兒童感受發音過程會瞬間有氣流產生。（尤其是不送氣化的兒童，可以引導他觀察氣流變化。） ・／ㄘ／音發音過程是「舌尖快速上抬碰觸上排門齒內側，左右舌側觸碰上腭」。因／ㄘ／音動作會被牙齒擋住不容易觀察，可以同時給予兒童構音位置圖，或利用口腔模型示範，幫助兒童了解舌頭正確擺放位置以及發音過程時的動作變化。 ・想一想：一樣是舌尖上抬發出的聲音，發／ㄘ／音時，舌頭哪些位置接觸上腭？除了舌尖以外，舌頭兩側是否也往上接觸上腭呢？記得要用3D立體的概念去思考如何引導兒童找到正確的發音位置。 ・給予鏡子讓兒童看看自己發音時，牙齒及舌頭的擺放位置，例如：有 lisping 錯誤的兒童，發音過程舌頭會擺放在雙齒中間，微微吐舌。 ・利用手邊小工具（如：小棉棒）輕點兒童上排門牙內側、舌頭的舌尖位置以及舌頭兩側，引導兒童了解發／ㄘ／音舌頭正確擺放位置，以及舌頭的哪個部位需要動作。

動作肌肉運動知覺法	・可以用手指輕輕放置在兒童的下巴靠近舌尖處，輕輕向上頂，示範並引導兒童做出舌尖上抬的動作後，接著快速放鬆舌尖。
語音漸進修正法	・如果兒童錯誤型態為後置音化歷程，可以先建立兒童使用舌尖發音（如：／ㄊ／音），再慢慢引導發出／ㄘ／音。 ・若兒童有後置音化音韻歷程，亦可以請兒童舌尖向前吐出一點點，輕輕用門牙咬住舌尖固定舌頭位置，嘗試發／ㄘ／音。抓到技巧後，再慢慢引導兒童將舌尖放置在門齒後發音。 ・請兒童練習模擬下油鍋的聲音「ㄘ～」，拉長該聲音搭配不同韻母，再慢慢縮短並褪除，引導兒童發出正確的／ㄘ／音。 ・若兒童有吐舌尖至雙齒中間的發音方式，可以先要求兒童將上下排牙齒輕輕咬住，固定牙齒位置後再嘗試發／ㄘ／音。 ・指導語：把你的牙齒輕輕地咬起來，把舌頭關起來唷！接著，舌頭尖尖的地方頂在上排門牙後，舌頭稍微用力頂一下牙齒發／ㄘ／音。可以把你的手放在嘴巴面前，會覺得發音瞬間有一股氣流噴出唷！
語音脈絡	・建議一開始挑選詞彙，除了單音／ㄘ／音，也可以與展唇的母音結合進行詞彙練習，待兒童熟練後，再嘗試與圓唇的母音（例如：／ㄨ／）結合進行詞彙練習。 ・進行詞彙練習時，可以從／ㄘ／音放在詞首的詞彙開始練習，例如：彩虹、擦地、促進……，待兒童熟練後，再練習將目標音／ㄘ／音放置在詞彙中的不同位置進行練習。 ・隨著兒童愈來愈熟練，可以將／ㄘ／音與不同韻母結合，甚至可以將兒童易錯的音與目標音／ㄘ／音放在同一詞彙／句子中練習。
語音比喻或聯想	・／ㄘ／音像什麼？ 　像水滾的聲音，ㄘ ㄘ ㄘ！ 　像煎肉排的聲音，ㄘ～！
非言語口腔動作操練練習	・使用圈圈狀餅乾或早餐麥片，將餅乾放置在上排門齒內側，兒童可以將舌尖頂在圈圈正中心，引導兒童舌頭擺放。 ・嘗試用棉棒或筷子沾一些兒童喜歡的食物、味道，例如：果醬、優格或蜂蜜等等，抹在說／ㄘ／音時舌尖要放置的上排門牙後，讓兒童嘗試用舌尖將食物舔下來，練習舌頭的動作。

詞彙建議表	
詞首	餐廳、彩虹、磁鐵、廁所、草莓、錯誤
詞中	洋蔥、體操、發財、青菜、保存
詞尾	魚刺、一次、仁慈、造詞
三音節（三字）詞	上廁所、稻草人、招財貓、藏寶圖、蠶寶寶、捉迷藏
雙音節（雙字）詞中兩個音節皆含目標語音	搓搓、擦擦、猜猜、採菜

ㄙ

陳佳儀　設計

ㄙ	
發音方式／位置	・方式：擦音，送氣，清音。 ・位置：舌尖音。
常見錯誤	・替代： 　1. 前置音化：以／ㄅ／、／ㄊ／音取代／ㄙ／音。 　2. 後置音化：以／ㄍ／、／ㄎ／、／ㄒ／音取代／ㄙ／音。 　3. 塞擦音化：以／ㄗ／、／ㄘ／音取代／ㄙ／音。 ・省略：於發音過程省略／ㄙ／音。 ・歪曲：Lisping：因吐舌或是舌側漏氣的方式發音，使／ㄙ／音歪曲。
引導／教學建議	
語音位置法	・示範／ㄙ／音及兒童的錯誤音，並引導兒童觀察發音過程中，氣流或舌頭擺放位置的不同。請兒童說說看這兩個音的差別在哪裡？ ・／ㄙ／音發音過程是「舌頭向前平伸，且舌尖會碰觸下門牙內側，舌頭左右兩側向上碰觸上腭，氣流會從舌頭中央吐出。」整體發音動作不容易觀察，可以同時給予兒童構音位置圖，或利用口腔模型示範，幫助兒童了解舌頭正確擺放位置。 ・想一想：發／ㄙ／音時，舌頭哪些位置接觸上腭？舌頭兩側是否也往上接觸上腭呢？記得要用 3D 立體的概念去思考如何引導兒童找到正確的發音位置。 ・給予鏡子讓兒童看看自己發音時，舌頭的擺放位置，例如：lisping的兒童，發音時舌尖會有向前吐出的動作。 ・利用棉棒輕輕碰觸舌尖和下門牙內側處，協助兒童了解舌頭擺放位置。 ・剪一小段吸管放置在舌尖上，請兒童用上門齒及舌頭輕咬吸管，並嘗試發／ㄙ／音，協助兒童建立舌頭擺放位置及擺放方式（舌頭雙側會微微向上頂住上腭，使氣流不會從側邊露出）；亦可以協助兒童建立氣流吐出的正確方向。
動作肌肉運動 知覺法	・將大拇指和食指放置在上唇的嘴角兩側，輕輕向外推，引導兒童做出展唇的動作。同時請兒童雙齒微微開一小細縫並吐出氣流發／ㄙ／音。

語音漸進修正法	・請兒童練習模擬蛇的吐舌聲，拉長該聲音搭配不同韻母，再慢慢縮短並褪除，引導兒童發出正確的／ㄙ／音。 ・練習過程可以請兒童先發出氣音部分的／ㄙ／音，拉長該氣音後，在發出震動聲帶的聲音。 ・如果兒童錯誤型態為後置音化歷程，可以先建立兒童使用舌尖發音（如：／ㄊ／音），再慢慢引導發出／ㄘ／音。 ・若兒童有後置音化音韻歷程，亦可以請兒童舌尖向前吐（超出門牙一點點），接著輕輕用門牙咬住舌尖固定舌頭位置，嘗試發／ㄙ／音。兒童抓到技巧後，再慢慢引導兒童將舌尖放置在門齒後發音。 ・若兒童有吐舌尖至雙齒中間的發音方式，可以先要求兒童將上下排牙齒輕輕咬住，再微微將牙齒分開，固定牙齒位置後嘗試發／ㄙ／音。 ・指導語：舌頭先往前伸，舌頭尖尖的地方輕輕頂住下排門牙，舌頭不要用力，上下牙齒微微開小小的縫隙，輕輕地發出像蛇一樣的／ㄙ／音，愈長愈好唷！
語音脈絡	・因為／ㄙ／音是展唇動作，所以建議從單音或與不需圓唇的韻母結合開始練習（如：／ㄚ／、／ㄜ／、／ㄢ／、／ㄤ／……）。等兒童熟練後，再與需要圓唇的韻母結合練習（如：／ㄨ／、／ㄡ／……）。 ・進行詞彙練習時，亦可以從「ㄙ＋ㄚ」或「ㄙ＋ㄜ」相關字放在詞首的詞彙開始練習，例如：色彩、撒嬌、灑水。 ・隨著兒童愈來愈熟練，可以將／ㄙ／音與不同韻母結合，甚至可以將兒童易錯的音與目標音／ㄙ／音放在同一詞彙／句子中練習。
語音比喻或聯想	・舌頭先平平地往前伸，舌頭尖尖的地方輕輕頂住下排門牙，舌頭不要用力，上下牙齒微微開小小的縫隙，輕輕地發出像蛇一樣的／ㄙ／音，愈長愈好。
非言語口腔動作操練練習	・剪一小段吸管放置在舌尖上，請兒童用上門齒及舌頭輕咬吸管，吹小紙片或衛生紙，練習吹氣以及舌頭捲住吸管形成Ｕ型的動作。

詞彙建議表	
詞首	司機、森林、散步、松鼠、鎖門、掃地、賽跑、隧道
詞中	比賽、顏色、廁所、打掃、可頌、囉唆、垃圾、輕鬆
詞尾	吐司、公司、肉絲、相似、自私
三音節（三字）詞	彩色筆、三明治、塑膠袋、鳳梨酥、魷魚絲、太空梭
雙音節（雙字）詞中兩個音節皆含目標語音	筍絲、撕碎、算算、散散、酸酸、色素、三歲、鬆鬆

ㄧ

張旭志　設計

ㄧ	
發音方式／位置	・位置：舌面元音、前方、高位。 ・唇形：展唇。
常見錯誤	・歪曲： 　1. 因為展唇動作不佳，無法正確發音，導致／ㄧ／音歪曲。 　2. 因為錯誤共鳴位置，無法正確發音，導致／ㄧ／音歪曲。
引導／教學建議	
語音位置法	・示範／ㄧ／音及兒童的錯誤音，並引導兒童觀察發音過程中，氣流、共鳴、唇形或舌頭擺放位置的不同。請兒童說說看這兩個音的差別在哪裡？ ・引導方式： 　1. 先請兒童將舌尖微微向前、向上，但不要貼到口頂。 　2. 接著，請兒童將嘴角往兩側移動，將嘴唇向兩側伸展，形成扁平狀。 　3. 最後，請兒童發出聲音。
動作肌肉運動 知覺法	・大人將一隻手貼在兒童的下巴處，並輕輕上推。 ・再用另外一隻手的兩隻手指觸碰兒童的兩側嘴角，並向兩側輕輕推移。
語音漸進修正法	・先請兒童發出／ㄟ／。 ・請兒童慢慢將牙齒靠在一起，並做出展唇的動作。
語音脈絡	・此韻母幾乎都是與舌尖位置的聲母結合。 ・一開始練習結合韻時，建議先練習與單韻母組合的結合韻。
非言語口腔動作 操練練習	・兒童做出微笑的動作，然後停 3 秒。 ・接下來做嘟嘴的動作，一樣停 3 秒。 ・最後微笑跟嘟嘴的動作交替做 10 次。

聲母結合表	
單韻	ㄅㄧ、ㄆㄧ、ㄇㄧ、ㄉㄧ、ㄊㄧ、ㄋㄧ、ㄌㄧ、ㄐㄧ、ㄑㄧ、ㄒㄧ
結合韻	ㄧㄚ、ㄧㄛ、ㄧㄝ、ㄧㄞ、ㄧㄠ、ㄧㄡ、ㄧㄢ、ㄧㄣ、ㄧㄤ、ㄧㄥ

詞彙建議表	
詞首	一個、已經、因為、應該、右邊、牙齒、姨媽
詞中	鼻子、犀牛、汽水、汽車、米飯、蜜蜂、泥巴
詞尾	鉛筆、稻米、生氣、水泥、美麗、東西
三音節（三字）詞	免洗筷、太陽光、長笛聲、短笛聲、喝汽水
雙音節（雙字）詞中兩個音節皆含目標語音	弟弟、鼻涕、米粒、蜥蜴、一起、天氣

ㄨ

張旭志　設計

ㄨ	
發音方式／位置	・位置：舌面元音、後方、高位。 ・唇形：圓唇。
常見錯誤	・歪曲： 　1.因為圓唇動作不佳，無法正確發音，導致／ㄨ／音歪曲。 　2.因為錯誤共鳴位置，無法正確發音，導致／ㄨ／音歪曲。
引導／教學建議	
語音位置法	・示範／ㄨ／音及兒童的錯誤音，並引導兒童觀察發音過程中，氣流、共鳴、唇形或舌頭擺放位置的不同。請兒童說說看這兩個音的差別在哪裡？ ・引導方式： 　1.先請兒童將舌尖微微向下，並將舌頭稍微向後。 　2.接著，請兒童將嘴唇向中間縮，形成噘嘴狀。 　3.最後，請兒童發出聲音。
動作肌肉運動 知覺法	・引導方式：大人先用兩隻手指觸碰兒童的兩側嘴角，並從兩側輕輕推移至中間，讓兒童做出噘嘴的動作。 ・也可以準備一根吸管，請兒童含住吸管，並告訴他舌頭不能碰到吸管。接著請兒童發出聲音。
語音漸進修正法	・如果兒童會發出／ㄛ／音的話，請兒童持續發出／ㄛ／音，之後並馬上請兒童將嘴巴慢慢縮起來，再將嘴唇做出「親親」的樣子。
語音脈絡	・除了／ㄐ／、／ㄑ／、／ㄒ／這三個語音之外，此韻母皆可以與其他結合成音節。 ・一開始練習結合韻時，建議先練習與單韻母組合的結合韻。
非言語口腔動作 操練練習	・兒童做出微笑的動作，然後停3秒。 ・接下來做嘟嘴的動作，一樣停3秒。 ・最後微笑跟嘟嘴的動作交替做10次。

聲母結合表	
單韻	ㄅㄨ、ㄆㄨ、ㄇㄨ、ㄈㄨ、ㄉㄨ、ㄊㄨ、ㄋㄨ、ㄌㄨ、ㄍㄨ、ㄎㄨ、ㄏㄨ、ㄓㄨ、ㄔㄨ、ㄕㄨ、ㄖㄨ、ㄗㄨ、ㄘㄨ、ㄙㄨ
結合韻	ㄨㄚ、ㄨㄛ、ㄨㄞ、ㄨㄟ、ㄨㄢ、ㄨㄣ、ㄨㄤ、ㄨㄥ

詞彙建議表	
詞首	五個、文具、晚上、午餐、烏龜、王子、物品
詞中	不要、母雞、肚子、骨頭、苦瓜、褲子、兔子
詞尾	小豬、憤怒、大鼓、房屋、馬路、跑步、大樹
三音節（三字）詞	小酥餅、大肚子、小兔子、魚骨頭、大鬍子、鳳梨酥
雙音節（雙字）詞中兩個音節皆含目標語音	嗚嗚、粗魯、舒服、父母、瀑布、樹木、圖書

ㄩ

張旭志　設計

ㄩ	
發音方式／位置	・位置：舌面元音、前方、高位。 ・唇形：圓唇。
常見錯誤	・替代：可能會以／ㄧ／、／ㄨ／音來取代／ㄩ／音。
引導／教學建議	
語音位置法	・示範／ㄩ／音及兒童的錯誤音，並引導兒童觀察發音過程中，氣流、共鳴、唇形或舌頭擺放位置的不同。請兒童說說看這兩個音的差別在哪裡？ ・引導方式： 　1. 先請兒童將舌尖微微向前、向上，但不要貼到口頂。 　2. 請兒童將嘴角往中間移動，將嘴唇向內縮呈現「噘嘴狀」，然後請兒童發出聲音。 ・如果兒童已經會發出／ㄧ／音，則可以告訴兒童舌頭不要動，只需要把嘴唇嘟起來即可。
動作肌肉運動知覺法	・大人將一隻手貼在兒童的下巴處，並輕輕上推。 ・再用另外一隻手的兩隻手指觸碰兒童的兩側嘴角，並從兩側輕輕向中間推移。
語音漸進修正法	・引導方式： 　1. 先請兒童將舌尖微微輕觸下排牙齒內側，並發出聲音。當兒童發出類似／ㄧ／的聲音，再請兒童持續將舌尖貼住牙齒。 　2. 請兒童將嘴巴嘟起持續發出聲音。大人也可以準備吸管，請兒童用嘴唇含住，並持續發出聲音。 ・如果兒童會發出／ㄧ／音的話，請兒童持續發出／ㄧ／音，之後馬上請兒童將嘴巴慢慢縮起來，再將嘴唇做出「親親」的樣子。
語音脈絡	・此韻母能夠結合成單音節的聲母較少。 ・一開始練習結合韻時，建議先練習與單韻母組合的結合韻。
非言語口腔動作操練練習	・兒童做出微笑的動作，然後停 3 秒。 ・接下來做嘟嘴的動作，一樣停 3 秒。 ・最後微笑跟嘟嘴的動作交替做 10 次。

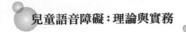

聲母結合表	
單韻	ㄋㄩ、ㄌㄩ、ㄐㄩ、ㄑㄩ、ㄒㄩ
結合韻	ㄩㄝ、ㄩㄢ、ㄩㄣ、ㄩㄥ

詞彙建議表	
詞首	雨傘、芋頭、羽毛、魚缸、漁船、玉米、浴室
詞中	女孩、綠色、驢子、橘子、巨人、需要
詞尾	郵局、鬍鬚、子女、下雨
三音節（三字）詞	紅綠燈、白帶魚、雷陣雨、玉手鐲、小公園
雙音節（雙字）詞中兩個音節皆含目標語音	圓圈、雨具、漁具、語句、圓月

ㄞ

宋韋均　設計

ㄞ	
發音方式／位置	ㄚ / a / → ㄧ / i / ・唇形：展唇→展唇。 ・舌位：中、低→前、高。
常見錯誤	・歪曲韻母：舌位未放在適當位置。 ・複韻母省略：僅發單韻母 / ㄚ /，省略了收尾的韻母 / ㄧ /。 ・鼻漏氣：小舌未向上向後靠攏，氣流走向鼻腔。
引導／教學建議	
語音位置法	・示範 / ㄞ / 音及兒童的錯誤音，並引導兒童觀察發音過程中，氣流、共鳴、唇形或舌頭擺放位置的不同。請兒童説説看這兩個音的差別在哪裡？ ・引導方式：大人使用乳膠手套，將食指放在兒童口腔正中央，請兒童發出 / ㄚ / 的聲音，此時共鳴能較集中在食指上。然後隨著食指向外移出，請兒童一邊發音也一邊漸將牙齒關上，成為 / ㄧ /，過程都不需要觸碰到手指。
動作肌肉運動知覺法	・請兒童將嘴巴打開並將舌頭輕鬆地平放，接著可以使用壓舌板或湯匙稍微下壓兒童的舌面並請他持續地發出聲音。當兒童發出聲音後，大人將手貼在兒童的下巴並輕輕地向上推。 ・請兒童將嘴巴張大並將舌頭輕鬆地平放，接著將兒童的雙手分別放在自己耳朵前方的顳顎關節處。請兒童發出持續聲音，並請他將嘴巴閉上時，感受顳顎關節處的食指在嘴巴閉合時會有被推出的感覺。 ・請兒童將嘴巴張大並將舌頭輕鬆地平放，並請兒童將同一隻手的拇指跟食指分別貼在兩側嘴角處。接著請兒童將嘴巴閉起，感受兩邊嘴角向外的移動動作。
語音漸進修正法	・將母音 / ㄞ / 切分成 / ㄚ /、/ ㄧ /，請兒童先張開嘴巴發出 / ㄚ / 之後，再發出 / ㄧ / 的聲音。接下來請兒童不要將聲音中斷，讓兒童緩慢地發出 / ㄚ～～ㄧ～～ /。
非言語口腔動作操練練習	・張嘴與微笑交替，發出 / ㄚㄧㄚㄧ / 音，練習 10 次。 ・觀察打哈欠、嘆氣時發出的嘴型。

詞彙建議表	
詞首	唉呀、愛心、矮小、癌症、哀傷、哀求
詞中	白色、開心、太多、害怕、臺灣、外面、海邊
詞尾	小孩、蔬菜、很乖、奇怪、郵差、比賽、應該
三音節（三字）詞	我還有、我愛你、車壞掉、一百塊、蓋上去
雙音節（雙字）詞中兩個音節皆含目標語音	拜拜、奶奶、拍拍、再來、帶來、海苔、買菜

ㄟ

宋韋均　設計

ㄟ	
發音方式／位置	ㄝ/ε/ → ㄧ/i/ ・唇形：展唇→展唇。 ・舌位：前、中→前、高。
常見錯誤	・歪曲韻母：舌位未放在適當位置。 ・複韻母省略：僅發單韻母／ㄝ／，省略了收尾的韻母／ㄧ／。 ・鼻漏氣：小舌未向上向後靠攏，氣流走向鼻腔。
引導／教學建議	
語音位置法	・示範／ㄟ／音及兒童的錯誤音，並引導兒童觀察發音過程中，氣流、共鳴、唇形或舌頭擺放位置的不同。請兒童說說看這兩個音的差別在哪裡？ ・引導方式：請兒童先將嘴巴微張開並讓舌頭平放，接著讓兒童持續發出聲音並慢慢地將上下排牙齒靠在一起。可以用鏡子輔助，發音時應看見露齒的笑臉。
動作肌肉運動知覺法	・請兒童將嘴巴微微張開並將舌頭輕鬆地平放，接著將兒童的雙手分別放在自己耳朵前方的顳顎關節處。在兒童發出持續聲音時，請他將牙齒靠在一起，感受顳顎關節處的手指有被外推的感覺。 ・請兒童將嘴巴微微張開並將舌頭輕鬆地平放，並請兒童將同一隻手的拇指跟食指分別貼在兩側嘴角處。接著請兒童將嘴巴閉起，感受兩邊嘴角向外的移動動作。 ・請兒童將嘴巴微微張開持續發／ㄝ／音，在發聲的過程中大人以手協助將下顎往上推，使牙齒更加緊閉，然後手鬆開。此時／ㄝ／音會因下顎與舌位上升形成／ㄧ／音，然後繼續上推到／ㄧ／音的舌位。如此反覆在嘴巴微張開與上推之間即可漸形成／ㄟ／音。
語音漸進修正法	・將母音／ㄞ／切分成／ㄝ／、／ㄧ／，可以先把張嘴的／ㄝ／發音正確，再發／ㄧ／音。
非言語口腔動作操練練習	・練習說「耶～」將拍照比的勝利手勢「耶」拉長並露齒笑。

詞彙建議表	
詞首	欸呀
詞中	嘴巴、黑色、雖然、背包、退步、追到、吹氣
詞尾	烏龜、喝水、打雷、小隊、好累、很美、很貴
三音節（三字）詞	一堆紙、翻背面、佩佩豬、小被被、大干貝
雙音節（雙字）詞中兩個音節皆含目標語音	飛飛、推推、搥搥、妹妹、美味、玫瑰

ㄠ

宋韋均　設計

ㄠ	
發音方式／位置	ㄚ／a／ → ㄨ／u／ ・唇形：展唇→圓唇。 ・舌位：中、低→後、高。
常見錯誤	・歪曲韻母：舌位未放在適當位置。 ・複韻母省略：僅發單韻母／ㄚ／，省略了收尾的韻母／ㄨ／。 ・鼻漏氣：小舌未向上向後靠攏，氣流走向鼻腔。
引導／教學建議	
語音位置法	・示範／ㄠ／音及兒童的錯誤音，並引導兒童觀察發音過程中，氣流、共鳴、唇形或舌頭擺放位置的不同。請兒童說說看這兩個音的差別在哪裡？ ・引導方式：將舌頭平放最低位，發聲時共鳴從舌面後發出，並逐漸抬起舌位或以圓唇輔助。
動作肌肉運動 知覺法	・先請兒童將嘴巴張大，接著將吸管（建議可先用粗吸管，較容易包覆且唇部感覺回饋較明顯）置於口中但不碰觸任何構音器官。接下來請兒童發出聲音，並請兒童在發音時慢慢地用嘴唇將吸管包住。 ・請兒童先將嘴巴張開，大人將手掌的虎口貼於下巴，拇指與食指分別貼在兩側臉頰處。接下來請兒童發出聲音，並在發聲過程中將虎口向上推動，也同時將貼於兩側臉頰的拇指與食指向嘴唇處擠壓，協助兒童嘟起嘴唇。
語音漸進修正法	・練習發音／ㄚㄨㄚㄨ／。可以先指導兒童把張嘴的／ㄚ／發音正確後，再發圓唇的／ㄨ／音。
非言語口腔動作 操練練習	・以動物的叫聲互相打招呼或唱歌，使用貓咪叫聲「喵～」、狼叫聲「凹～」，發聲時可以拉長音，讓兒童觀察嘴型。

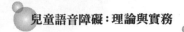

詞彙建議表	
詞首	澳洲、澳門、凹洞、凹凸、傲慢、奧運
詞中	到了、早安、刀子、報紙、討厭、告訴、草莓
詞尾	吃飽、狗叫、很巧、頭腦、幾號、手套、小鳥
三音節（三字）詞	張老師、放好了、不要拿、兔寶寶、美工刀
雙音節（雙字）詞中兩個音節皆含目標語音	抱抱、寶寶、跳跳、敲敲、搖搖、跑掉、吵鬧

ㄡ

宋韋均　設計

ㄡ	
發音方式／位置	ㄛ / ɔ / → ㄨ / u / ・唇形：圓唇→圓唇。 ・舌位：後、中→後、高。
常見錯誤	・歪曲韻母：舌位未放在適當位置。 ・複韻母省略：僅發單韻母 / ㄛ /，省略了收尾的韻母 / ㄨ /。 ・鼻漏氣：小舌未向上向後靠攏，氣流走向鼻腔。
引導／教學建議	
語音位置法	・示範 / ㄡ / 音及兒童的錯誤音，並引導兒童觀察發音過程中，氣流、共鳴、唇形或舌頭擺放位置的不同。請兒童說說看這兩個音的差別在哪裡？ ・引導方式：請兒童將嘴唇嘟起並把嘴巴微微打開，請兒童在開始發聲的時候，慢慢地將下巴往上移動，並持續維持嘟嘴的樣子。
動作肌肉運動知覺法	・請兒童將嘴唇嘟起並把嘴巴微微打開，將吸管放入兒童嘴巴接近中段的位置，且不觸碰到任何構音器官。接下來請兒童發聲，並於發聲時慢慢地用嘴唇將吸管包住。 ・請將嘴巴微張，維持嘟唇的狀態並發出聲音，在發音的過程中，大人用手將兩側的嘴角向中間擠壓，以形成口徑更小的圓唇狀。
語音漸進修正法	・指導兒童嘴型維持圓形並發出 / ㄛ / 音，發聲時逐漸縮小口型變成 / ㄨ /。
非言語口腔動作操練練習	・可以用臉部驚訝表情的口型做練習。大人可以拿出孟克經典名畫「吶喊」，先請兒童模擬做出將雙手放在嘴角旁張嘴並持續嘟嘴，然後發出拉長的「oh～～」，再慢慢地請兒童將口型縮小收尾。

詞彙建議表	
詞首	歐洲、偶像、偶然、嘔氣、毆打、偶而、嘔吐
詞中	後面、口罩、否則、六天、樓梯、都是、頭髮
詞尾	還有、咳嗽、小偷、很久、氣球、好臭、不夠
三音節（三字）詞	先休息、溜滑梯、走掉了、抖一抖、留下來
雙音節（雙字）詞中兩個音節皆含目標語音	球球、勾勾、頭頭、手手、狗狗、肉肉、丟丟、舅舅

ㄢ

謝采容　設計

ㄢ	
發音方式／位置	ㄢ＝ㄚ/ɑ/＋/n/ ・ㄚ/ɑ/：低元音、舌位後音、非圓唇音。 ・/n/：鼻音，舌尖音，濁音。（往前鼻音）
常見錯誤	・替代：以/ㄤ/音取代/ㄢ/音，鼻氣流共鳴位置錯誤。 ・省略：以/ㄚ/音取代/ㄢ/音；以/一ㄝ/音取代/一ㄢ/音，省略鼻音。
引導／教學建議	
語音位置法	・示範/ㄢ/音及兒童的錯誤音，並引導兒童觀察發音過程中，氣流、共鳴、唇形或舌頭擺放位置的不同。請兒童説説看這兩個音的差別在哪裡？ ・在引導兒童發/ㄢ/音的時候，需要同時注意嘴巴、舌頭的動作以及鼻腔氣流。 　1.ㄚ/ɑ/音：教導兒童嘴巴張大，不可以圓唇。 　2.過渡至/n/音。 ・在引導兒童發ㄢ音時，需引導兒童過渡過程舌頭的動作位置變化。 　1.教導兒童將舌尖抵放在齒槽脊的位置，之後快速地下放舌頭。 　2.告訴兒童説/n/音時，舌尖要先放在兩個大門牙後面的齒槽脊位置，可以使用棉棒或筷子輕輕碰觸，協助兒童了解舌頭的擺放位置。 ・使用鏡子讓兒童觀察正確的發音位置，或利用構音位置圖、口腔模型給予正確的位置示範。 ・鼻腔氣流：教導兒童説/n/音時，鼻子要有氣流釋放。 ＊小技巧：可以拿鏡子（鏡面朝上）、衛生紙或紙張放在兒童的鼻孔下方，讓兒童規律用鼻子呼吸，並專注於氣流有沒有讓鏡面出現霧氣或有沒有讓物品飄動。 ・請兒童規律用鼻子呼吸，嘗試在嘴巴閉著的狀態下説/ㄚ/，讓氣流可以從鼻腔出來。

動作肌肉運動知覺法	·大人先輕輕將兒童下巴下推，再將大人手指放在兒童下巴靠近舌尖的地方，向上向前推，讓兒童感受到舌尖向前的感覺；同時碰觸兒童的鼻子，提醒鼻氣流的釋放。 ·輕輕地用手固定住兒童的下巴，讓兒童練習舌尖碰觸齒槽脊的上抬和下收動作。
語音漸進修正法	·請兒童將手指放在鼻子，並練習發長音／ㄚ／，再試著將舌尖放置在上門牙後方齒槽脊的位置阻斷／ㄚ／音，來回重複多次這些動作，並慢慢地加快速度；聽起來會像／ㄚ…ㄢ…ㄚ…ㄢ…／。
非言語口腔動作操練練習	·可以嘗試用棉棒或筷子沾一些兒童喜歡的食物、味道，例如：果醬、優格或蜂蜜等等，抹在兒童說／n／音時，舌尖要放置的齒槽脊位置，讓兒童嘗試用舌尖將食物舔下來，練習舌頭的動作。 ·嘗試和兒童一起模仿蚊子、車子引擎或說「no-no」等會使用到鼻腔的聲音。

註：／n／為ㄢ、ㄣ的韻尾聲音。

詞彙建議表	
詞首	安全、安慰、按摩、按鈕、岸邊
詞中	斑馬、蛋糕、漢堡、電視、鉛筆、感冒、剪刀、麵包
詞尾	爬山、吃飯、早餐、雨傘、洗臉、喜歡、流汗、商店
三音節（三字）詞	甜甜圈、手牽手、大眼睛、好乾淨、打籃球、翻一翻
雙音節（雙字）詞中兩個音節皆含目標語音	慢慢、閃電、換邊、酸酸、圈圈、暗暗、黏黏、看看

ㄣ

謝采容　設計

ㄣ	
發音方式／位置	ㄣ＝ㄜ／ə／＋／n／ ・ㄜ／ə／：中央元音、舌位中音、非圓唇音。 ・／n／：鼻音，舌尖音，濁音。（往前鼻音）
常見錯誤	・替代：以／ㄥ／音取代／ㄣ／音，鼻氣流共鳴位置錯誤。 ・省略：以／ㄜ／音取代／ㄣ／音，省略鼻音。
引導／教學建議	
語音位置法	・示範／ㄣ／音及兒童的錯誤音，並引導兒童觀察發音過程中，氣流、共鳴、唇形或舌頭擺放位置的不同。請兒童說說看這兩個音的差別在哪裡？ ・在引導兒童發／ㄣ／音的時候，需要同時注意嘴巴、舌頭的動作以及鼻腔氣流。 　1. ㄜ／ə／音：教導兒童嘴巴微張放鬆，不可以圓唇。 　2. 過渡至／n／音。 ・在引導兒童發／ㄣ／音時，需引導兒童過渡過程舌頭的動作位置變化。 　1. 教導兒童將舌尖抵放在齒槽脊的位置，之後快速地下放舌頭。 　2. 告訴兒童說／n／音時，舌尖要先放在兩個門牙後面的齒槽脊位置，可以使用棉棒或筷子輕輕碰觸，協助兒童了解舌頭的擺放位置。 ・使用鏡子讓兒童觀察正確的發音位置，或利用構音位置圖、口腔模型給予正確的位置示範。 ・輕輕地用手固定住兒童的下巴，讓兒童練習舌尖碰觸齒槽脊的上抬和下收動作。 ・鼻腔氣流：教導兒童說／n／音時，鼻子要有氣流釋放。 ＊小技巧：可以拿鏡子（鏡面朝上）、衛生紙或紙張放在兒童的鼻孔下方，請兒童規律用鼻子呼吸，並專注於氣流有沒有讓鏡面出現霧氣或有沒有讓物品飄動。 ・請兒童規律用鼻子呼吸，嘗試在嘴巴閉著的狀態下說／ㄚ／，讓氣流可以從鼻腔出來。

動作肌肉運動知覺法	・輕輕地用手固定住兒童的下巴，讓兒童練習舌尖碰觸齒槽脊的上抬和下收動作。 ・請兒童嘴巴微張之後，再將手指放在兒童下巴靠近舌尖的地方，向上向前推，讓兒童感受舌尖向前的感覺；同時碰觸兒童的鼻子，提醒鼻氣流的釋放。
語音漸進修正法	・請兒童將手指放在鼻子，並練習發長音／ㄜ／，再試著將舌尖放置在上門牙後方齒槽脊的位置阻斷／ㄜ／音，來回重複多次動作，並慢慢地加快速度；聽起來會像／ㄜ…ㄣ…ㄜ…ㄣ…／。
非言語口腔動作操練練習	・可以嘗試用棉棒或筷子沾一些兒童喜歡的食物、味道，例如：果醬、優格或蜂蜜等等，抹在兒童説／n／音時，舌尖要放置的齒槽脊位置，讓兒童嘗試用舌尖將食物舔下來，練習舌頭的動作。 ・嘗試和兒童一起模仿蚊子、車子引擎或説「no-no」等等會使用到鼻腔的聲音。

註：／n／為ㄢ、ㄣ的韻尾聲音。

詞彙建議表	
詞首	嗯啊、恩惠、恩愛、恩情
詞中	粉筆、拼圖、身體、今天、飲料、裙子、枕頭
詞尾	愛心、毛巾、海豚、課本、打針、細菌、開門
三音節（三字）詞	過新年、高跟鞋、拼拼圖、打蚊子、粉紅色
雙音節（雙字）詞中兩個音節皆含目標語音	親親、噴噴、問問、滾滾、門診、根本、很近

ㄤ

謝采容　設計

ㄤ	
發音方式／位置	ㄤ＝ㄚ／ɑ／＋／ŋ／ ・ㄚ／ɑ／：低元音、舌位後音、非圓唇音。 ・／ŋ／：鼻音，舌根音，濁音。（往後鼻音）
常見錯誤	・替代：以／ㄢ／音取代／ㄤ／音，鼻氣流共鳴位置錯誤。 ・省略：以／ㄚ／音取代／ㄤ／音，省略鼻音。
引導／教學建議	
語音位置法	・示範ㄤ音及兒童的錯誤音，並引導兒童觀察發音過程中，氣流、共鳴、唇形或舌頭擺放位置的不同。請兒童說說看這兩個音的差別在哪裡？ ・在引導兒童發／ㄤ／音的時候，需要同時注意嘴巴、舌頭的動作以及鼻腔氣流。 1. ㄚ／ɑ／音：教導兒童嘴巴張大，不可以圓唇。 2. 過渡到／ŋ／音：請兒童維持嘴巴張大動作。 ・在引導兒童發／ŋ／音時，需引導兒童過渡過程舌頭的動作位置變化。教導兒童將舌根抵放在軟腭（soft palate）的位置，再離開。 ・因為舌根在口腔內的動作不易觀察，可以使用構音位置圖或口腔模型給予正確的位置示範。可以教兒童用／ㄍ／或／ㄎ／的聲音進行想像練習。 ・可以用手指碰觸兒童下巴靠近舌根位置，並請兒童吞口水，協助兒童了解及感受舌根的位置。 ・鼻音的鼻氣流引導： 1. 可以拿鏡子（鏡面朝上）、衛生紙或紙張放在兒童的鼻孔下方，請兒童規律用鼻子呼吸，並專注於氣流有沒有讓鏡面出現霧氣或是有沒有讓物品飄動。 2. 請兒童規律用鼻子呼吸，嘗試在嘴巴閉著的狀態下說／ㄚ／，讓氣流可以從鼻腔出來。
動作肌肉運動知覺法	・大人先輕輕將兒童下巴下推，再將手指放在兒童下巴靠近舌根的地方，向上推，讓兒童感受到舌根上抬的感覺；同時碰觸兒童的鼻子，提醒鼻氣流的釋放。

語音漸進修正法	・請兒童將手指放在鼻子，練習發長音／ㄚ／，再試著將舌根抵放在軟腭的位置阻斷／ㄚ／音，來回重複多次動作，並慢慢地加快速度；聽起來會像／ㄚ…ㄤ…ㄚ…ㄤ…／。
非言語口腔動作操練練習	・可以用少許開水，讓兒童嘗試抬頭漱口，過程中發出「啊～」的聲音，感受舌根抵在軟腭「咕嚕咕嚕」的震動。 ・嘗試和兒童嘴巴張大、一起模仿唐老鴨說話或恐龍吼叫等會使用到舌根的聲音。

註：／ŋ／為ㄤ、ㄥ的韻尾聲音。

詞彙建議表	
詞首	骯髒、昂貴、盎然
詞中	螃蟹、湯匙、芒果、上課、香蕉、黃色、窗戶
詞尾	野狼、健康、國王、冰箱、大象、手槍
三音節（三字）詞	正方形、彈鋼琴、不一樣、長頸鹿、小叮噹
雙音節（雙字）詞中兩個音節皆含目標語音	幫忙、髒髒、亮亮、蟑螂、香香、胖胖、長長

ㄥ

謝采容　設計

ㄥ	
發音方式／位置	·ㄥ＝ㄜ/ə/＋/ŋ/ ·ㄜ/ə/：中央元音、舌位中音、非圓唇音。 ·/ŋ/：鼻音，舌根音，濁音。（往後鼻音）
常見錯誤	·替代：以/ㄣ/音取代/ㄥ/音，鼻氣流共鳴位置錯誤。 ·省略：以/ㄜ/音取代/ㄥ/音，省略鼻音。
引導／教學建議	
語音位置法	·示範/ㄥ/音及兒童的錯誤音，並引導兒童觀察發音過程中，氣流、共鳴、唇形或舌頭擺放位置的不同。請兒童說說看這兩個音的差別在哪裡？ ·在引導兒童發/ㄥ/音的時候，需要同時注意嘴巴、舌頭的動作以及鼻腔氣流。 　1. ㄜ/ə/音：教導兒童嘴巴微張放鬆，不可以圓唇。 　2. 過渡到/ŋ/音：請兒童維持嘴巴張大動作。 ·在引導兒童發/ㄣ/音時，需引導兒童過渡過程舌頭的動作位置變化。教導兒童將舌根抵放在軟腭的位置，再離開。 ·因為舌根在口腔內的動作不易觀察，可以使用構音位置圖或口腔模型給予正確的位置示範。可以教兒童用/ㄍ/或/ㄎ/的聲音進行想像練習。 ·可以用手指碰觸兒童下巴靠近舌根位置，並請兒童吞口水，協助兒童了解及感受舌根的位置。 ·鼻音的鼻氣流引導： 　1. 可以拿鏡子（鏡面朝上）、衛生紙或紙張放在兒童的鼻孔下方，請兒童規律用鼻子呼吸，並專注於氣流有沒有讓鏡面出現霧氣或有沒有讓物品飄動。 　2. 請兒童規律用鼻子呼吸，嘗試在嘴巴閉著的狀態下說/ㄚ/，讓氣流可以從鼻腔出來。
動作肌肉運動知覺法	·大人請兒童嘴巴微張之後，再將手指放在兒童下巴靠近舌根的地方，向上推，讓兒童感受舌根上抬的感覺；同時碰觸兒童的鼻子，提醒鼻氣流的釋放。

語音漸進修正法	・請兒童將手指放在鼻子，練習發長音／ㄜ／，再試著將舌根抵放在軟腭的位置阻斷／ㄜ／音，來回重複多次動作，並慢慢地加快速度；聽起來會像／ㄜ…ㄥ…ㄜ…ㄥ…／。
非言語口腔動作操練練習	・可以用少許開水，讓兒童嘗試抬頭漱口，過程中發出「啊～」的聲音，感受舌根抵在軟腭「咕嚕咕嚕」的震動。 ・嘗試和兒童嘴巴張大、一起模仿唐老鴨説話或恐龍吼叫等會使用到舌根的聲音。

註：／ŋ／為ㄤ、ㄥ的韻尾聲音。

詞彙建議表	
詞中	餅乾、蘋果、鳳梨、生氣、警察、紅色、公園
詞尾	蜜蜂、好冷、高興、彩虹、很重、運動、布丁
三音節（三字）詞	電風扇、長頸鹿、坐公車、兒童節、毛毛蟲、三角形
雙音節（雙字）詞中兩個音節皆含目標語音	星星、檸檬、恐龍、嗡嗡、風箏、熊熊、蔥餅

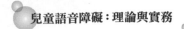
第三節　華語音韻歷程教學

壹、後置音化介入活動設計

錡寶香　設計

一、範例說明

介入向度	內容
音韻歷程／語音錯誤範例	後置音化（Backing）：以舌頭位置較後的語音取代舌頭位置較前的語音，例如：以舌根音／ㄍ／、／ㄎ／音取代舌尖音／ㄉ／、／ㄊ／音或其他音，則為後置音化。 蘋果　牛奶（ㄋㄧㄡ／ㄋㄞ）　香蕉（ㄒㄧㄤ／《ㄧㄠ）　報紙（ㄅㄧㄠ／《）　機器人（《ㄧ／ㄎㄧ／ㄎㄣ） 手套（ㄎㄡ／ㄎㄠ）　耳朵　蝴蝶（《ㄨㄛ／ㄎㄧㄝ）　雨傘（《ㄧㄝ／ㄎㄢ） 草莓（ㄎㄠ）　老虎　卡車（ㄎㄜ）　肥皂（《ㄠ）
教學目標選擇及原因	‧在上述範例中，「手套」被說成「口靠」，「蝴蝶」被說成「蝴《ㄧㄝ／」，舌尖音／ㄉ／、／ㄊ／音被舌根音／《／、／ㄎ／音取代，此種錯誤類型可歸為後置音化。 ‧教學目標：兒童可以抑制或去除後置音化，正確發出／ㄉ／、／ㄊ／音。如果兒童同時有不送氣化的問題，可以考慮先從／ㄊ／音開始介入，待／ㄊ／音建立後，可類化至其他送氣音。

二、教學活動設計

教學原則	・教學活動設計可採用：(1)傳統構音或發音教學：以口腔動作與構音動作訓練為本；(2)音韻或語言模式：以對音韻表徵的改變，以及語言使用／溝通互動為本。 ・教學活動安排： 　1. 語音區辨／聽覺轟炸：建立錯誤語音與正確語音差異之覺知。 　2. 強調口腔動作：舌尖或舌頭往前之動作訓練與練習。 　3. 重複性練習（drilling）：使用圖卡練習個別語音，使兒童能正確發出／ㄉ／、／ㄊ／語音。 　4. 治療活動含括音韻（最小對比、音韻覺識）與語言／交談對話層面（即：使用繪本、短文故事、桌遊）。
非言語口腔動作操練練習	・後置歷程的問題主要與語音產出時的構音器官擺位或動作有關，因此教學設計亦可考慮非言語口腔動作的練習，或對語音說出時使用的構音器官位置的覺知。 ・治療或教學活動包括： 　1. 刺激前排牙齒後面的齒齦，例如：使用小牙刷刺激舌尖部位，再告訴兒童將舌尖放置在牙齒後面，當舌尖或舌頭位置已擺放在正確位置時，請兒童模仿治療師說出／ㄉ／、／ㄊ／語音。 　2. 可以使用花生醬、布丁或棉花糖霜等食物，將其放在齒齦上，再請兒童抬高舌尖將這些食物舔掉，等兒童已可將舌尖放在牙齒後面，再請其發出／ㄉ／、／ㄊ／音。治療師可以說：「我們來說時鐘的聲音，『ㄉㄉㄉㄉㄉㄉㄉㄉㄉㄉ』、『ㄉー ㄉー ㄉー ㄉー ㄉー ㄉー ㄉー ㄉー ㄉー ㄉー』、『ㄉㄚㄉㄚㄉㄚㄉㄚㄉㄚㄉㄚㄉㄚㄉㄚ ㄉㄚ』，或『ㄊㄊㄊㄊㄊㄊㄊㄊㄊㄊ』、『ㄊー ㄊー ㄊー ㄊー ㄊー ㄊー ㄊー ㄊー ー』、『ㄊㄚㄊㄚㄊㄚㄊㄚㄊㄚㄊㄚㄊㄚ ㄊㄚㄊㄚ』。」 　3. 使用小饅頭、乖乖、蝦味先或圈圈麥片等，將其放在兒童的舌尖上，請兒童把舌頭往上抬頂住上牙齦。告訴兒童，要數到 10 才可以吃下去。

錯誤語音的 覺知	・當兒童未發現自己把「手套」説成「口靠」、「蝴蝶」説成「蝴ㄍㄧㄝˊ」時，大人可以明確地指出來：「你看這個東西（手套的圖片），剛剛你説這是『口靠』，可是老師説這是『手套』，你説説看這是什麼東西？（等待兒童回應）還有啊，剛剛你也把這個東西（蝴蝶的圖片），説成『蝴ㄍㄧㄝˊ』，和老師説的不一樣喔！你聽，老師説『蝴蝶』，那你再説看看。」（註：如果兒童還是一樣使用後置音化，可以對他説：「你看你和我説得不一樣喔！」） ・大人可以將聽覺轟炸治療活動融入本項教學，選取 20 個含括 /ㄉ/、/ㄊ/ 語音的詞彙，指圖説出詞彙名稱，請兒童注意聽。指圖唸出詞彙時可以放大説話聲音，或是稍微放慢説話速度。 ・/ㄉ/ 語音詞彙單：大象、刀子、電燈、地瓜、蛋塔、綠豆、肚子、短褲、袋子、蝴蝶、雞蛋、海帶、跌倒、布丁、豆漿、果凍、綠豆芽。 ・/ㄊ/ 語音詞彙單：兔子、湯圓、桃子、跳繩、吐司、拖把、棒棒糖、樓梯、水桶、頭髮、手套、甜甜圈、地圖、拼圖。
正確音與錯誤 音的區辨	・在引導兒童唸出正確目標音 /ㄉ/、/ㄊ/ 音之前，大人必須先確定兒童「聽」得出正確音與錯誤音之間的差異。在要求兒童正確念讀舌尖音 /ㄉ/、/ㄊ/ 音之前可以先進行下列練習： 　1. 認識目標語音：示範 /ㄍ/、/ㄎ/ 語音及 /ㄉ/、/ㄊ/ 語音兩組音，請兒童説説看這兩組音的差別之處，並引導其觀察舌頭位置的不同。同時可以給予鏡子，讓兒童看看自己發音時舌頭的位置。 　2. 區辨他人語音正確與錯誤：利用最小配對的原則，唸讀正確與錯誤語音，請兒童練習區辨聽到的語音正確與否。可以利用圖卡及小指偶引導兒童練習，例如：拿著「手套」的圖片及兩個小指偶，詢問兒童：「你聽，右手的小指偶説『ㄎㄡˋ ㄎㄠˋ』，左手的小指偶説『ㄕㄡˇㄊㄠˋ』，哪一個説的才對？」另外，也可輪流伸出左右手，於伸出其中一手時同時搭配説出正確語音或錯誤語音的詞彙，請兒童在聽到對的語音時拍一下説對詞彙時伸出的手，例如：伸出右手並同時説「蝴ㄉㄧㄝˊ」，兒童可拍打右手。 　3. 區辨自己語音正確與錯誤：利用最小配對的原則，請兒童唸讀含 /ㄉ/、/ㄊ/ 語音的字詞，並練習區辨自己唸讀的語音正確與否。 ・活動建議及説明： 　1. 設計最小配對詞組，並使用對應之圖卡 　　A. 兔子 vs. 褲子 　　B. 頭 vs. 狗

正確音與錯誤音的區辨	C. 圖 vs. 鼓
	D. 手套 vs. 手銬
	E. 水桶 vs. 水孔
	F. 豆子 vs. 扣子
	G. 袋子 vs. 蓋子
	H. 肚子 vs. 褲子
	I. 哭哭 vs. 禿禿
	2. 看我抓到你了
	大人將最小配對詞彙圖卡放在桌上，拿圖卡說出詞彙名稱，並隨機故意說錯其中某幾個詞彙，讓兒童當偵探找出說錯之詞彙，若兒童聽到大人說錯詞彙時，可以吹哨子。為了激發兒童學習動機，可以告訴兒童如果抓到老師說錯 5 次，就可以拿到小禮物，或是可以再玩其他遊戲。例如：治療師拿起兔子的圖片故意說成「褲子」，讓兒童偵測到錯誤並吹哨子。
	3. 你又說錯了：叮叮叮
	設計含括／ㄉ／、／ㄊ／音的有趣句子，並故意在說出句子時唸錯詞彙／語音，讓兒童偵測區辨。準備一個桌上式按鈴，讓兒童在偵測到錯誤語音／詞彙時，可以按鈴得分。治療師隨機抽取句子／圖卡唸出正確或錯誤語音，兒童需要專心聆聽抓出錯誤，例如：治療師拿出大象打電話的圖卡，並故意將句子說成「大象ㄍㄚˇ電話」，或是拿出小男生抱著兔子的圖片，故意說「弟弟有一隻小褲子」。
	「看我抓到你了」與「你又說錯了：叮叮叮」教學活動可轉換角色，輪流讓兒童選圖說出詞彙或句子，再由治療師偵錯按鈴。另外，需要特別注意的是「正確音與錯誤音的區辨」教學活動，並不需要要求兒童可以正確唸出目標音／ㄉ／、／ㄊ／，重點應放在兒童是否可以聽得出來自己所說出的語音是正確或錯誤。
音韻覺識	・準備含括／ㄉ／、／ㄊ／以及／ㄍ／、／ㄎ／語音的詞彙圖卡，例如：「大象、刀子、電燈、地瓜、蛋塔、綠豆、肚子、短褲、袋子／兔子、湯圓、桃子、跳繩、吐司、拖把、棒棒糖、樓梯、水桶」，以及「狗、骨頭、果醬、鴿子、鍋子、筷子、褲子、可樂、口罩」。
	・教學活動：
	1. 刪除音節：
	(1) 告訴兒童：「我們現在要來玩說短一點的話的遊戲。」

音韻覺識	(2)「你看！這是大象（拿出大象圖卡）。我現在說大，就不說象。好！我們再看下一張圖。這是地瓜（拿出地瓜圖片），我現在說地，就不說瓜。」 (3) 好！我們一起再來說別的圖。你看這是什麼？（拿出兔子的圖片，希望誘發出兒童說出兔）。 依此類推，治療師可使用其他圖卡進行本項刪除音節的活動。 2. 相同首音配對： (1) 治療師告訴兒童：「我們現在要來找出說起來和聽起來有一些一樣的話。」 (2) 治療師拿出「袋子」和「刀子」的圖片，告訴兒童：「你看這個是袋子，這個是刀子。我們說袋子和刀子的時候，都會說／ㄉ／的聲音，對不對？所以它們是一樣的。」 (3) 治療師再拿出「兔子」和「肚子」的圖片，告訴兒童：「你再看，這是兔子，這是肚子。我們說兔子的時候會說／ㄊ／的聲音，但是說肚子的時候，會說／ㄉ／的聲音。所以它們是不一樣喔！」 (4) 再來唸其他圖片。治療師拿出「桃子」和「褲子」的圖片，告訴兒童：「這是桃子，我們說桃子時會說／ㄊ／的聲音。你再看，這是褲子，我們說褲子時會說／ㄎ／的聲音，所以它們是不一樣的。」 治療師說明和舉例示範之後，可以依此類推使用圖片進行本項活動。 註：1. 教學時，治療師可以先向兒童說明完成這項活動後，可獲得小禮物。 2. 如果兒童已認識／ㄉ／、／ㄊ／以及／ㄍ／、／ㄎ／注音符號，可以在活動進行時使用注音符號字卡，於說明詞彙的語音時作為視覺輔助之用。
正確語音表徵的建立	·當兒童可以正確區辨正確音及錯誤音時，可以再次介紹／ㄉ／、／ㄊ／及／ㄍ／、／ㄎ／兩組語音的特質與差別，並嘗試引導兒童發出正確的目標語音。 ·引導建議： 1. 告訴兒童要玩舌頭在嘴巴裡面踢牙齒的遊戲，引導兒童舌頭要像腳往前踢球一樣，舌頭也要往前去踢牙齒。 2. 引導兒童：「我們在說話時，有時候一定要把舌頭往前伸，這樣講出來別人才知道我們說的是什麼喔！」

正確語音表徵的建立	3. 帶兒童認識舌尖音：和兒童一起摺紙飛機（或是先準備好紙飛機），請兒童聽到有舌頭往前踢牙齒的聲音時就要把飛機往前射。例如：可準備(1)舌尖音詞彙：蛋糕、刀子、肚子、豆子、笛子、兔子、桶子、地圖、拼圖、海帶、電燈、雞蛋、蛋塔等。(2)舌根音詞彙：褲子、狗、口紅、卡片、咖啡、卡車、果醬、蘋果、苦瓜、鍋子、蝸牛、木瓜、筷子、打鼓等。 4. 帶兒童練習區辨舌尖音與舌根音：先拿出兩張圖片，一張是鬧鐘（代表ㄅㄧㄅㄧㄅㄚㄅㄚ聲音）、一張是公雞（代表ㄍㄨㄍㄍㄨㄍㄍㄨㄍㄍㄨ聲音），接著，請兒童聽到含有舌尖音的詞彙時要拿起鬧鐘的圖片，聽到含有舌根音的詞彙時要拿起公雞的圖片。

在語音產出或發音的教學方面，建議練習時須由容易達成的目標，逐漸推進至困難的練習目標，亦即可以從單音、音節、詞彙、片語、短句、長句、交談對話循序漸進，進行教學與練習活動。以下為目標音／ㄉ／、／ㄊ／音建議的練習進程。

目標音練習：單音	・若兒童已經可以在引導下正確發出目標音／ㄉ／、／ㄊ／音，則可開始練習連續十次發出正確目標音。練習過程中，建議可以從語速慢速練習開始，逐漸進階至語速快速的練習（建議語速需比兒童平常說話語速更快一點）。 ・引導技巧：若兒童無法連續發出正確的／ㄉ／、／ㄊ／單音，建議可以先從／ㄉ／、／ㄊ／＋／ㄧ／，或是／ㄉ／、／ㄊ／＋／ㄚ／開始練習。因為／ㄧ／和／ㄚ／的舌位，可以幫助兒童更容易發出／ㄉ／、／ㄊ／音。
目標音練習：音節	・若兒童已經能夠以比平常說話語速更快一點的速度連續十次正確發出目標音／ㄉ／、／ㄊ／，則可以開始進入雙音節練習：(1)／ㄉ／、／ㄊ／音＋單韻母（／ㄧ／、／ㄨ／、／ㄩ／、／ㄚ／、／ㄛ／、／ㄜ／、／ㄝ／）；(2)／ㄉ／、／ㄊ／音＋複韻母（／ㄞ／、／ㄟ／、／ㄠ／、／ㄡ／）；(3)／ㄉ／、／ㄊ／音＋聲隨韻母（／ㄢ／、／ㄣ／、／ㄤ／、／ㄥ／）。目標設定為可以連續十次正確發出含目標音／ㄉ／、／ㄊ／音的音節。 ・若兒童已經可以使用比平常說話語速更快一點的速度連續十次正確發出／ㄉ／、／ㄊ／音＋單韻母／複韻母／聲隨韻母的音節時，則可以開始進入／ㄉ／、／ㄊ／音＋結合韻母的練習，包含：／ㄉ／、／ㄊ／音＋／ㄧㄝ／、／ㄧㄠ／、／ㄧㄚ／、／ㄧㄡ／、／ㄧㄢ／、／ㄧㄣ／、／ㄧㄤ／、／ㄧㄥ／、／ㄨㄚ／、／ㄨㄛ／、／ㄨㄞ／、／ㄨㄟ／、／ㄨㄢ／、／ㄨㄣ／、／ㄨㄤ／、／ㄨㄥ／、／ㄩㄝ／、／ㄩㄢ／、／ㄩㄣ／、／ㄩㄥ／。目標設定一樣為可以連續十次正確發出。

目標音練習： 音節	・治療師可以使用／ㄉ／、／ㄊ／音的音節輪盤教材（如下圖所示），讓兒童與治療師輪流轉輪盤，發出輪盤停留位置之音節語音，並記錄兒童正確說出的次數，據此提供小禮物作為增強獎勵。 ＊小技巧：挑選韻母時，建議從單韻母開始著手，等兒童熟悉後，再進行複韻母或聲隨韻母的結合練習，最後再到結合韻母的練習。 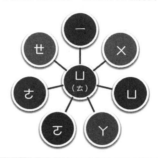
目標音練習： 詞彙	・若兒童已經能夠以比平常說話語速更快一點的速度連續十次正確發出含目標音／ㄉ／、／ㄊ／音的音節時，則可以開始進入詞彙階段的練習。詞彙選擇需考慮目標音／ㄉ／、／ㄊ／音在詞彙中不同位置或搭配不同音節皆可正確說出（例如：刀子、剪刀、麵包刀／湯圓、雞湯、蛋花湯、玉米濃湯）。 ・活動建議： 　1. 釣詞樂：準備含括／ㄉ／、／ㄊ／音的詞彙圖卡剪成魚的形狀，並在背後黏上軟磁鐵。以免洗筷或小棍子綁上磁鐵作釣桿，讓兒童釣魚形圖卡，並說出該圖卡名稱練習目標語音。 　2. 詞彙賓果：準備 4×4 的空白表格，並挑選 16 個含／ㄉ／、／ㄊ／音的小詞彙圖，請兒童隨機將 16 個詞彙圖用膠水貼在表格中。接著，每位參與遊戲的兒童輪流說出格子中的詞彙，進行賓果遊戲，最先連四條線者獲勝。過程中，須正確唸讀方格中的詞彙方可圈起來進行連線。 　3. 氣球有笑笑臉喔：在白板上畫 10 個氣球，並在氣球上面貼上含括／ㄉ／、／ㄊ／音的詞彙圖卡，讓兒童選擇氣球上的圖卡並說出詞彙，說對了就可以在氣球上畫笑臉。最後計算笑臉的數目，並據此給予增強小禮物。 　4. 詞彙搶拍說：將含括／ㄉ／、／ㄊ／音的詞彙圖卡反面排放在桌上，讓兒童和治療師輪流（或猜拳）翻圖卡說出詞彙，只要說對就可以算是個人贏得之圖卡。最後再計算詞彙圖卡數，據此給予增強小禮物。進行本遊戲時，治療師可以故意以後置歷程說出詞彙名稱，營造比賽的氛圍。

目標音練習： 片語	・若兒童已經可以穩定與正確地説出含目標音／ㄅ／、／ㄊ／音的詞彙，則可以開始進入片語階段的練習。 ・活動建議： 　1. 使用美勞活動練習／ㄅ／、／ㄊ／音：準備一包豆子、膠水和白紙，和兒童一起用豆子貼畫，輪流貼上豆子並説出「貼成〇〇」或「黏豆子」。 　2. 我的豆花要加料：準備一張一碗豆花的圖片，以及含括目標語音／ㄅ／、／ㄊ／音及其他音的詞彙圖卡（如：綠豆、紅豆、地瓜、地瓜圓、布丁、豆漿、果凍、綠豆芽、豌豆、芋頭、湯圓、棒棒糖、棉花糖、軟糖、粉條、米苔目、蛋糕、桃子、刀子、電燈、海帶、梯子、兔子、芋圓、花生、珍珠、仙草、薏仁、鳳梨等）。將這些豆花配料詞彙圖卡反面朝下放在桌上，請兒童翻圖，説出該圖的詞彙再與豆花結合成詞組短語，説出是哪一種豆花，例如：湯圓豆花、豆漿豆花、花生豆花等。如果翻開的圖卡是海帶或刀子，則説出海帶豆花或刀子豆花。兒童會覺得有趣，可能説好噁心或好奇怪，創造學習樂趣。
目標音練習： 短句	・可以設計含括目標語音的簡單句構句子當作練習教材，例如：主詞＋動詞＋受詞。或是在主詞或受詞部分增加修飾詞。 ・活動設計： 　1. 豆子沙包丟丟丟：治療師可以應用遊戲來練習短句，帶兒童一起製作豆子沙包。使用紅色、綠色、黃色的布或是襪子，縫製或以橡皮筋束口，製成代表紅豆、綠豆、黃豆、黑豆的沙包，例如：紅色襪子裝紅豆，製成紅豆沙包。另外亦準備含／ㄅ／、／ㄊ／音的詞彙圖卡，活動進行時，可以請兒童選擇不同顏色的豆子沙包丟含有／ㄅ／音的詞彙，例如：「刀子、笛子、肚子、叮噹、豆子、土豆、雞蛋、電燈……」。丟到後就説「我丟到……」或是「我的綠豆（或紅豆、黃豆、黑豆）沙包丟到……」。 　2. 蛋頭人買東西：準備蛋頭人玩具、小菜籃以及購物清單詞彙圖卡（如：豆漿、刀子、豆芽菜、豆腐、海帶、電燈、雞蛋、蛋塔、桃子、拖鞋、水桶、梯子……等），讓兒童選擇購買含括／ㄅ／、／ㄊ／音的物品，並請兒童説出「蛋頭人買……」的短句。
目標音練習： 長句	・當兒童已可穩定與正確地説出含括目標語音的短句時，則可開始進入長句階段的練習。同樣地，治療師可以設計含括目標語音的長句（如：使用連接詞之句子、複句或是多修飾詞句等）。另外，坊間出版的圖卡或連環圖卡若涵括目標語音，亦可用於長句之練習，例如：生活連續圖卡中的「我會掃地和收拾碗筷」、「看電視、開冰箱、聽聽音樂、吹吹電風扇」。

目標音練習： 長句	・含括目標語音的長句練習，例句： 　1. 弟弟喜歡吃的甜點是桃子布丁和紅豆豆花。 　2. 丁老師大步大步地跑到商店買雞蛋。 　3. 甜甜媽媽做的地瓜蛋捲和芋頭蛋糕又甜又好吃。 　4. 弟弟的生日蛋糕是焦糖布丁蛋糕。 　5. 電燈壞了，爸爸去商店買新的燈泡。 ・ 如果可以，則自製或搜尋相對應圖片，在治療活動中使用。
類化練習素材：童謠／兒歌與短文	・短文或童謠／兒歌階段的練習，可以幫助兒童在篇章單位的素材中練習目標語音。治療師可以搜尋與應用含括目標語音的童謠或兒歌作為教學媒材。另外，治療師亦可自己設計簡單有趣的小故事短文，並搭配插圖（如果可以自繪）進行語音類化的練習。此外，在教學過程中亦可加入下個階段的交談對話教學活動。 ・／ㄅ／、／ㄊ／音兒歌唸唸唱唱： 　1. 冬瓜、冬瓜，兩頭開花，開花結果，結果開花。一個冬瓜、兩個冬瓜、三個冬瓜……十個冬瓜。 　2. 大雨大雨下大雨，大頭怕大雨，躲到大樹下避大雨。小雨小雨下小雨，大頭不怕小雨，倒在地上淋小雨。小雨下得滴滴答答、滴滴答答、滴滴答答。（可邊唸讀邊畫雨滴圖） ・／ㄅ／、／ㄊ／音 FUN 故事說說說： 　大象有一個袋子，袋子裡有刀子、湯匙、皮帶、棒棒糖、豆漿和海帶。大象帶著這個袋子到袋鼠家玩。大象拿出海帶送袋鼠。袋鼠準備了蛋糕、蛋捲、豆花、布丁和桃子汽水招待大象。大象也拿出豆漿要和袋鼠一起喝。大象用刀子切蛋糕，用湯匙吃豆花和布丁。袋鼠覺得桃子汽水不甜，大象就從袋子拿出棒棒糖放在桃子汽水裡，味道就變得很甜了。吃完點心後，大象拿出皮帶把自己和袋鼠綁在一起玩跳跳格。他們玩得很開心。
類化練習素材：繪本	・繪本唸讀或共讀，可以幫助兒童在篇章層面上精熟目標語音。在繪本共讀過程，可以提醒兒童注意含有目標語音／ㄅ／、／ㄊ／音的字詞。引導兒童重述故事，且在過程中，請兒童練習自我監控是否正確唸讀含括目標語音的字詞。 ・推薦繪本：《媽媽買綠豆》、《土撥鼠的禮物》、《大家一起做料理》。

類化練習 素材：	句子圖卡交談對話説説説
	‧活動建議：使用造句插圖，提問對話（如：大象在做什麼？大象要打 　電話給誰？大象的頭好大，那袋鼠的頭哩？等等⋯⋯）。 　1. 大象打電話。 　2. 大象打鼓。 　3. 大象的頭好大。 　4. 大象拿刀子。 　5. 大象和袋鼠一起玩大風吹。 　6. 大象是大哥，袋鼠是小弟。 　7. 大象和袋鼠去買桃子。 　8. 大象在讀書。 (1) 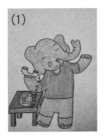　(2) 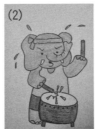　(3) 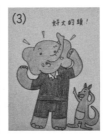 (4) 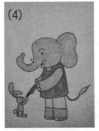　(5) 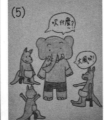　(6) 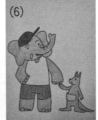 (7) 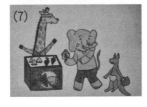　(8) 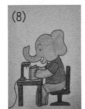 桌遊 fun fun 玩，樂樂説 　1. 打地鼠： 　　(1) 每個人先抽一張牌。

303

類化練習 素材：	(2) 若出現「槌子＋動物牌」，則要拍打那張牌説：「我要打＿＿（動物名稱）。」即可拿回該張牌。 (3) 遊戲結束時，動物牌最多的人即獲勝。 2. 甜甜圈疊疊樂： (1) 請兒童在開始玩疊疊樂之前，先選一個甜甜圈，同時説「我要疊＿＿（口味）的甜甜圈。」例如：「我要疊草莓桃子口味的甜甜圈。」 (2) 可以讓兒童幫大人決定要疊什麼口味，增加趣味，例如：誘發兒童説出：「老師要疊巧克力口味的甜甜圈。」 (3) 在疊的過程中，可以在對話中創造機會讓兒童邊疊邊説，例如：「我疊了 1 個甜甜圈／我們現在疊了 5 個甜甜圈了。」或是「倒了倒了，我疊到第 8 個甜甜圈就倒了。」 (4) 若兒童還想再玩，則可以在對話中引導他説：「我還要再疊一次甜甜圈。」
其他介入練習及小技巧	・在每一個練習階段，除了注意兒童是否可以在引導下達成目標，亦需要練習兒童的「自我監控」能力。一開始設定的標準是可以在提示或示範下達成目標，但隨著兒童對於每一個階段練習目標的掌握度提升，也要開始要求兒童建立自我覺察錯誤的穩定度。 ・在引導兒童練習以及設定目標的過程中，需考慮與／ㄉ／、／ㄊ／音結合的韻母選擇，因為韻母的舌位不同會影響目標的難易度。例如：選擇舌位偏前位的母音（／一／或／ㄚ／）較可以提高兒童成功率唷。
相關建議	・正確語音的建立，需要製造大量練習目標音的機會。建議每天都能有一小段時間與兒童進行練習，幫助兒童穩定建立正確語音。 ・除了上述的練習，建議在日常生活中也可以利用平常會進行的活動引導兒童練習／ㄉ／、／ㄊ／音，例如：丟／踢球、跳格子、跳繩……等。 ・可運用含有目標語音的繪本與兒童共讀，請兒童唸讀故事內容，並針對共讀內容進行自然的交談對話（如：土撥鼠帶來的禮物是什麼？）且可適時提醒兒童使用正確發音方式，例如，告訴兒童：「老師有教過你舌頭要往前去碰牙齒喔！」

註：1.打地鼠桌遊（whack a mole）（東雨文化）。
　　2.甜甜圈疊疊樂（小園丁兒童教育用品社）。

貳、前置音化介入活動設計

陳佳儀　設計

一、範例說明

介入向度	內容
音韻歷程／語音錯誤範例	前置音化（Fronting）：以舌頭位置較前的語音取代舌頭位置較後的語音，例如：以舌尖音／ㄉ／、／ㄊ／音取代舌根音／ㄍ／、／ㄎ／音或其他音，則為前置音化。 蘋果（ㄅㄨㄛ）　牛奶（ㄅㄧ）　香蕉（ㄊㄧㄤ ㄅㄧㄠ）　報紙（ㄅㄧㄠ ㄅㄠ）　機器人（ㄅㄧ ㄊㄨ） 手套（ㄊㄡ）　耳朵　蝴蝶　雨傘（ㄊㄢ） 草莓（ㄊㄠ）　老虎　卡車（ㄊㄚ ㄊㄛ）　肥皂（ㄅㄠ）
教學目標選擇及原因	・在上述範例中，舌根音／ㄍ／、／ㄎ／音或其他音被舌尖音／ㄉ／、／ㄊ／音取代，係為前置音化。 ・選擇目標音須考量兒童的音韻發展歷程及各個語音的構音動作難易程度，希望透過以下教學活動設計，讓兒童正確發出／ㄍ／、／ㄎ／音。 ・如果兒童同時有不送氣化的問題，亦可以考慮從／ㄎ／音開始介入，希望藉由教學後，也可類化至其他送氣音。

二、教學活動設計

正確音與錯誤音的區辨	・在引導兒童說出正確目標音／ㄍ／、／ㄎ／音之前，大人必須先確定兒童可以「聽」得出來正確與錯誤音之間的差異，所以在要求兒童正確唸讀舌根音／ㄍ／、／ㄎ／音之前可以先進行下列練習： 　1. 認識正確語音：示範／ㄉ／、／ㄊ／語音及／ㄍ／、／ㄎ／語音兩組音，請兒童說說看這兩組音的差別在哪裡？並引導他觀察舌頭位置的不同。同時可以給予鏡子，讓兒童看看自己發音時舌頭的位置。

正確音與錯誤音的區辨	2. 區辨他人語音正確與錯誤：利用最小配對的原則，唸讀正確與錯誤音，請兒童練習區辨聽到的語音正確與否。
	
	3. 區辨自己語音正確與錯誤：利用最小配對的原則，請兒童唸讀含／ㄍ／、／ㄎ／音的詞彙，並練習區辨自己唸讀的語音正確與否。
	
	· 活動建議及說明：
	  1. 最小配對詞組範例：
	    A. 兔子 vs. 褲子
	    B. 篤定 vs. 固定
	    C. 袋子 vs. 蓋子
	    D. 吞下 vs. 滾下
	
	  2. 在練習區辨他人語音的練習中，除了利用最小配對的原則呈現，也可以嘗試唸讀含／ㄍ／、／ㄎ／音的句子或一小段短文，並故意將／ㄍ／、／ㄎ／唸讀成／ㄉ／、／ㄊ／音，請兒童抓出錯誤音（如：我已經會自己穿肚子）。
	
	  3. 準備一個桌上式按鈴和含／ㄍ／、／ㄎ／音的圖卡，負責唸讀的人可以展示圖卡，隨機唸正確或錯誤語音，負責聆聽抓錯誤的人，若聽到唸讀錯誤則可以按鈴得分（如：拿出褲子圖卡，並故意將「褲」子念成「肚」子，聆聽者則可以按鈴指出錯誤）。
	
	  4. 在區辨自己語音正確與錯誤的練習中，不需要要求兒童可以正確唸出目標音／ㄍ／、／ㄎ／音，而是著重在是否可以聽得出來自己唸對還是念錯。

正確語音表徵的建立	· 當兒童可以正確區辨正確音及錯誤音，則再次介紹／ㄉ／、／ㄊ／語音及／ㄍ／、／ㄎ／語音兩組音的差別，並嘗試引導兒童發出正確的目標語音。
	
	· 引導建議：
	  1. 可以引導兒童將嘴巴做出大大的／ㄚ／，舌頭固定不動，發／ㄍㄚ／或／ㄎㄚ／音，感覺舌根上抬碰觸上腭發音。
	
	  2. 若兒童無法固定舌頭，可以利用手邊小工具（例如：小湯匙、壓舌板、吸管），將其放置在兒童舌頭前三分之一，協助固定舌尖不上抬發出錯誤語音。
	
	  3. 部分兒童在引導後，可以知道要發出正確的／ㄍ／、／ㄎ／音需要上抬舌根，且不可以上抬舌尖（上抬舌尖就會變成／ㄉ／、／ㄊ／音），但在練習過程，兒童控制舌尖不上抬的同時，可能無法正確上抬舌根發出／ㄍ／、／ㄎ／音，發出的聲音會類似／ㄏㄚ／。此時建議可利用下列方法引導兒童舌根動作：
	    (1) 利用 PROMPT 技巧，引導兒童舌根上抬發出正確語音。
	    (2) 喝一口水或假裝含一口空氣假裝漱口，因為漱口動作會上抬舌根。
	    (3) 練習模擬恐龍或小豬的叫聲（／ㄎㄠˇ／～或／ㄎㄡˊ／～）。

建議練習時須由容易達成的目標，逐漸推進至困難的目標，以下為目標音／ㄍ／、／ㄎ／音的建議練習進程。	
目標音練習：單音	・若已經可以在引導下正確發出目標音／ㄍ／、／ㄎ／音，則開始練習可以連續 10 次發出正確目標音。練習過程中，建議可以從語速慢速練習開始，逐漸進階至語速快速的練習（建議語速需比兒童平常說話語速更快一點）。 ・引導技巧：若兒童無法連續發出正確的／ㄍ／、／ㄎ／單音，建議可以先從／ㄍㄎ＋ㄚ／、／ㄍㄎ＋ㄜ／或／ㄍㄎ＋ㄡ／開始練習。因為／ㄚ／、／ㄜ／和／ㄡ／舌位關係，可以幫助兒童更容易發出／ㄍ／、／ㄎ／音。
目標音練習：音節	・若兒童已經能以比平常說話語速更快一點的速度連續 10 次發出正確目標音／ㄍ／、／ㄎ／音，則可以開始進入雙音節練習，／ㄍ／、／ㄎ／音＋／ㄚ／、／一／、／ㄨ／、／ㄡ／、／ㄟ／、／ㄜ／、／ㄣ／、／ㄥ／。目標設定為可以連續十次發出正確含目標音／ㄍ／、／ㄎ／音的雙音節。 ＊小技巧：挑選韻母時，建議從單韻母開始著手，等兒童熟悉後，再進行複韻母或聲隨韻母的結合練習。 ・若兒童已經能以比平常說話語速更快一點的速度連續 10 次發出正確含目標音／ㄍ／、／ㄎ／音的雙音節，則可以開始進入目標音＋不同韻母／結合韻練習，包含／ㄍ／、／ㄎ／音＋／ㄠ／、／ㄞ／、／ㄢ／、／ㄤ／、／ㄨㄚ／、／ㄨㄢ／、／ㄨㄞ／、／ㄨㄥ／、／ㄨㄟ／、／ㄨㄣ／、／ㄨㄤ／、／ㄨㄛ／。目標設定一樣為可以連續 10 次正確發出。
目標音練習：詞彙	・若兒童已經能以比平常說話語速更快一點的速度連續 10 次發出正確含目標音／ㄍ／、／ㄎ／音的三音節，則可以開始進入詞彙階段的練習，詞彙選擇需考量目標音／ㄍ／、／ㄎ／音在詞彙中不同位置或搭配不同音節（例如：考試、牙膏、玫瑰花、高跟鞋……）。 ・活動建議： 詞彙賓果：準備數張 4×4 的空白表格，並挑選 16 個含／ㄍ／、／ㄎ／音的詞彙，隨機將 16 個詞彙填入表格中，接著，每個兒童輪流說出格子中的詞彙，進行賓果遊戲，最先連四條線者獲勝。過程中，須正確唸讀方格中詞彙方可圈起來進行連線。 ・詞彙搜尋小技巧：可以利用智慧型手機自動選字功能搜尋包含／ㄍ／、／ㄎ／音詞彙，在手機中輸入／ㄍ／或ㄎ／就可以依據手機自動跳出的詞彙，挑選適合的字詞來練習！

目標音練習：片語	・若兒童已經能以比平常説話語速更快一點的正確唸讀含目標音／ㄍ／、／ㄎ／音的詞彙，則可以開始進入片語階段的練習（例如：恭喜爸爸、恭喜媽媽、恭喜姊姊……）。 ・活動建議： 一起來烤肉：準備一盒彩色筆，在一張白紙上畫烤肉架，接著和兒童一起完成烤肉畫作，輪流畫上食材並説出「烤___」。
目標音練習：短句	・若兒童已經能以比平常説話語速更快一點的速度發出正確含目標音／ㄍ／、／ㄎ／音的片語，則可以開始進入短句階段的練習。 ・練習例句： 1. 我在客廳看電視。 2. 弟弟買蛋糕。 3. 我喜歡吃芒果。 4. 爸爸愛喝可樂。 5. 路上有卡車。 6. 哥哥開公車。
目標音練習：長句	・若兒童已經能以比平常説話語速更快一點的速度發出正確含目標音／ㄍ／、／ㄎ／音的短句，則可以開始進入長句階段的練習。 ・練習例句： 1. 哥哥喜歡在客廳邊看電視邊喝可樂。 2. 爸爸大口大口地喝冰冰的可口可樂。 3. 媽媽在廚房用果汁機打綜合果汁。 4. 妹妹拿著麥克風在舞臺上唱歌。 5. 這家店賣的蛋糕和餅乾都很好吃。 6. 我和哥哥在公園玩得好開心。
類化練習素材：童謠／兒歌	・若兒童已經能以比平常説話語速更快一點的速度發出正確含目標音／ㄍ／、／ㄎ／音的長句，則可以開始進入短文或童謠階段的練習。 ・練習範例： 火車快飛，火車快飛 穿過高山，越過小溪 不知跑了幾千哩 快到家裡，快到家裡 媽媽看見真歡喜
類化練習素材：繪本	・若兒童已經能以比平常説話語速更快一點的速度唸讀短文、繞口令或唱童謠，則可以開始利用繪本共讀。在繪本共讀過程，可以提醒孩子注意哪裡有含目標音／ㄍ／、／ㄎ／音的字詞。引導兒童重述故事，且在過程中請兒童練習自我監控含目標音的字詞是否可以唸讀正確。 ・推薦繪本：《古嚕的開心照相館》、《親愛的恐龍》。

類化練習素材：遊戲設計	・活動建議： 故事接龍：準備數張含／ㄍ／、／ㄎ／音的圖卡，隨機平均發給遊戲參與者，大家輪流出牌，進行故事接龍，例如：（出牌－恐龍圖卡）很久很久以前有一隻「恐龍」，（出牌－鼻孔圖卡）他有大大的「鼻孔」……。 ・桌遊推薦：《龍之吐息》、《恐龍歷險記》。
其他介入練習及小技巧	・在每一個練習階段，除了注意兒童是否可以在引導下達成目標，亦需要練習兒童的「自我監控」能力。一開始設定的標準是可以在提示或示範下達成目標，但隨著兒童對於每一個階段練習目標的掌握度提升，也要開始要求其建立自我覺察錯誤的穩定度。 ・在引導兒童練習以及設定目標的過程中，需考慮與／ㄍ／、／ㄎ／音結合的韻母選擇，因為韻母的舌位不同會影響目標的難易度，例如：選擇舌位偏後位的母音（／ㄚ／或／ㄨ／）可以提高兒童的成功率。
相關建議	除了上述的練習，在日常生活中也可以利用平常會進行的活動引導兒童練習／ㄍ／、／ㄎ／音，例如：扣釦子、數數看有幾顆球、我看到……等。

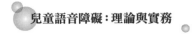

參、塞音化介入活動設計

謝采容　設計

一、範例說明

介入向度	內容
音韻歷程／語音錯誤範例	塞音化（stopping）：以塞音取代擦音或塞擦音（用／ㄅ／、／ㄆ／、／ㄉ／、／ㄊ／、／ㄍ／、／ㄎ／替代／ㄈ／、／ㄏ／、／ㄐ／、／ㄑ／、／ㄒ／、／ㄗ／、／ㄘ／、／ㄙ／、／ㄓ／、／ㄔ／、／ㄕ／、／ㄖ／），如兒童在說出包含／ㄈ／的語音時以／ㄅ／音替代，則為塞音化。

（圖表一）

蘋果	牛奶 伸舌	香蕉 伸舌	報紙 伸舌	機器人	伸舌
手套 伸舌	耳朵	蝴蝶	雨傘 伸舌		伸舌
草莓 伸舌	老虎	卡車 伸舌	肥皂 伸舌		

（圖表二）

蘋果 ㄅㄥ	牛奶	香蕉 ㄐㄧㄤ	報紙	機器人	ㄐㄧ
手套 ㄗㄡ ㄉㄠ	耳朵	蝴蝶 ㄨ	雨傘 ㄗㄢ ㄅㄛ		
草莓 ㄗㄠ	老虎 ㄨ	卡車 ㄍㄚ ㄗㄜ	肥皂		

教學目標選擇及原因	選擇目標音須考量兒童的音韻發展歷程及各個語音的構音動作難易程度。希望透過以下教學活動設計，讓兒童正確發出／ㄈ／音。

二、教學活動設計

正確音與錯誤音的區辨	在教導兒童唸出正確目標語音／ㄈ／之前，必須先確定兒童「聽」得出正確音與錯誤音的差異，所以可以先進行下列練習。 ・認識正確語音：示範／ㄅ／及／ㄈ／兩個語音，請兒童聽聽看這兩個語音一不一樣？差別在哪裡？引導兒童觀察大人嘴巴的動作。同時可以給予鏡子讓兒童看看自己發音時的嘴巴動作。 ・區辨他人語音正確與錯誤：唸讀數個包含語音／ㄈ／的詞彙，過程中穿插正確語音／ㄈ／與錯誤語音／ㄅ／，請兒童練習區辨聽到的語音是否正確。一開始可以先放慢動作、誇張口型並拉長語音，讓兒童較容易察覺出差異。 ・區辨他人語音正確與錯誤：唸讀數個包含語音／ㄈ／的詞彙，過程中穿插正確語音／ㄈ／與錯誤語音／ㄅ／，並請兒童練習區辨聽到的語音是否正確。準備一組〇Ｘ牌子，讓兒童聽完我們唸讀的詞彙後，舉牌選擇。除了詞彙的練習，也可以嘗試唸讀包含語音／ㄈ／的片語或句子，並故意將語音／ㄈ／唸讀成／ㄅ／，請兒童抓出錯誤音（例如：爺爺坐飛機 v.s.爺爺坐杯機）。 ・區辨自己語音正確與錯誤：利用最小配對的原則，請兒童唸讀包含語音／ㄈ／的字詞，並練習區辨自己唸讀的語音正確與否。這時候可以用錄音／錄影的方式，回放給兒童聽。 最小配對詞組區辨：選擇幾組最小配對詞組讓兒童練習分辨不同，也可以嘗試說說看。 最小配對詞組範例： A. 飛機 vs. 杯機 B. 番茄 vs. 班茄 C. 發燒 vs. 八燒 D. 沙發 vs. 沙巴 E. 颱風 vs. 颱崩
正確語音表徵的建立	・當兒童可以區辨正確音及錯誤音，則再次介紹語音／ㄈ／及／ㄅ／的差別，並嘗試引導兒童發出正確的目標語音。 ・引導步驟建議： 1. 嘗試引導兒童發出／ㄈ／音：可以告訴他，用上面的牙齒咬住下面嘴唇，輕輕吹風風。

正確語音表徵 的建立	2. 可以給兒童一些情境想像，例如：要像小兔子一樣，露出兩個大大的門牙，另外也可以給兒童鏡子，讓他看看自己嘴巴的動作對不對。 3. 如果兒童沒辦法成功做出上排牙齒咬下嘴唇的動作，可以先請兒童微微張開嘴巴，幫兒童把下嘴唇稍微往內推一點，再請兒童牙齒輕輕關起來咬住，之後再把手放開，重複多練習幾次。一樣可以搭配鏡子，讓兒童看到自己的嘴巴動作。
建議練習時須由容易達成的目標，逐漸推進至困難的目標。以下為目標語音／ㄈ／的建議練習進程。	
目標音練習： 單音	・若兒童已經能夠在引導下正確發出目標語音／ㄈ／，便可以開始加強練習連續重複 10 次發出正確目標語音。 ・引導技巧：過程中，可以先從無聲（氣音）的／ㄈ／音開始，並故意把氣流拉長，讓兒童多嘗試用牙齒吹氣的感覺。待穩定後再加入有聲的／ㄈ／，一樣等兒童穩定後，再縮短前面的氣流長度直到一般說話語速。 ・可以先從連續重複 3 次、5 次、7 次，視兒童狀況漸續增加至 10 次。
目標音練習： 音節	・如果兒童能夠連續 10 次正確發出目標語音／ㄈ／，則可以開始進入音節的練習：／ㄈ／＋／ㄨ／、／ㄚ／、／ㄛ／、／ㄟ／、／ㄡ／、／ㄢ／、／ㄣ／、／ㄤ／、／ㄥ／。目標設定為可以連續 10 次正確發出包含目標語音／ㄈ／的音節。 ・活動建議：可以找包含目標語音／ㄈ／的單音節活動讓兒童重複練習，例如練習目標語音／ㄟ／，就和兒童一起玩紙飛機，讓兒童說出「飛」，再把紙飛機射出去。
目標音練習： 詞彙	・如果兒童能夠連續 10 次正確發出包含目標語音／ㄈ／的單音節，則可以開始進入詞彙階段的練習。目標設定為可以連續 10 次正確發出包含目標語音／ㄈ／的詞彙。 ・詞彙選擇需注意目標語音／ㄈ／在詞彙中不同位置及搭配不同音節皆可正確唸讀，例如： 目標語音在詞彙字首：番茄、飛機、鳳梨。 目標語音在詞彙字中：吹風機、消防車、洗髮精。 目標語音在詞彙字尾：颱風、衣服、豆腐。 ・活動建議： 詞彙配對：準備 10 張包含語音／ㄈ／的圖卡，共兩組，先引導兒童正確唸讀圖卡上的詞彙，念完每一張圖卡（每一個詞彙會練習到 2 次）之後將整疊圖卡翻面蓋在桌子上，和兒童輪流隨機翻出圖卡並唸讀。若正確唸讀，則可以獲得卡片，若錯誤唸讀需重新將卡片蓋回去，先收集到 5 組圖卡就獲勝。

目標音練習： 片語	·如果兒童能夠連續 10 次正確發出包含目標語音／ㄈ／的詞彙，則可以 　開始進入片語階段的練習。 ·活動建議： 　1.我是小飛機：爸爸媽媽當小飛機，請兒童聲控包含語音／ㄈ／的動 　　作指令，例如：飛上去、飛下來、飛到廚房、飛到客廳、翻一圈等。 　2.塗色正方形：準備一盒彩色筆，在一張紙上畫數個不同大小的正方 　　形，接著讓兒童塗色，並引導兒童說出「＿＿＿色正方形」，例如： 　　紅色正方形等。 　3.理髮設計師：準備一盒彩色筆，在一張紙上畫數個不同光頭人偶， 　　接著和兒童輪流設計每個人偶的髮型，並引導兒童說出「＿＿＿頭 　　髮」，例如：捲捲頭髮、長頭髮、黑色短頭髮等等。
目標音練習： 短句	·如果兒童能夠穩定正確地發出包含目標語音／ㄈ／的片語，則可以開 　始進入短句階段的練習。 ·練習例句： 　1.颱風天放假。 　2.吹風機吹頭髮。 　3.哥哥放風箏。 　4.小蜜蜂嗡嗡嗡。 　5.法國大富翁。
目標音練習： 長句	·如果兒童能夠穩定正確地發出包含目標語音／ㄈ／的短句，則可以開 　始進入長句階段的練習。 ·練習例句： 　1.爸爸坐在沙發上吃臭豆腐。 　2.妹妹的風箏上有一隻小蜜蜂。 　3.我喜歡吃酸酸的鳳梨和番茄。 　4.吃飯要吃乾淨，不可以浪費。 　5.洗完澡好舒服，要趕快穿衣服和吹頭髮。
類化練習 素材：童謠／ 兒歌	·如果兒童能夠穩定正確地發出包含目標語音／ㄈ／的長句，則可以開 　始進入童謠／兒歌階段的練習。 ·練習範例： 　1.火車快飛，火車快飛 　　穿過高山，越過小溪 　　不知跑了幾千哩 　　快到家裡，快到家裡 　　媽媽看見真歡喜

類化練習 素材：童謠／ 兒歌	2. 造飛機，造飛機 　　來到青草地 　　蹲下來，蹲下來 　　我做推進器 　　蹲下去，蹲下去 　　你做飛機翼 　　彎著腰，彎著腰 　　飛機做的奇 　　飛上去，飛上去 　　飛到白雲裡 3. 風婆婆，送風來 　　大風不來小風來 　　大風颱的呼呼響 　　小風吹的怪涼快
類化練習 素材：繪本	・如果兒童能夠穩定正確地唱或唸出包含目標語音／ㄈ／的童謠、兒歌 　或繞口令，則可以開始進行繪本共讀。在繪本共讀過程中，可以提醒 　兒童注意有包含目標語音／ㄈ／音的字詞。引導兒童重述故事，並請 　兒童練習自我監控含目標音的字詞是否可以唸讀正確。 ・推薦繪本：《小蜜蜂找新工作？》、《包姆和凱羅的天空之旅》、《小 　企鵝搭飛機》、《菲菲生氣了》。
類化練習 素材：遊戲 設計	・活動建議： 　1. 大風吹。 　2. 桌遊推薦：《翻滾路易》、《捕蜂高手》、《蜜蜂特攻隊》。 ・進階挑戰版：繞口令 　1. 房鬍子，黃鬍子 　　　新年到了寫福字 　　　不知道是房鬍子的福字寫得好 　　　還是黃鬍子的福字寫得好 　2. 化肥會揮發 　　　黑化肥發灰，灰化肥發黑 　　　黑化肥發灰會揮發，灰化肥揮發會發黑 　　　黑化肥揮發發灰會花飛，灰化肥揮發發黑會飛花

其他介入練習及小技巧	在每一個練習階段，除了注意兒童是否可以在引導下達成目標，亦需要練習兒童的「自我監控」能力。一開始設定的標準是可以在提示或示範下達成目標，但隨著兒童對於每一個階段練習目標的掌握度提升，也要開始要求兒童建立自我覺察錯誤的穩定度。
相關建議	正確語音的建立，需要製造大量練習目標音的機會。建議每天都能有一小段時間與兒童進行練習，幫助兒童穩定建立正確語音。

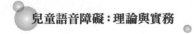

肆、聲隨韻母省略介入活動設計

謝采容　設計

一、範例說明

介入向度	內容
音韻歷程／語音錯誤範例	聲隨韻母省略：兒童在說出含有聲隨韻母ㄢ／ɑn／、ㄣ／ən／、ㄤ／ɑŋ／、ㄥ／əŋ／的語音時，出現韻尾鼻音／n／、／ŋ／發音較不足或省略的情形，稱為聲隨韻母省略。 蘋果（ㄆㄧ）牛奶　香蕉（ㄒㄧㄚ）報紙　機器人（ㄍㄜ） 手套　耳朵　蝴蝶　雨傘（ㄙㄢ） 草莓　老虎　卡車　肥皂
教學目標選擇及原因	・／ㄢ／、／ㄣ／、／ㄤ／、／ㄥ／四個語音，在選擇介入的順序時，除了可以先從兒童較容易發出的語音（可刺激音）開始，也可以嘗試將語音分成／ㄢ／、／ㄣ／和／ㄤ／、／ㄥ／兩組，它們分別有相同的韻尾，兒童可以比較容易練習、類化。 ・希望透過以下教學活動設計，讓兒童可以正確發出目標語音／ㄢ／。

二、教學活動設計

正確音與錯誤音的區辨	在教導兒童唸出正確目標語音／ㄢ／之前，必須先確定兒童「聽」得出正確音與錯誤音之間的差異，所以可以先進行下列練習： 1. 認識正確語音：示範／ㄚ／及／ㄢ／兩個語音，請兒童聽聽看這兩個語音一不一樣？差別在哪裡？並引導兒童觀察大人嘴巴的動作。同時可以給予鏡子讓兒童看看自己發音時的嘴巴動作。 　(1) 活動建議及說明：準備兩張張大嘴巴的圖片和一張鼻子圖片，如果兒童已經認識注音符號，也可以準備注音ㄚ和注音ㄢ的圖片。

正確音與錯誤 音的區辨	(2) 在唸讀語音／ㄚ／時，搭配大嘴巴圖片（注音ㄚ圖片）；唸讀語音／ㄢ／時，搭配大嘴巴圖片和鼻子圖片（注音ㄢ圖片），可特別強調鼻音的部分。 2. 區辨他人語音正確與錯誤：唸讀數個包含語音／ㄢ／的詞彙，過程中穿插正確語音／ㄢ／與錯誤語音／ㄚ／，請兒童練習區辨聽到的語音是否正確。 (1) 活動建議及說明：準備一組○×牌，讓兒童聽完唸讀的詞彙後，舉牌選擇。 (2) 除了詞彙的練習，也可以嘗試唸讀包含語音／ㄢ／的片語或句子，並故意將語音／ㄢ／唸讀成／ㄚ／，請兒童抓出錯誤音（例如：媽媽買番茄 v.s.媽媽買發茄）。 3. 區辨自己語音正確與錯誤：利用最小配對的原則，請兒童唸讀包含語音／ㄢ／的詞彙，並練習區辨自己唸讀的語音正確與否。可以用錄音／錄影的方式，回放給兒童聽。 4. 最小配對詞組區辨：選擇幾組最小配對詞組讓兒童練習分辨不同，也可以嘗試說說看。 最小配對詞組範例： A. 斑馬 vs. 巴馬 B. 蛋糕 vs. 大糕 C. 眼睛 vs. 野雞 D. 爬山 vs. 爬沙 E. 玩具 vs. 娃具
正確語音表徵 的建立	・語音／ㄢ／，在發音時是／ㄚ／音和／n／音的連續動作，而有聲隨韻母省略問題的兒童，在／n／音會出現省略或不足的情形。 ・引導步驟建議： 1. 嘗試引導兒童發出／n／音：可以告訴兒童，把舌頭輕輕放在牙齒中間，用鼻子發出聲音。 2. 可以給兒童一些情境想像，例如，便便的時候，要很用力的「n～～」，或是蚊子飛飛的聲音「n～～」；也可以嘗試讓兒童用手摸摸鼻樑的位置，感受正確發出／n／音時鼻子震動的感覺。 3. 在兒童可以成功發出／n／音後，再加入前面的／ㄚ／音一起練習。可以先放慢速度，將兩個語音中間間隔時間拉長，讓兒童有時間可以轉換口腔動作，待兒童熟悉後，再漸漸縮短兩語音的間隔時長，直到可以流暢地連續切換兩個語音的口腔動作。

建議練習時須由容易達成的目標，逐漸推進至困難的目標。以下為目標語音／ㄢ／的建議練習進程。

目標語音 練習：單音	・如果兒童已經能夠在引導下正確發出目標語音／ㄢ／，便可以開始加強練習，連續重複 10 次發出正確目標語音。過程中，一樣先從放慢語速開始，再漸漸加快速度，先從連續重複 3 次、5 次、7 次等，視兒童狀況漸續增加至 10 次。 ・引導技巧：可以加入視覺提示，讓兒童一邊練習發音一邊玩，例如：在紙的一端畫一個代表／ㄚ／音的大嘴巴嘴型，另一端畫一個代表／n／音的鼻子，並給兒童一隻色筆，讓兒童在嘗試練習發出語音的同時，用色筆連接兩個圖案：色筆從大嘴巴出發要一起發出語音／ㄚ／，畫到鼻子的時候，要記得同時發出／n／音。
目標語音 練習：音節	・如果兒童能夠連續 10 次正確發出目標語音／ㄢ／，則可以開始進入聲母＋目標語音／ㄢ／的音節練習：／ㄅ／、／ㄆ／、／ㄇ／、／ㄈ／、／ㄉ／、／ㄊ／、／ㄋ／、／ㄌ／、／ㄍ／、／ㄎ／、／ㄏ／、／ㄓ／、／ㄔ／、／ㄕ／、／ㄖ／、／ㄗ／、／ㄘ／、／ㄙ／＋目標語音／ㄢ／。目標設定為可以連續 10 次正確發出聲母＋目標語音／ㄢ／的音節。 ・如果兒童能夠連續 10 次正確發出聲母＋目標語音／ㄢ／的音節，則可以開始進入聲母＋目標語音／ㄢ／的結合韻的練習：／ㄅ／、／ㄆ／、／ㄇ／、／ㄉ／、／ㄊ／、／ㄌ／、／ㄐ／、／ㄑ／、／ㄒ／、／ㄓ／、／ㄔ／、／ㄕ／、／ㄖ／、／ㄗ／、／ㄘ／、／ㄙ／＋／一ㄢ／、／ㄨㄢ／、／ㄩㄢ／。目標一樣設定為可以連續 10 次正確發出。 ・活動建議(1)：可以找聲母＋目標語音／ㄢ／的音節活動讓兒童重複練習，例如：共讀繪本時，可以讓兒童重複練習説「翻」。 ・活動建議(2)：可以找聲母＋目標語音／ㄢ／的結合韻活動讓兒童重複練習，例如，玩貼紙時，可以讓兒童重複練習説「黏」、「換」；玩陀螺的時候，可以讓兒童重複練習説「轉」。
目標音練習： 詞彙	・如果兒童能夠連續 10 次正確發出包含目標語音／ㄢ／的音節，則可以開始進入詞彙階段的練習。目標設定為可以連續 10 次正確發出包含目標語音／ㄢ／的詞彙。 ・詞彙選擇需注意目標語音／ㄢ／在詞彙中不同位置以及搭配不同音節皆可正確唸讀。例如： 目標語音在詞彙首字：看書、剪刀、關門。 目標語音在詞彙字中：打電話、吃蛋糕、公車站牌。 目標語音在詞彙尾字：雞蛋、洗臉、溫暖。

目標音練習：詞彙	・活動建議： 圈圈叉叉：準備 3×3 的空白表格，並挑選 9 個包含語音／ㄢ／的圖片／詞彙，先引導兒童正確唸讀圖卡上的詞彙，再隨機將 9 個圖片／詞彙填入表格中，接著，輪流和兒童說出格子中的詞彙進行遊戲，過程中，須正確唸讀才可圈起來進行連線。
目標音練習：片語	・如果兒童已經可以穩定正確地發出包含目標語音／ㄢ／的詞彙，則可以開始進入片語階段的練習。 ・片語選擇須注意目標語音／ㄢ／是否在片語中不同位置以及增加不同的難度，例如：一段片語裡面有一個以上的目標語音／ㄢ／，如搬雞蛋、轉圈圈。 ・活動建議： 我是機器人：爸爸媽媽當機器人，請兒童聲控包含語音／ㄢ／的動作指令，例如：向左轉、向後轉、往前走等。
目標音練習：短句	・如果兒童已經能夠穩定正確地發出包含目標語音／ㄢ／的片語，則可以開始進入短句階段的練習。 ・練習例句： 1. 斑馬戴安全帽。 2. 丹丹舔一口甜甜圈。 3. 籃球圓圓的。 4. 點點每天吃雞蛋。 5. 玩具收乾淨。
目標音練習：長句	・如果兒童已經能夠穩定正確地發出包含目標語音／ㄢ／的短句，則可以開始進入長句階段的練習。 ・練習例句： 1. 妹妹的玩具天鵝沒電了。 2. 奶奶拿剪刀把緞帶剪斷。 3. 藍色盤子裝了滿滿的雞蛋糕。 4. 姊姊今天早餐吃雞蛋漢堡配鮮奶。 5. 昨天晚餐媽媽煮好好吃的番茄炒蛋。
類化練習素材：童謠／兒歌	・如果兒童已經能夠穩定正確地發出包含目標語音／ㄢ／的長句，則可以開始進入童謠／兒歌階段的練習。 ・練習範例： 一閃一閃亮晶晶 滿天都是小星星 掛在天空放光明 好像許多小眼睛 一閃一閃亮晶晶 滿天都是小星星

類化練習 素材：繪本	・如果兒童已經能夠穩定正確地唱或唸出包含目標語音／ㄢ／的童謠、兒歌或繞口令，則可以開始進行繪本共讀，在繪本共讀過程中，可以提醒兒童注意有包含目標語音／ㄢ／音的字詞。引導兒童重述故事，且在過程中，請兒童練習自我監控含目標音的字詞是否可以唸讀正確。 ・推薦繪本：《山羊蛋糕店》、《逛逛商店街》、《甜甜圈店開張囉》。
類化練習 素材：遊戲 設計	・活動建議： 蛇梯棋：準備一份包含各種語音／ㄢ／的詞彙底圖，或是用數張包含語音／ㄢ／的圖卡排成一圈，以及骰子和棋子（也可以用包含語音／ㄢ／的物品替代，如：斑馬、天鵝）。遊戲過程中可以製造機會讓兒童說出「換＿＿了」、「我骰到＿＿點」，走到每個詞彙時，兒童就要說出一句包含該詞彙的語句，看誰先走到終點就贏了。 ・進階挑戰版：繞口令 　1. 板凳寬，扁擔長，板凳比扁擔寬，扁擔比板凳長，扁擔要綁在板凳上，板凳不讓扁擔綁在板凳上，扁擔偏要板凳讓扁擔綁在板凳上。 　2. 單槓盪鋼彈，鋼彈盪單槓 　　鋼彈槓上單槓，單槓盪到鋼彈 　　單槓與鋼彈槓上，槓上只有鋼彈槓單槓 　　盪單槓槓鋼彈，鋼彈鋼彈盪單槓
其他介入練習 及小技巧	・在每一個練習階段，除了注意兒童是否可以在引導下達成目標，亦需要練習兒童的「自我監控」能力。一開始設定的標準是可以在提示或示範下達成目標，但隨著兒童對於每一個階段練習目標的掌握度提升，也要開始要求兒童建立自我覺察錯誤的穩定度。 ・語音／ㄢ／在單獨發音、單獨與聲母結合（蛋），或是和／ㄨ／音結合（玩、轉）時，可以／ㄚ／＋／n／音分解練習，但語音／ㄢ／在和／ㄧ／音（言、剪）、／ㄩ／音（圓、捲）結合時，則會轉換成／ㄝ／＋／n／音，在引導兒童練習時要特別注意這一點！
相關建議	・每個階段一開始的練習，可以稍微放慢一點速度讓兒童熟悉習慣，記得一個練習原則：一次只改變一項東西！我們嘗試讓兒童挑戰越來越長的詞彙、片語、語句，那也要給他們一些時間熟悉一下！ ・正確語音的建立，需要製造大量練習目標音的機會給兒童。建議每天都能撥一小段時間與兒童進行練習，幫助兒童穩定建立正確語音。

伍、複韻母省略介入活動設計

謝采容　設計

一、範例說明

介入向度	內容
音韻歷程／語音錯誤範例	複韻母省略：在説出含有複韻母ㄞ/ai/、ㄟ/ei/、ㄠ/au/、ㄡ/ou/的語音時，出現韻尾鼻音/i/、/u/發音較不足或省略的情形，稱為複韻母省略。 蘋果　牛奶（ㄋㄧㄡ ㄋㄚ）　香蕉（ㄒㄧㄤ ㄐㄧㄠ）　報紙（ㄅㄠ）　機器人 手套（ㄕㄡ ㄊㄠ）　耳朵　蝴蝶　雨傘　 草莓（ㄘㄠ ㄇㄟ）　老虎　卡車　肥皂（ㄈㄟ ㄗㄠ）
教學目標選擇及原因	・/ㄞ/、/ㄟ/、/ㄠ/、/ㄡ/四個語音，在選擇介入的順序時，除了可以先從兒童較容易發出的語音（可刺激音）開始，也可以嘗試將語音分成/ㄞ/、/ㄟ/和/ㄠ/、/ㄡ/兩組，它們分別有相同的韻尾，兒童可以比較容易練習、類化。 ・希望透過以下教學活動設計，讓兒童可以正確發出目標語音/ㄞ/。

二、教學活動設計

正確音與錯誤音的區辨	在教導兒童唸出正確目標語音/ㄞ/之前，必須先確定兒童「聽」得出正確音與錯誤音之間的差異，所以可以先進行下列練習： 1. 認識正確語音：示範/ㄚ/及/ㄞ/兩個語音，請兒童聽聽看這兩個語音一不一樣？差別在哪裡？並引導兒童觀察大人嘴巴的動作。同時可以給予鏡子，讓兒童看看自己發音時的嘴巴動作。 　(1) 活動建議及説明：準備兩張張大嘴巴的圖片和一張嘴巴笑嘻嘻的圖片，如果兒童已經認識注音符號，也可以準備注音ㄚ和注音ㄞ的圖片。

正確音與錯誤 音的區辨	(2) 在唸讀語音／ㄚ／時，搭配張大嘴巴圖片（注音ㄚ圖片）；唸讀語 音／ㄞ／時，搭配張大嘴巴圖片和笑嘻嘻圖片（注音ㄞ圖片），可 特別強調笑嘻嘻／一／音的部分。 2. 區辨他人語音正確與錯誤：唸讀數個包含語音／ㄞ／的詞彙，過程中 穿插正確語音／ㄞ／與錯誤語音／ㄚ／，並請兒童練習區辨聽到的語 音是否正確。 (1) 活動建議及說明：準備一組○╳牌，讓兒童聽完唸讀的詞彙後，舉 牌選擇。 (2) 除了詞彙的練習，也可以嘗試唸讀包含語音／ㄞ／的片語或句子， 並故意將語音／ㄞ／唸讀成／ㄚ／，請兒童抓出錯誤音（例如：爺 爺戴帽子 v.s.爺爺大帽子）。 3. 區辨自己語音正確與錯誤：利用最小配對的原則，請兒童唸讀包含語 音／ㄞ／的字詞，並練習區辨自己唸讀的語音正確與否。可以用錄音 ／錄影的方式，回放給兒童聽。 ＊最小配對詞組區辨：選擇幾組最小配對詞組讓兒童練習分辨不同， 也可以嘗試說說看： A. 白色 vs. 拔色 B. 蓋子 vs. 尬子 C. 賣餅乾 vs. 罵餅乾
正確語音表徵 的建立	・語音／ㄞ／，在發音時是語音／ㄚ／（／a／）和語音／一／（／i／） 的連續動作，而有複韻母省略問題的兒童，在語音／一／（／i／）會 出現省略或不足的情形。 ・引導步驟建議： 1. 給兒童一些情境想像，例如：我們要學大白鯊嘴巴張大大（／ㄚ／）， 然後咬起來（／一／），張大大（／ㄚ／）然後咬起來（／一／）， 可以一邊搭配手勢動作。 2. 可以先放慢速度，將兩個語音中間間隔時間拉長，讓兒童有時間可 以轉換口腔動作，待兒童熟悉後，再漸漸縮短兩語音的間隔時長， 直到可以流暢地連續切換兩個語音的口腔動作。
建議練習時須由容易達成的目標，逐漸推進至困難的目標。以下為目標語音／ㄞ／的建 議練習進程。	
目標語音 練習：單音	・如果兒童已經能夠在引導下正確發出目標語音／ㄞ／，便可以開始加 強練習。連續重複 10 次發出正確目標語音。過程中，一樣先從放慢語 速開始，再漸漸加快速度，先從連續重複 3 次、5 次、7 次等，視兒童 狀況漸續增加至 10 次。

目標語音練習：單音	・引導技巧：可以加入視覺提示，讓兒童一邊練習發音一邊玩，例如：在紙的一端畫一個代表／ㄚ／音的大嘴巴嘴型，另一端畫一個代表／一／音的笑嘻嘻嘴巴，並給兒童一隻色筆，讓兒童在嘗試練習發出語音的同時，用色筆連接兩個圖案：色筆從大嘴巴出發要一起發出語音／ㄚ／，畫到笑嘻嘻嘴巴的時候，要記得同時發出／一／音。
目標語音練習：音節	・如果兒童能夠連續 10 次正確發出目標語音／ㄞ／，則可以開始進入聲母＋目標語音ㄞ的音節練習：／ㄅ／、／ㄆ／、／ㄇ／、／ㄉ／、／ㄊ／、／ㄋ／、／ㄌ／、／ㄍ／、／ㄎ／、／ㄏ／、／ㄓ／、／ㄔ／、／ㄕ／、／ㄗ／、／ㄘ／、／ㄙ／＋目標語音／ㄞ／。目標設定為可以連續 10 次正確發出包含聲母＋目標語音／ㄞ／的音節。 ・如果兒童能夠連續 10 次正確發出聲母＋目標語音／ㄞ／的音節，則可以開始進入聲母＋目標語音ㄞ的結合韻練習：／ㄍ／、／ㄎ／、／ㄏ／、／ㄕ／＋ㄨㄞ。目標設定一樣為可以連續 10 次正確發出。 ・活動建議(1)：可以找包含聲母＋目標語音／ㄞ／的音節活動，讓兒童重複練習並嘗試加入一些手勢動作，例如：「拍拍拍」、「來來來」、「嗨嗨嗨」。 ・活動建議(2)：可以找包含聲母＋目標語音／ㄞ／的結合韻的活動，讓兒童重複練習並嘗試加入一些手勢動作，例如：「快快快」、「帥帥帥」、「壞壞壞」。
目標音練習：詞彙	・如果兒童能夠連續 10 次正確發出包含目標語音／ㄞ／的多音節，則可以開始進入詞彙階段的練習。目標設定為可以連續 10 次正確發出包含目標語音／ㄞ／的詞彙。 ・詞彙選擇需注意目標語音／ㄞ／在詞彙中不同位置以及搭配不同音節皆可正確唸讀，例如： 目標語音在詞彙首字：開心、彩虹、壞人。 目標語音在詞彙字中：布袋戲、大帥哥、大壞蛋。 目標語音在詞彙尾字：郵差、可愛、鼻塞。 ・活動建議： 詞彙拼圖：準備兩張語音／ㄞ／的詞彙表，先引導兒童正確唸讀詞彙表上的詞彙，之後拿剪刀將一張詞彙表剪成 15 塊不規則的拼圖（視兒童的能力提升難度），之後請兒童嘗試將剪散的拼圖重新拼起來。過程中，兒童可以看著另一張完整的詞彙表說出他想拼的拼圖。大人可以在兒童唸讀正確後，才給予拼圖。

目標音練習：片語	·如果兒童已經可以穩定正確地發出包含目標語音／ㄞ／的詞彙，則可以開始進入片語階段的練習。
	·片語選擇須注意目標語音／ㄞ／是否在片語中不同位置以及增加不同的難度，例如：片語裡面有一個以上的目標語音／ㄞ／，如拍拍手、吃海苔。
	·活動建議： 玩「老師說」遊戲：兒童出題目，大人聽話語做動作，讓兒童說出包含語音／ㄞ／的動作指令，例如：拍拍（身體部位）。
目標音練習：短句	·如果已經能夠穩定正確地說出包含目標語音／ㄞ／的片語，則可以開始進入短句階段的練習。
	·練習例句： 1. 郵差送信來。 2. 外公開公車。 3. 袋鼠好可愛。 4. 筷子夾燒賣。 5. 火災了，快出來。
目標音練習：長句	·如果兒童已經能夠穩定正確地發出包含目標語音／ㄞ／的短句，則可以開始進入長句階段的練習。
	·練習例句： 1. 爺爺陪奶奶在家看布袋戲。 2. 禮拜天百貨公司都要排隊。 3. 帥小孩買一杯牛奶加冰塊。 4. 蔡老師禮拜三在學校改作業。 5. 小白兔拜託大白熊買高麗菜。
類化練習素材：童謠／兒歌	·如果兒童已經能夠穩定正確地發出包含目標語音／ㄞ／的長句，則可以開始進入童謠／兒歌階段的練習。
	·練習範例： 1. 如果你很高興，你就拍拍手 　 如果你很高興，你就拍拍手 　 我們一起唱呀，我們一起跳呀 　 圍個圓圈，我們一起拍拍手 2. 三輪車，跑得快 　 上面坐個老太太 　 要五毛，給一塊 　 你說奇怪不奇怪

類化練習素材：童謠／兒歌	3. 小老鼠，上燈臺 　　偷油吃，下不來 　　叫媽媽，媽不來 　　嘰哩咕嚕滾下來 4. 大擂呆，炒韮菜 　　燒燒一碗來，冷冷我不愛 5. 廟外頭一隻白白貓 　　廟裡頭一隻黑黑貓 　　黑黑貓背白白貓 　　白白貓背黑黑貓
類化練習素材：繪本	・如果兒童已經能夠穩定正確地唱或唸出包含目標語音／ㄞ／的童謠、兒歌或繞口令，則可以開始進行繪本共讀，在繪本共讀過程，可以提醒兒童注意有包含目標語音／ㄞ／音的字詞。引導兒童重述故事，請兒童練習自我監控含目標音的字詞是否可以唸讀正確。 ・推薦繪本：《有機關可以打開的操作書：小波系列》、《親愛的動物園》、《好消息，壞消息》、《到底在排什麼呢？》、《小雞逛超市》。
類化練習素材：遊戲設計	・桌遊推薦： 1. 《超級犀牛》：可以在遊戲時讓兒童說「蓋牆壁」、「蓋屋頂」等。 2. 《Shopping list》：可以在遊戲時讓兒童說「我要買＿＿」。 3. 《幫忙去買菜》：可以在遊戲時讓兒童說「幫忙買＿＿」。
其他介入練習及小技巧	・在每一個練習階段，除了注意兒童是否可以在引導下達成目標，亦需要練習兒童的「自我監控」能力。一開始設定的標準是可以在提示或示範下達成目標，但隨著兒童對於每一個階段練習目標的掌握度提升，也要開始要求兒童建立自我覺察錯誤的穩定度。 ・口腔動作練習：可以嘗試和兒童多玩玩舌頭輪替動作，例如劈啪劈啪、啦哩啦哩、嘟嚕嘟嚕、劈哩啪啦，增加兒童在說話語音轉換時，舌頭的靈活度以及協調性。
相關建議	・每個階段一開始的練習，可以稍微放慢一點速度讓兒童熟悉習慣，記得一個練習原則：一次只改變一項東西！我們嘗試讓兒童挑戰越來越長的詞彙、片語、語句，那也要給他們一些時間熟悉一下！ ・正確語音的建立，需要製造大量練習目標音的機會給兒童。建議每天都能撥一小段時間與兒童進行練習，幫助兒童穩定建立正確語音。

陸、不送氣化介入活動設計

陳佳儀　設計

一、範例說明

介入向度	內容
音韻歷程／語音錯誤範例	不送氣化（unaspiration）：若兒童將送氣音／ㄆ／、／ㄊ／、／ㄎ／、／ㄘ／、／ㄙ／等音，以不送氣音／ㄅ／、／ㄉ／、／ㄍ／、／ㄗ／等音等取代，則為不送氣化。

蘋果 ㄆㄨㄛ	牛奶 ㄋㄞ	香蕉 ㄒㄧㄤ ㄐㄧㄠ	報紙 ㄅㄠ ㄉ	機器人 ㄐㄧ ㄑㄧ ㄌㄣ
手套 ㄊㄡ	耳朵 ㄦ ㄉㄨㄛ	蝴蝶 ㄉㄧㄝ	雨傘 ㄙㄢ	
草莓 ㄊㄠ	老虎 ㄅㄨ	卡車 ㄊㄜ	肥皂 ㄅㄟ ㄉㄠ	

教學目標選擇及原因	・兒童以不送氣音／ㄅ／、／ㄉ／、／ㄍ／、／ㄗ／、／ㄐ／音取代需要送氣流的聲音，故須透過教學活動，引導兒童建立送氣音。 ・希望透過以下教學活動設計，讓兒童可以正確發出目標語音／ㄆ／。

二、教學活動設計

正確音與錯誤音的區辨	・在引導兒童唸出正確目標音／ㄆ／音之前，必須先確定兒童「聽」得出來正確音與錯誤音之間的差異，所以在要求兒童正確唸讀送氣音／ㄆ／音之前，可以先進行下列練習： 1. 認識正確語音：示範／ㄆ／語音及／ㄅ／語音兩組音，請兒童說說看這兩組音的差別在哪裡？引導兒童觀察兩個音的氣流不同。同時可以給予衛生紙放置嘴巴前面，讓兒童看看自己發音時衛生紙是否飄動，藉以判斷語音。 2. 區辨他人語音正確與錯誤：利用最小配對的原則，唸讀正確與錯誤音，請兒童練習區辨聽到的語音正確與否。

正確音與錯誤音的區辨	(1) 最小配對詞組範例： 　A. 爸爸 vs. 怕怕 　B. 擺手 vs. 拍手 　C. 補滿 vs. 撲滿 　D. 拔起來 vs. 爬起來 (2) 在練習區辨他人語音的過程中，除了利用最小配對的原則，也可以嘗試唸讀含 /ㄆ/ 音的句子或一小段短文，並故意將 /ㄆ/ 音唸讀成 /ㄅ/ 音，請兒童抓出錯誤音（例如：婆婆吹泡泡）。 (3) 小遊戲：/ㄆ/ 音心臟病。準備含 /ㄆ/ 音的圖卡，負責唸讀的人一邊唸讀一邊展示圖卡，隨機唸正確或錯誤語音，負責聆聽抓錯誤的人，若聽到唸讀錯誤則可以拍擊圖卡得分（例如：拿出屁股圖卡，並故意將「屁」股念成「ㄅㄧˋ」股，聆聽者則可以拍擊圖卡指出錯誤）。 3. 區辨自己語音正確與錯誤：利用最小配對的原則，請兒童唸讀含 /ㄆ/ 音的字詞，並練習區辨自己唸讀的語音正確與否。 4. 在區辨自己語音的練習中，不需要求兒童可以正確唸出目標音 /ㄆ/ 音，而是著重在是否可以聽得出來自己唸對還是唸錯。
正確語音表徵的建立	・當兒童可以正確區辨正確音及錯誤音，則再次介紹 /ㄆ/ 語音及 /ㄅ/ 語音兩組音的差別，並嘗試引導兒童發出正確的目標語音。 ・引導建議： 1. 可以請兒童將自己的手放置在嘴巴前，引導兒童發出送氣音 /ㄆ/ 音，感覺氣流噴在手上。 2. 也可以將衛生紙放置在兒童嘴巴前，請兒童發出送氣音 /ㄆ/ 音，透過衛生紙的飄動，給予視覺回饋。 ・部分兒童可能會很用力閉緊嘴唇嘗試發出送氣音 /ㄆ/ 音，可以引導兒童練習輕碰雙唇發音取代用力閉緊雙唇。
建議練習時須由容易達成的目標，逐漸推進至困難的目標。以下為目標語音 /ㄆ/ 的建議練習進程。	
目標音練習：單音	・若兒童已經可以在引導下正確發出目標音 /ㄆ/ 音，則可以開始練習連續 10 次發出正確目標音。練習過程中，建議可以從語速慢速練習開始，逐漸進階至語速快速的練習（建議語速需比兒童平常說話語速更快一點）。
目標音練習：音節	・若兒童已經能以比平常說話語速更快一點的速度連續 10 次正確發出目標音 /ㄆ/ 音，則可以開始進入雙音節練習，/ㄆ/ 音+/ㄚ/、/一/、/ㄨ/、/ㄛ/、/ㄡ/、/ㄟ/、/ㄚ/、/ㄣ/、/ㄥ/。目標設定為可以連續 10 次正確發出含目標音 /ㄆ/ 音的雙音節。

目標音練習：音節	・若兒童已經能以比平常說話語速更快一點的速度連續 10 次正確發出含目標音／ㄆ／音的雙音節，則可以開始進入目標音＋不同韻母／結合韻：／ㄆ／音＋／ㄠ／、／ㄞ／、／ㄢ／、／ㄤ／、／ㄧㄝ／、／ㄧㄢ／、／ㄧㄥ／、／ㄧㄣ／、／ㄧㄠ／。目標設定為可以連續 10 次發出正確含目標音／ㄆ／音的音節。
目標音練習：詞彙	・若兒童已經能以比平常說話語速更快一點的速度連續 10 次正確發出含目標音／ㄆ／音的三音節，則可以開始進入詞彙階段的練習，詞彙選擇需注意含目標音／ㄆ／音的字在詞彙中不同位置或搭配不同音節皆可正確唸讀（例如：皮包、漂亮、放鞭炮、葡萄汁……）。 ・活動建議：丟骰子唸唸看 準備數張／ㄆ／音詞彙圖卡以及一顆骰子，請兒童丟骰子，根據骰子的點數決定要選幾張圖卡唸讀，若可以唸讀正確，該圖卡則可以算得一分。
目標音練習：片語	・若兒童已經能以比平常說話語速更快一點的速度連續 10 次正確發出含目標音／ㄆ／音的詞彙，則可以開始進入片語階段的練習（例如：拍拍手、拍拍肩、拍拍頭、拍拍球……）。 ・活動建議： 我來說你來拍，和兒童輪流說出「拍拍＋身體部位」，並同時做出相對應動作。
目標音練習：短句	・若兒童已經能以比平常說話語速更快一點的速度正確發出含目標音／ㄆ／音的片語，則可以開始進入短句階段的練習。 ・練習例句： 1. 我去買郵票。 2. 婆婆買門票。 3. 我愛吃葡萄。 4. 旁邊有花盆。 5. 寶寶胖胖的。 6. 弟弟吹泡泡。
目標音練習：長句	・若兒童已經能以比平常說話語速更快一點的速度正確發出含目標音／ㄆ／音的短句，則可以開始進入長句階段的練習。 ・練習例句： 1. 婆婆去郵局買了很多郵票。 2. 去遊樂園玩，要先排隊買門票。 3. 公園裡有一個漂亮的噴水池。 4. 婆婆在廚房裡切蘋果洗葡萄。 5. 哥哥在山坡旁邊的步道放鞭炮。 6. 媽媽煮了香噴噴的滷肉放在盤子裡。

類化練習 素材：童謠／ 兒歌	・若兒童已經能以比平常說話語速更快一點的速度正確發出含目標音 ／ㄆ／音的長句，則可以開始進入短文或童謠階段的練習。 ・練習範例： 　1. 螃蟹一隻，爪八個 　　　兩頭尖尖這麼大個 　　　眼一擠，螯一縮 　　　爬呀爬呀過沙河 　2. 搖呀搖，搖呀搖 　　　船兒搖到外婆橋 　　　外婆說我好寶寶 　　　外婆對我嘻嘻笑
類化練習 素材：繪本	・若兒童已經能以比平常說話語速更快一點的速度唸讀短文、繞口令或 是唱童謠，則可以開始進入繪本共讀，在繪本共讀過程中，可以提醒 兒童注意含目標音／ㄆ／音的字詞。引導兒童重述故事，且在過程中， 請兒童練習自我監控含目標音的字詞是否可以唸讀正確。 ・推薦繪本：《鱷魚怕怕牙醫怕怕》、《小雞到外婆家》、《河馬波波 屁股大》。
類化練習 素材：遊戲 設計	・活動建議： 　故事接龍：準備數張含／ㄆ／音的圖卡，隨機平均發給遊戲參與者， 　大家輪流出牌，進行故事接龍，例如：（出牌－拍照圖卡）有一個小 　女生正在和媽媽「拍照」，（出牌－泡泡圖卡）突然飄來好多「泡泡」 　……。 ・桌遊推薦：《奶油還是派》、《披薩家》。
其他介入練習 及小技巧	在每一個練習階段，除了注意兒童是否可以在引導下達成目標，亦需要 練習兒童的「自我監控」能力。一開始大人為兒童設定的標準是可以在 提示或示範下達成目標，但隨著兒童對於每一個階段練習目標的掌握度 提升，大人也要開始要求兒童建立自我覺察錯誤的穩定度。
相關建議	・正確語音的建立，需要製造大量練習目標音的機會給兒童。建議每天 都能撥一小段時間與兒童進行練習，幫助兒童穩定建立正確語音。 ・除了上述的練習，在日常生活中，建議家長也可以利用平常會進行的 活動引導兒童練習／ㄆ／音，例如：拍拍手、我會怕、吹泡泡……等。

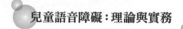

柒、送氣化介入活動設計

張旭志　設計

一、範例說明

介入向度	內容
音韻歷程／語音錯誤範例	音韻歷程分析中的「送氣化」（aspiration）是指將原本不需要送氣的語音以送氣的方式唸出，例如：／ㄅ／（不送氣）唸成／ㄆ／（送氣）、／ㄍ／（不送氣）唸成／ㄎ／（送氣）、／ㄐ／（不送氣）唸成／ㄑ／（送氣）。
教學目標選擇及原因	・在選定目標音時，可以根據兩種方式選擇介入的語音：發展順序，以及可誘發性。 ・考量發展順序應已精熟且可誘發出來的語音包含：／ㄅ／、／ㄉ／、／ㄍ／。因此可決定選擇此三個語音進行練習。

二、教學活動設計

正確音與錯誤音的區辨	一般來說，教導兒童區辨送氣與不送氣的概念是起初介入時會進行的活動。一方面讓兒童能夠了解這送氣音與不送氣音這兩組聲音的差異，也可確認兒童在語音的區辨上是否有困難。 1. 認識正確語音： 　(1) 區辨單音： 　　先告訴兒童等一下聽看看這兩個聲音是不是一樣，如果兒童覺得一樣，就點點頭；如果覺得不一樣，就搖搖頭。接著大人可以根據此語音錯誤分析的語音庫表格，依照兒童替代的錯誤語音與正確語音配對後，讓兒童進行區辨練習。因此可以分成以下幾組：「ㄅ／ㄆ」、「ㄉ／ㄊ」、「ㄍ／ㄎ」。接著根據分組，問兒童以下問題：「請問你，『ㄅ、ㄆ』（或是『ㄉ、ㄊ』、『ㄍ、ㄎ』）聽起來有沒有一樣？」，或者是「請問你，『ㄆ、ㄆ』（或是『ㄅ、ㄅ』、『ㄉ、ㄉ』、『ㄊ、ㄊ』、『ㄍ、ㄍ』、『ㄎ、ㄎ』、『ㄅ、ㄅ』）聽起來有沒有一樣？」 　　當兒童正確回答後，可以進一步詢問兒童：「你覺得哪一個聲音氣比較小？」或是「氣球沒有破掉的聲音？」

正確音與錯誤音的區辨	(2) 建議及說明：
	有時候兒童無法馬上理解此活動，建議可以先行準備兩個大小與顏色相同的積木，當唸出第一個語音（如：／ㄆ／）的時候指著其中一個積木，唸第二個語音（如：／ㄅ／）的時候指著第二個積木。然後再詢問兒童這兩個積木的聲音聽起來有沒有一樣。如果沒有一樣，亦可利用這兩個積木，請兒童判斷是不是有聽到氣球破掉的聲音。如果該題確實有送氣音，則可以嘗試讓兒童指出是哪一個積木。
	(3) 注意：
	有時大人會不自覺只在有送氣音的時候詢問兒童：「哪一個是送氣音？」建議可以每次區辨後都詢問兒童，以免因此而導致兒童將詢問視為一種回答的提示。
	也可以提供兒童一個視覺提示來認識送氣音與不送氣音，像是利用摺紙做出一個相撲選手。當兒童判斷錯誤時，大人對著摺紙唸出該語音，並讓兒童觀察該語音有沒有把相撲選手吹倒。
	2. 區辨音節：
	(1) 配對音組結合同韻母區辨：
	同樣使用類似上述的詢問方式，但建議大人先以結合同韻母（如：「ㄅㄚ／ㄆㄚ」、「ㄉㄨ／ㄊㄨ」）開始，以避免增加在區辨時由於不同母音造成區辨時的複雜度與負擔。
	(2) 配對音組結合不同韻母區辨：
	同單音區辨的詢問方式。當兒童能夠正確在同韻母進行區辨後，接下來就可以嘗試結合不同的韻母（如：「ㄎㄚ／ㄍㄨ」、「ㄊㄧ／ㄉㄚ」）。
	3. 區辨詞彙：
	(1) 區辨他人語音：
	當兒童可以正確區辨結合不同韻母的聲音後，就可以開始進行有意義的詞彙語音區辨練習。
	先行準備包含不送氣語音的物品圖卡（如：杯子、棒子、電燈、電視、刀子、電話、牙膏、公車、吸管）。以「公車」為例，大人拿出「公車」的圖卡後，問兒童：「這張卡片是不是『空』車？」或「這張卡片是不是『公』車？」

正確音與錯誤音的區辨	(2) 區辨自我語音： 同樣可利用上述的圖卡，當治療師拿出圖卡時，請兒童試著唸出來，並在每次唸出來後詢問兒童是否正確。對於自我聽覺回饋較弱的兒童，可以藉由錄音後回放或其他立即式擴大聽覺回饋的器材（如：Whisper phone、Toobaloo），提供自我聽覺訊息覺察與區辨。 (3) 注意： 對於比較沒有自信或是挫折忍受度較低的兒童，此部分「區辨自我語音」的練習階段，可以在兒童開始正確發對音節時，再開始同步進行。 4. 最小配對區辨練習： 當兒童可以正確區辨結合不同韻母的聲音後，就可以嘗試進行最小配對區辨的練習。但如果兒童無法直接越級至此，建議仍需先進行上面的「區辨詞彙」活動。 另外，進行本活動時可以將正確詞彙隨機分布在答案選項（前或後），以免讓兒童僅猜測固定的選項。以下提供一些配對範例： A. <u>刀</u>子 vs. 掏子 B. <u>蛋糕</u> vs. 嘆掏 C. 泡子 vs. <u>包</u>子 D. 鉛匹 vs. <u>鉛筆</u> E. 香<u>菇</u> vs. 香哭 F. <u>杯</u>子 vs. 呸子
正確語音表徵的建立	送氣音與不送氣音是屬於「構音方法」的其中一類，也是華語的語音特色之一。當兒童出現送氣化的現象，表示原本不該送氣的語音出現送氣，可以嘗試以下方式讓兒童減少過度送氣的情況： 1. 兒童能夠聽出送氣音與不送氣音的差別後，可以詢問兒童對於送氣與不送氣兩者的不同之處，例如：「一個輕輕的（不送氣），一個要用力（送氣）」、「一個要出拳頭（送氣），一個是手指點一下（不送氣）」。 2. 可藉由視覺呈現（相撲摺紙、衛生紙）、觸覺（手背靠近嘴巴），讓兒童藉由看到摺紙、衛生紙的移動，以及手背感受到較多的氣流，判斷是否出現過度送氣的情況。

目標語音 練習：單音節	・當兒童已經能夠穩定地連續正確發出目標語音／ㄅ／、／ㄉ／、／ㄍ／時，就可以開始結合韻母成為單音節。 ・活動建議： 　1. 狀聲詞小活動： 　　有時候對於有意義的音節，兒童反而會難以發出，此時可以先以本活動開始引導。事先思考哪些聲音是屬於不送氣音（如：青蛙－嘓嘓；鴨子－呱呱；鼓－咚咚；青蛙－嘓嘓；水－滴滴滴；搖鈴－噹噹噹）。 　　接著製作上述圖卡，然後與兒童練習這些狀聲詞。當兒童熟悉且能夠正確唸出後，就可以進行翻牌搶答。卡片翻開後，先正確唸出該狀聲詞的人就可以得分。此活動也可用於團體構音遊戲當中。 　2. 我說你接小活動： 　　不需要狀聲詞小活動輔助的兒童，可以直接開始進行單音節練習。以畫圖遊戲為例，可以利用「大」、「多」作為目標音練習，大人可以故意畫比兒童小或少的圖案，然後對著兒童說：「哇！你畫的圖案比我還要＿＿＿＿（讓兒童接著唸「大」或「多」）」如果兒童唸成「踏」，則大人可以直接跺腳，說：「咦？怎麼會叫我『踏』地板呢？」如果唸成「拖」，就可以故意把兒童的紙「拖」走，然後就問兒童「為什麼要把紙拖走啊？」接著再讓兒童重新嘗試發音。
目標音練習： 詞彙	・當兒童能夠穩定地連續正確發出含有目標語音／ㄅ／、／ㄉ／、／ㄍ／的單音時，就可以開始進行詞彙的練習了。 ・活動建議：此階段包含有意義的詞彙、且屬於多音節，因此需考量到不同語境造成的難易度差異。 　1. 目標音在詞首： 　　一般而言，目標音的位置在最前面（如：**刀**子、**電**話、**包**子、**簿**子、**骨**頭、**故**事書）較容易達成，且容易讓兒童具有成就感。 　2. 目標音在詞尾： 　　當兒童已經能夠穩定正確地唸出目標音在詞首的詞彙時，就可以進入到目標音詞尾的階段（如：小**狗**、鈴**鐺**、球**棒**）。此階段的困難度較高，建議可以先讓兒童逐字分開唸，再慢慢結合一起唸。以「小狗」為例，大人可以用手比「二」，指著食指唸「小」並讓兒童跟著唸，接著指著中指唸「狗」並讓兒童跟著唸。然後請兒童用自己的手指碰治療師的食指，詢問這個字應該怎麼唸；接著再碰中指，同樣請兒童唸出來。如果都能夠正確唸對，大人再逐步加速碰食指與中指的速度。

目標音練習：詞彙	3. 目標音在詞中： 當兒童能夠穩定且連續地正確唸出目標音在詞尾的詞彙後，就可以進入到最困難的階段——目標音在詞彙的中間（如：平**板**電腦、運**動**公園）。當兒童無法正確唸出來時，同樣可以利用上述的提示技巧，協助兒童達成目標。 ·遊戲融合： 結合「疊疊樂」的桌上遊戲。在練習開始之前，與兒童約定每唸對一個，就可以把木棍「疊」起來，當兒童準備要疊的時候，就問：「你現在準備要做什麼？」當兒童正確唸出「疊」的語音，就給予鼓勵，並再次給予一根木棍。或是當兒童唸對詞彙時，也可以詢問：「哇！唸得好棒，那我們要現在要拿什麼呢？」以引導兒童試著唸出木「棍」，如果兒童唸對了，可以再給一根木棍並將之疊起。
目標音練習：片語	·當兒童已經能夠穩定地連續正確發出含有目標語音／ㄅ／、／ㄉ／、／ㄍ／的詞彙時，就可以進入片語的階段。 ·活動建議：藉由「疊疊樂」或同樣可堆疊的玩具進行活動。 1.「比」一「比」： 可以跟兒童進行競賽遊戲，比賽看誰可以疊得「比」較「高」，建議可以先以「比」這個字開始。每次拿一個積木，然後開始輪流堆疊自己的積木。每放了一個上去，就可以問兒童：「我們來比比看。哇！你的比較____。」利用接話的方式引導兒童說出「比」這個字，並接合成片語「『比』較高」。 2. 誰「高」誰「低」： 同樣接續上面的遊戲方式，可以在堆疊之後，同樣以接話的方式問：「你的積木____。」或「我的積木____。」，引導兒童說出「比較『低』」或「比較『高』」。 3. 哎呀！「掉了」： 堆疊到最後，積木會掉下來，這時候大人可以說：「哎呀！我／你的積木怎麼了？」試著讓兒童說出「『掉』下來了！」或是「『掉』了！」 *小叮嚀：在這個階段的練習，思考有哪些形容詞或動詞可以用在常見的詞彙裡面，例如：「大」、「高」、「釣」、「抱」，這些單詞都可以跟詞彙結合在一起。

目標音練習：短句	・如果兒童已經能夠穩定正確地發出含有目標語音／ㄅ／、／ㄉ／、／ㄍ／的片語時，就可以進入短句的階段。 ・活動建議：這階段的活動可以開始試著針對某個物品進行描述，以增加語境的難度。 　1. 投球比賽： 　　建議可以讓其他人一起參與，以增加活動的樂趣。大人先準備不同顏色、大小的球以及一個籃子。遊戲開始時，可以請兒童說出自己要的球，例如說：「『大』顆『的』球」、「小顆『的』球」、「紅色『的』球」、「軟軟『的』球」。接著由大人問：「現在要丟什麼樣的球？」引導兒童說出「『丟』小顆『的』球」。 　2. 食物偵探： 　　此活動亦可應用於「片語」的階段。先由大人以 3×3 矩陣的方式將食物卡片（可以挑選包含目標音的食物，例如：木瓜、火龍果、西瓜、包子、蛋糕、雞蛋）擺放在桌上。接著跟兒童說要比看看誰是「大偵探」，所以我們要看看誰抓到的水果比較多。這時就可以練習「這『個』『東』西……」或是先練習「甜甜『的』」、「香香『的』」。 　　＊可提供的例句： 　　　(1) 形容詞：○○的（大大的、小小的、香香的、軟軟的）。 　　　(2) 短句：這「個」○○的；這「個」「東」西○○的；「食物」吃起來○○的；○○的「食物」。
目標音練習：長句	・當兒童已經能夠穩定正確地發出含有目標語音／ㄅ／、／ㄉ／、／ㄍ／的短語時，就可以進入長句的階段。 ・活動建議：讓兒童試著自己造句，或利用情境圖卡誘發兒童在長句中正確唸出目標音。大人也可以在生活中思考如何能夠練習到這些語音。我是大廚師：利用「角色扮演」的遊戲，讓兒童將目標音放在長句與對話中使用。以點餐的活動來說，可以先找出包含目標音的詞彙，例如：「刀子」、「杯子」、「果汁」、「蓋子」、「鍋子」、「鍋鏟」、「包子」、「義大利麵」、「冰箱」。先由大人當員工，請兒童當主廚，由兒童指導大人應該要怎麼煮菜。可以由大人問兒童：「我們要怎麼煮義大利麵？」引導兒童使用長句說出應該要怎麼料理。 ・可提供例句： 　A. **把**鍋子放**到**瓦斯爐上。 　B. 請你用**刀**子**把**肉切**丁**。 　C. 用**刀**子切『紅蘿蔔、小黃**瓜**』，然後放**到**鍋子裡。

目標音練習：長句	D. 打開冰箱拿冰冰的『食物名稱』。 E. 把『＿＿』放到鍋子裡，我們要開始煮菜了。 F. 先把鍋蓋蓋起來，等一下再打開來。
類化練習素材：童謠／兒歌	・當兒童已經能夠穩定正確地發出含有目標語音／ㄅ／、／ㄉ／、／ㄍ／的長句時，就可以進入童謠／兒歌階段的練習。 ・當兒童跟著哼唱童謠時，大人可以將下面根據歌謠所列出的字讓兒童以接唱的方式先以單音節唱出；也可以根據兒童當前的練習階段，調整成請兒童接著唱「字詞」或自行全部唱出。 1.〈小兔子乖乖〉，歌詞中可練習的字：乖、把、不、點。 2.〈布穀〉，歌詞中可練習的字：布、穀。 3.〈蝴蝶〉，歌詞中可練習的字：蝶、得、戴。 4.〈只要我長大〉，歌詞中可練習的字：哥、爸、大、家、國、打、當、兵、吧、掛。
類化練習素材：繪本	・當兒童已經能夠在句子中穩定正確地唸出目標音時，就可以開始利用其他媒材作為教材練習。 ・推薦繪本： 1.《張開大嘴呱呱呱》：重複使用「大」嘴以及青蛙的叫聲「呱」來作為練習。亦可在繪本共讀時，作為句子階段練習對話的媒材。 2.《猜猜我在比什麼》：利用「比」這個字練習不送氣音。過程中大人可以與兒童討論：「那他正在比什麼呢？」引導兒童在句子中使用「比」這個字進行回應。 3.《抱抱》：小猴子想要「抱抱」，在與兒童一起共讀時，可以詢問兒童：「小猴子想要做什麼？」、「小猴子看到什麼？」引導兒童說出：「小猴子看到蛇在抱抱」、「大蛇抱著小蛇」、「變色龍也抱在一起」。 4.《看得到還是看不到》：如同書名，可以發現「得」、「不」、「到」這幾個字都是可以用來練習的語音。與兒童一起閱讀文本時，引導兒童在與大人交談時或描述故事內容時唸出上述的字詞。
類化練習素材：遊戲設計	・桌遊：《快手疊杯》 與兒童進行桌遊活動時，可以針對「杯」子、「疊」、「擺」這些包含目標音的詞彙進行練習。 ・玩具：積木 進行積木遊戲時，可以在活動過程中適時引導兒童說出「『疊』起來」、「『蓋』城堡」、「『比』較『高』」、「『比』較『低』」、「『大』的」、「在『地』上」在適當的時機時引導孩子試著說出來。

其他介入練習及小技巧	可藉由視覺、觸覺的方式，讓兒童察覺送氣與不送氣的差異性。建議當兒童唸對時，隨時利用視覺與觸覺的回饋，加強兒童建立不送氣的概念。
相關建議	・每個兒童的進步速度與穩定度都不一樣，所以不要比較兒童之間的進步差異。 ・有時大人過度關注兒童的錯誤語音、甚至直接要求立刻修正反而會適得其反，建議只要重新將正確的語音唸給兒童聽即可。如果已經到了詞彙練習的階段，只需要請兒童練習錯誤的單音即可，且唸對時就給予鼓勵。

捌、鼻漏氣介入活動設計

張旭志　設計

一、範例說明

介入向度	內容
音韻歷程／語音錯誤範例	鼻漏氣（nasal emission）：由於軟腭與咽壁無法靠在一起（腭咽閉鎖），導致發音時原本只經過口腔的氣流溢流至鼻腔，造成過度鼻音化。在聽知覺上很明顯會覺得語音模糊，而且可明顯聽到鼻音過重。
教學目標選擇及原因	此教學活動設計假設兒童主要是在聲母結合高位母音／一／時會出現鼻漏氣，因此選擇／一／作為介入目標。

二、教學活動設計

| 正確音與錯誤音的區辨 | 先教導兒童判斷鼻音與非鼻音這兩個聲音的差異，確認兒童在語音的區辨上是否有困難，以提供後續介入時讓兒童能夠發展出自我回饋與判斷的能力。
1. 認識正確語音：
　(1) 區辨單音：
　　鼻音的判斷有時候對於兒童而言難以區辨，因此建議大人先提供鼻音與非鼻音的／一／音的差異判斷練習。
　(2) 建議及說明：
　　有時候兒童無法馬上理解此活動，建議可以先行準備一組○╳牌，讓兒童判斷每一組的兩個聲音是否相同，然後舉牌。可以隨機安排以下判斷組別，當兒童答對時，請務必給予稱讚。
　　A. 兩個鼻音化／一／。
　　B. 兩個正確的／一／。
　　C. 一個鼻音化／一／，一個正確的／一／。
　　當兒童能夠正確且穩定地判斷時，就可以開始進行鼻音區辨的練習。此時可以準備蜜蜂圖案的圖卡或舉牌，當聽到鼻音時，就要把蜜蜂舉牌舉起。 |

正確音與錯誤音的區辨	建議先讓兒童從單獨鼻音或非鼻音／ー／開始判斷，例如：治療師先唸出鼻音／ー／後，問：「有沒有聽到蜜蜂的聲音？」如果兒童答對，請務必給予稱讚。 　　接下來，可以改成讓兒童依照上一個活動的組別開始練習。由於同時需要判斷異同與鼻音化難度高，故列為第二階段的活動練習。 2. 區辨音節（聲母結合正確與鼻音化／ー／區辨）： 　可以同時利用○×舉牌，當聽到是正確的音節時，就可以舉起○牌，但如果聽到鼻音化的母音，就舉起×牌。 3. 區辨詞彙： 　(1) 區辨他人語音： 　　當兒童可以正確區辨結合不同聲母的聲音後，就可以開始進行有意義的詞彙語音區辨練／ー／的物品圖卡（如：鼻子、皮包、笛子、梯子、栗子、小雞、企鵝、吸管）。以「笛子」為例，大人拿出「笛子」圖卡後，問兒童：「這張卡片是不是笛子？」或「這張卡片是不是笛（過度鼻音）子？」然後請兒童用蜜蜂舉牌來告訴大人是否為過度鼻音化。 　(2) 區辨自我語音： 　　同樣利用上述圖卡，當大人拿出圖卡時，請兒童試著唸出來，並在唸出來後詢問兒童是否正確。對於自我聽覺回饋較弱的兒童，可以藉由錄音後回放或其他立即式擴大聽覺回饋的器材（如：Whisper phone、Toobaloo）以及觸覺回饋（摸鼻子），提供自我聽覺訊息覺察與區辨。
正確語音表徵的建立	一如之前所提到的，鼻漏氣是因為一部分氣流至鼻腔，導致鼻音出現。可以嘗試以下方式以減少過度鼻音化的情況，讓氣流可以集中在口腔送出： 1. 當兒童能夠分辨並判斷出過度鼻音化的語音差別後，就可以開始減少空氣流入鼻腔的練習。 2. 吹泡泡練習： 　先讓兒童試著吹泡泡，鼓勵兒童「一口氣」吹愈多泡泡愈好，藉由此活動加強氣流從嘴巴流出的感覺。 　當兒童已經能夠順利地一口氣吹出許多泡泡，接下來請兒童用「ㄏㄨ」這個聲音吹出泡泡。成功後，再請兒童改以用「ㄏー」這個聲音吹出泡泡。

正確語音表徵的建立	3. 觸覺回饋： 先請兒童將手指放於大人的鼻樑兩側，接著大人發出帶有鼻音的／ー／，並詢問兒童是否有感覺到振動。如果有感覺到振動，表示氣流經過鼻子。 這階段可以結合區辨的活動，當兒童正確判斷是否有過度鼻音化後，再利用此觸覺回饋確認過度鼻音化時鼻子附近會有振動的感覺。 4. 視覺回饋： 準備小尺寸的鏡子，或是牙科使用的「口腔牙鏡」。步驟與上述方式一樣，但不將手放置鼻樑附近。大人將鏡面至於自己的鼻孔下，接著唸出鼻音化母音／ー／的聲音，請兒童看看鏡子是不是有出現霧氣。如果有出現霧氣，則表示有氣流從鼻子流出來，那就是「蜜蜂」的聲音。 大人可以分別示範正確與鼻音化的／ー／，讓兒童比較差異性。接著可以讓兒童嘗試發音，先詢問兒童是要發有鼻音的／ー／還是沒有鼻音的／ー／。當兒童表示想要發沒有鼻音的／ー／時，讓兒童注意鏡面是否有出現霧氣，藉此讓兒童覺察到自己的鼻漏氣情況。
目標語音練習：單音節	• 當兒童已經能夠穩定正確地發出語音／ー／時，就可以開始結合韻母成為單音節。 • 活動建議： 1. 使用不同的聲母結合／ー／進行練習：此階段的練習，建議先結合／ㄆ／、／ㄊ／、／ㄑ／這幾個送氣音為主。因為送氣音需要較多氣流經過口腔，較容易讓兒童正確地將氣流經過口腔，可增加兒童的成就感。例如「ㄊ一」這個語音可以結合「踢球」這個詞，與兒童進行「踢」球的比賽活動。大人可以與兒童比賽，誰唸對「踢」時，就可以踢一次球。 2. 當兒童能夠順利將送氣音單音正確唸出後，就可以改成練習不送氣的聲母：／ㄅ／、／ㄉ／、／ㄐ／。 3. 練習過程中，可以利用上面提過的一些感覺回饋的提示，協助兒童監控與調整自己的鼻音化現象。

目標音練習：詞彙	・當兒童已經能夠穩定正確地發出含有目標語音／ㄧ／的單音時，就可以開始進行詞彙的練習了。 ・活動建議： 此階段包含有意義的詞彙且屬於多音節，因此需考量不同語境造成的難易度差異。 　1. 目標音在首音：在詞彙的層次中，目標音在首音的練習比較容易成功，例如：汽車、皮蛋、枇杷、梯子、屁股、剃刀。 　2. 目標音在詞尾，例如：色筆、抽屜、油漆、豬蹄、身體、噴嚏。 ・遊戲融合： 當兒童在不同語境詞彙中皆可正確唸出目標音之後，就可以開始進行賓果遊戲。大人事先將已經練習過的詞彙放置在4×4的格子內，當兒童每唸對一個，就可以將該格劃掉，先連成線的人獲勝。換成大人選擇時，大人可以偶爾故意唸成鼻音化的／ㄧ／，如果兒童察覺並提醒唸錯的話，便改由兒童選擇要劃掉的詞彙。
目標音練習：片語	・當兒童已經能夠穩定正確地發出含有目標語音／ㄧ／的詞彙時，就可以進入片語的階段。 ・活動建議： 藉由「疊疊樂」或同樣可以堆疊的玩具進行活動。 　1.「比」ㄧ「比」： 　　可以跟兒童進行競賽遊戲，比賽看誰可以疊得「比」較高或「低」，建議可以先以「比」這個字開始。每次拿一個積木，輪流堆疊自己的積木。每放了一個上去，就指著自己或兒童的積木説：「哇！你的積木＿＿。」引導兒童説出「『比』較高」。 　2. 誰的比較「低」： 　　同樣接續上面的遊戲方式，可以在堆疊之後，同樣以接話的方式問兒童：「你的積木＿＿。」或「我的積木＿＿。」引導兒童説出「『比』較『低』」。 　　由於同時需要注意首、尾都有目標音，因此一開始兒童無法穩定掌握，此時可以先讓兒童根據字詞單位切割成「比較」、「低」，如果切割後能夠正確唸出，再嘗試合併成「比較低」。 ＊小叮嚀：思考有哪些形容詞或動詞可以用在常見的詞彙裡面，例如：「踢」、「提」、「披」、「騎」，都可以結合名詞後作為的片語。

目標音練習： 短句	・當兒童已經能夠穩定正確地發出含有目標語音／ㄧ／的片語時，就可以進入短句的階段。 ・活動建議： 皮皮踢皮球：試著針對某個物品進行描述的方式增加語境的難度，此活動結合賓果遊戲，預先準備好 5×5 的矩陣方格，方格內分別包含有／ㄧ／的名詞詞彙。接著告訴兒童：「有一個小朋友很愛踢皮球，可是只有他把聲音唸對的時候，才能夠踢到他要的格子。」 當開始遊戲時，要求小朋友說：「『皮』球『踢』到＿＿。（方格內的詞彙圖案）」
目標音練習： 長句	・當兒童已經能夠穩定地連續正確發出含有目標語音／ㄧ／的短句時，就可以進入長句的階段。 ・活動建議： 這階段的活動一般會讓兒童試著自己造句，或是利用情境圖卡誘發兒童在長句中正確唸出目標音。大人也可以試著思考如何能夠在生活中練習到這些語音。 1. 誰是足球王： 　此活動屬於上個階段的活動延伸，對兒童說：「現在，有兩位小朋友準備要比賽，分別是畢畢跟皮皮，你想要幫哪一個小朋友呢？」 　當兒童選好自己的角色後，就可以開始進行遊戲，同樣是以 5×5 的矩陣方格，方格內分別包含有／ㄧ／的名詞詞彙。 　可提供例句： 　A. 皮皮踢到球。 　B. 畢畢踢到球。 　C. 球被皮皮踢到了。 　D. ＿＿被畢畢踢到了。 　E. 你幫皮皮把球踢到了。 　F. 你幫畢畢把球踢到了。 2. 裁判王： 　本活動結合上述「誰是足球王」。可以一開始就跟兒童說，只要聽到出現鼻音化／ㄧ／並且立刻舉手，該局就要先暫停，請對方重新說一次且沒有出現鼻音化／ㄧ／，才算踢球成功。

其他介入練習及小技巧	以下的技巧會使用一些管狀物品，皆可以在上述表格的各練習活動中應用，並不一定僅限於察覺的階段。 1. 自我提示與監控的方法。可使用的器材包含：可彎式吸管、透明細軟管、塑膠蛇腹細管。使用可彎式的管子是為方便能夠同時將一端至於鼻孔處，另一端至於耳朵。 　　當兒童出現鼻漏氣的情況時，氣流會經過鼻孔端的軟管將聲音傳遞至耳朵端的軟管開口，因此兒童會聽到自己鼻音化的聲音。也可以先將軟管一端開口靠近耳朵，另一端放在自己的鼻孔並唸／一／，接著換兒童唸／一／，並請兒童判斷誰的聲音變大聲了。一般而言，如果有鼻漏氣的話，會聽到軟管內傳遞至耳朵的聲音，而感覺聲音變大了。 2. 本活動著重在讓兒童自我感覺口腔氣流是否有增加，可用的技巧如下：可以捏住兒童的鼻子，並請兒童試著發出聲音。當出現鼻漏氣的時候，兒童容易感覺到口腔氣流較少，且鼻腔的共鳴的振動感會變得更明顯。如果兒童已經開始逐漸掌握到氣流方向的技巧，就以此作為加強自我練習與確認正確與否的方法。
類化練習素材：童謠／兒歌	・當兒童已經能夠穩定正確地發出含有目標語音／ㄅ／、／ㄉ／、／ㄍ／的長句時，就可以進入童謠／兒歌階段的練習。 ・當孩子跟著哼唱童謠時，大人可以將下面根據歌謠所列出的字讓兒童以接唱的方式先以單音節唱出。其中先以單純只有韻母的語音開始（如：娃、搖、外），接著再增加口腔呼氣量較多的／ㄏ／音（如：花、好）。最後，再根據兒童當前的練習階段，調整成接著唱「字詞」或自行全部唱出。 　1.〈娃娃兵〉，歌詞中可練習的字：娃。 　2.〈茉莉花〉，歌詞中可練習的字：好、花。 　3.〈火車快飛〉，歌詞中可練習的字：火。 　4.〈外婆橋〉，歌詞中可練習的字：搖、外、好。
類化練習素材：繪本	・當兒童已經能夠在句子中穩定正確地唸出目標音時，就可以開始利用其他媒材作為教材練習。 ・推薦繪本： 　1.《北風與太陽》：藉由北風用力地吹出「呼」的聲音來做氣流經由口腔發出的練習，亦可在繪本共讀時，作為句子階段練習對話的媒材。 　2.《噓》：利用「噓」這個聲音，作為將口腔氣流穩定送至牙齒發出「ㄒ～～ㄩ」時的練習活動，也可作為句子階段練習對話的媒材。

類化練習素材：遊戲設計	・跳跳猴大挑戰： 利用「猴」這個字讓兒童將大量的氣流送至口腔，減少鼻漏氣的情況。該遊戲會使用到不同顏色的細棍子，因此可以利用顏色的「色」字以及細棍子的「細」字，讓兒童練習將氣流穩定地由口腔經由門齒間摩擦發出聲音。 ・塗塗畫畫： 可以結合在班級勞作角的時間，當兒童正在著色時，可以詢問兒童在做什麼？藉此引導兒童說出含有「ㄏ」的語音，例如：「畫」、「灰」、「紅」、「黃」。
相關建議	・多數出現鼻漏氣的兒童以唇腭裂的小朋友居多，因此本教學設計所提供的練習與回饋方法，也可以用於有鼻漏氣現象的唇腭裂兒童身上。 ・構音異常的矯治往往會隨著兒童年齡增長而出現抗拒或缺乏動機的情況，因此在練習的過程中，切勿過度給予兒童壓力。建議專注在兒童已經能夠成功建立的語音上面，如果出現錯誤，也僅需鼓勵兒童重新嘗試。

玖、Tongue lisping（Frontal / Lateral lisp）介入活動設計

陳佳儀　設計

一、範例說明

介入向度	內容
音韻歷程／語音錯誤範例	Lisping：發音時因為氣流沒有按照應有位置及方向送氣，所以導致音聽起來歪曲，常見的有： 1. Frontal lisp：發音時舌頭呈現前吐動作，吐舌發音導致語音歪曲。 2. Lateral lisp：發音時氣流從舌頭兩側送出，導致語音歪曲。 蘋果　牛奶　香蕉（ㄒㄧㄤ ㄐㄧㄠ）　報紙（ㄍ）　機器人（ㄍㄧ ㄑㄧ ㄖㄣ） 手套（ㄕㄡ）　耳朵　蝴蝶　雨傘（ㄩㄙㄢ） 草莓（ㄘㄠ）　老虎（ㄅㄨ）　卡車（ㄎㄚ ㄔㄜ）　肥皂（ㄈㄟ ㄗㄠ）
教學目標選擇及原因	・範例中兒童發音時，舌尖會往前吐至門齒外，透過以下教學活動，希望兒童可以正確發出／ㄙ／音。 ・在分析兒童的發音時，須以 3D 立體概念去思考舌頭位置及動作，例如：發／ㄙ／音時，舌頭兩側是向上觸碰上腭，則氣流容易亂跑、從舌頭側邊漏出，使發音聽起來歪曲。

二、教學活動設計

正確音與錯誤音的區辨	在引導兒童唸出正確目標音／ㄙ／音之前，必須先確定兒童可以「聽」出來正確音與錯誤音之間的差，所以在要求兒童正確唸讀送氣音／ㄙ／音之前，可以先進行下列練習： 1. 認識正確語音：示範／ㄙ／語音及錯誤 lisp／ㄙ／音兩組音，請兒童說說看這兩組音的差別在哪裡？並引導他觀察舌頭位置的不同。同時可以給予鏡子，讓兒童看看自己發音時舌頭的位置。

正確音與錯誤音的區辨	2. 區辨他人語音正確與錯誤：利用最小配對的原則，唸讀正確音與錯誤音，請兒童練習區辨聽到的語音正確與否。
	(1) 在練習區辨他人語音的練習中，除了利用最小配對的原則，也可以嘗試唸讀含／ㄙ／音的句子或一小段短文，並故意在唸讀／ㄙ／音時，把舌尖放至門齒外或舌頭側邊漏氣，請兒童抓出錯誤音（例如：絲瓜真好吃）。
	(2) 小遊戲：／ㄙ／音心臟病，準備含／ㄙ／音的圖卡，負責唸讀的人一邊唸讀一邊展示圖卡，隨機唸正確或錯誤語音，負責聆聽抓錯誤的人，若聽到唸讀錯誤，則可以拍擊圖卡得分。例如：拿出森林圖卡，在唸讀時故意把舌尖放至門齒外或舌頭側邊漏氣，聆聽者則拍擊圖卡指出錯誤，若可以正確指出錯誤類型是吐舌發音或舌側邊漏氣，則可以加倍得分。
	3. 區辨自己語音正確與錯誤：利用最小配對的原則，請兒童唸讀含／ㄙ／音的字詞，並練習區辨自己唸讀的語音正確與否。在此練習中，不需要要求兒童正確唸出目標音／ㄙ／音，而是著重在是否可以聽得出來自己唸對還是唸錯。
正確語音表徵的建立	‧當兒童可以正確區辨正確音及錯誤音，則再次介紹／ㄙ／語音及錯誤 lisp／ㄙ／音兩組音的差別，嘗試引導兒童發出正確的目標語音。
	‧引導建議：
	1. 請兒童看著鏡子，上下門齒輕碰發／ㄙ／音。
	2. 部分兒童可能會在上下門齒輕碰發／ㄙ／音時出現舌頭攤平不小心發成／ㄒ／音，或是舌頭側邊漏氣出現類似口水很多的聲音。此時建議可以利用下列方法引導兒童舌頭動作：
	(1) 利用 PROMPT 技巧，引導兒童舌頭正確擺放至／ㄙ／音構音位置發出正確語音。
	(2) 剪一小截約 2 公分吸管，放在舌頭前端（如下圖所示），請兒童發／ㄙ／音（利用吸管引導兒童舌頭放至正確構音位置）。

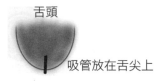

舌頭

吸管放在舌尖上

建議練習時須由容易達成的目標，逐漸推進至困難的目標。以下為目標音／ㄙ／音的建議練習進程。

目標音練習： 單音	若已經可以在引導下正確發出目標音／ㄙ／音，則開始練習可以連續 10 次發出正確目標音。練習過程中，建議可以從語速慢速練習開始，逐漸進階至語速快速的練習（建議語速需比兒童平常說話語速更快一點）。
目標音練習： 音節	・若兒童已經可以以比平常說話語速更快一點的速度連續 10 次發出正確目標音／ㄙ／音，則可以開始進入雙音節練習：／ㄙ／音＋／ㄚ／、／ㄨ／、／ㄜ／、／ㄡ／、／ㄣ／、／ㄥ／。目標設定為可以連續 10 次發出正確含目標音／ㄙ／音的雙音節。 ・若兒童已經可以以比平常說話語速更快一點的速度連續 10 次發出正確含目標音／ㄙ／音的雙音節，則可以開始進入目標＋不同韻母／結合韻練習：／ㄙ／音＋／ㄠ／、／ㄞ／、／ㄢ／、／ㄤ／、／ㄨㄛ／、／ㄨㄟ／、／ㄨㄥ／、／ㄨㄣ／、／ㄨㄢ／。目標設定為可以連續 10 次發出正確含目標音／ㄙ／音的音節。
目標音練習： 詞彙	若兒童已經可以以比平常說話語速更快一點的速度連續 10 次發出正確含目標音／ㄙ／音的三音節，則可以開始進入詞彙階段的練習。詞彙選擇需注意含目標音／ㄙ／音的字需要在詞彙中不同位置或搭配不同音節皆可正確唸讀（如：森林、蒜頭、廁所、發牢騷……）。
目標音練習： 片語	・若兒童已經可以正確唸讀含目標音／ㄙ／音的詞彙，則可以開始進入片語階段的練習（例如：紅色的蘋果、黃色的香蕉、綠色的檸檬……）。 ・活動建議： 顏色聯想：準備數張顏色卡，隨機抽出一張後，和兒童輪流說出聯想的物品，例如，抽出紅色卡，可以和兒童輪流說出：紅色的蘋果、紅色的草莓、紅色的西瓜、紅色的瓢蟲。
目標音練習： 短句	・若兒童已經可以正確唸讀含目標音／ㄙ／音的片語，則可以開始進入短句階段的練習。 ・練習例句： 1. 絲瓜真好吃。 2. 森林有松樹。 3. 下雨撐雨傘。 4. 司機開公車。 5. 吃飯配肉鬆。 6. 感冒會咳嗽。

目標音練習：長句	・若兒童已經可以正確唸讀含目標音／ㄙ／音的短句，則可以開始進入長句階段的練習。 ・練習例句： 　1. 妹妹撐著雨傘在森林裡散步。 　2. 司機不能隨便開快車。 　3. 綠色蘋果和紅色蘋果我都喜歡吃。 　4. 哥哥拿著掃把在客廳掃地。 　5. 我和哥哥在操場上比賽賽跑。 　6. 媽媽煮了香噴噴的滷肉放在盤子裡。
類化練習 素材：童謠／ 兒歌	・若兒童已經可以正確唸讀含目標音／ㄙ／音的長句，則可以開始進入短文或童謠階段的練習。 ・練習範例： （手指謠：唸讀時，一人向下打開手掌，一人伸出食指頂個手掌，收傘時，手掌可以抓住手指） 一二三，打開傘 走一走，看一看 雨停了，收傘！
類化練習 素材：繪本	・類化過程可以利用繪本共讀，在繪本共讀過程，提醒兒童注意哪裡有含目標音／ㄙ／音的字詞。引導兒童重述故事，且在過程中，請兒童練習自我監控含目標音的字詞是否可以唸讀正確。 ・推薦繪本：《一塊披薩一塊錢》、《櫟樹森林的松鼠學校》、《超神奇雨傘舖》。
類化練習 素材：遊戲 設計	・活動建議： 接龍：準備數張含／ㄙ／音的圖卡，隨機平均發給遊戲參與者，大家輪流出牌，進行故事接龍，例如：（出牌－恐龍圖卡）很久很久以前有一隻「恐龍」，（出牌－鼻孔圖卡）他有大大的「鼻孔」……。 ・桌遊推薦：《小小賽車手》、《披薩家》。
其他介入練習 及小技巧	・口腔運動： 　1. 吸管：放一小截吸管至舌尖，請兒童用吸管吸杯子中的液體喝，練習舌尖及舌側肌肉力量。 　2. 承上，可以透過改變吸管粗細及液體濃稠度來增加兒童的挑戰（選擇愈細的吸管或愈濃稠的液體，兒童會需要用愈大的力氣吸）。

其他介入練習及小技巧	・若兒童有 Lisping 而導致發音歪曲，除了進行教學引導，仍須考慮兒童口腔肌力是否有影響。單純進行口腔運動訓練，無結合語音問題，對於語音進展幫助有限。若有此部分疑慮，仍建議尋求語言治療師協助。 ・在每一個練習階段，除了注意兒童是否可以在引導下達成目標，亦需要練習兒童的「自我監控」能力。一開始設定的標準是可以在提示或示範下達成目標，但隨著兒童對於每一個階段練習目標的掌握度提升，也要開始要求兒童建立自我覺察錯誤的穩定度。
相關建議	除了上述的練習，在日常生活中，建議也可以利用平常會進行的活動引導兒童練習／ㄙ／音，例如：撕開包裝、算算看、說說看是什麼顏色等。

拾、聲調教學介入活動設計

張旭志　設計

一、範例說明

介入向度	內容
音韻歷程／ 語音錯誤範例	兒童未能將字詞的的聲調正確唸出，或是皆以單一音調唸出，例如：「地毯」唸成「低攤」、「北方」唸成「杯方」。臨床上較常見的是聲調起伏平淡，但也可能有部分兒童因為過度強調重音而將所有的語音皆以四聲的方式唸出。
教學目標選擇 及原因	根據華語聲調的變化複雜度，以「一聲」、「四聲」最為容易區辨，而以「三聲」容易出現判斷的錯誤。在發音的部分，也是「三聲」較為複雜。

二、教學活動設計

國音聲調區辨	華語的聲調會造成意義上的改變，這也是華語不同於其他語言特有的現象。在此階段先幫助兒童建立華語音調的概念，並加強兒童對聲調的區辨分析能力。 1. 音調高低。建議先以單韻母結合聲調進行區辨開始。建議及說明如下： 　(1) 為了讓兒童能夠先建立聲調「高」、「低」的概念，可先以樂器的音高開始練習。建議先以中央 C 作為基準音。大人先彈中央 C 後接著彈比較高或比較低的音調，並請兒童試著判斷「聲音變高」或「聲音變低」。 　(2) 如果兒童可以正確判斷參照中央 C 變高或變低時，就不需要中央 C 作為參照音，而是隨著大人的彈奏，請兒童使用手指跟著所彈奏的樂器音高做上下的移動，來表示音調上升或下降。 2. 聲調區辨： 　(1) 單韻母聲調區辨： 　　可以先由／ㄚ／、／ㄧ／、／ㄨ／、／ㄝ／、／ㄛ／、／ㄜ／這些韻母結合聲調開始。建議一開始可以先放慢速度，並讓兒童用手指上下移動以判斷是否正確聽出聲調的變化。當兒童的區辨判斷愈來愈正確時，就可以開始加快每次唸出來的速度，直至我們平常發單一個字時的速度亦可正確區辨。

國音聲調區辨	(2) 單音節聲調區辨： 可以開始結合聲母進行練習。同樣地，一開始仍以放慢速度唸出為主，減少兒童在區辨與解析聲調時的負擔。當兒童的區辨判斷愈來愈正確時，就可以開始加快每次唸出來的速度，直至我們平常發單一個字時的速度亦可正確區辨。 3. 區辨詞彙： (1) 區辨他人語音： 準備常見的生活用品圖卡，先請兒童判斷大人唸出的語音是否正確。如果兒童發現大人唸錯時，可以請兒童告知大人是哪個字的聲調出現錯誤。建議先以二字詞的生活用品開始（如：手機、杯子、鉛筆、毛巾）。當表現穩定後，就可以增加難度至三字詞的生活用品（如：吹風機、手電筒、故事書、彩色筆、遙控器、電風扇）。 (2) 區辨自我語音： 同樣可利用上述的圖卡，當治療師拿出圖卡時，請兒童試著唸出來，並在每次唸出來後詢問兒童是否正確。對於自我聽覺回饋較弱的兒童，可以藉由錄音後回放或其他立即式擴大聽覺回饋的器材（如：Whisper phone、Toobaloo），或是可立即測得音高的 APP。當兒童無法正確察覺時，先由大人唸出正確的語音後，再請兒童唸出，同時利用擴大聽覺回饋的器材，讓兒童比對大人與自己的聲調是否相同。切記，本階段的活動皆以區辨為主，並未要求兒童必須正確唸出。
正確聲調的建立	當兒童能夠正確區辨後，則可進入本階段之活動。 1. 單韻母聲調練習： (1) 先由 /ㄚ/、/一/、/ㄨ/、/ㄝ/、/ㄜ/、/ㄛ/ 這些單韻母結合聲調開始。同樣地，建議先放慢每個單韻母的速度，先以「一聲」、「二聲」、「四聲」先開始練習起，以建立成就感。等兒童掌握精熟後，再進入到「三聲」的練習。 (2) 除了可以讓兒童邊發出聲調邊以手指上升或下降來練習外，也可以改以在白板上畫出升高與降低的線條。 2. 結合韻聲調練習： (1) 先由 /ㄚ/、/一/、/ㄨ/、/ㄝ/、/ㄜ/、/ㄛ/ 這些單韻母結合聲調開始。同樣地，建議先放慢每個單韻母的速度，建議先以「一聲」、「二聲」、「四聲」先開始練習起，以建立成就感。等兒童掌握精熟後，再進入到「三聲」的練習。 (2) 除了可以讓兒童邊發出聲調邊以手指上升或下降來練習外，也可以改以在白板上畫出升高與降低的線條。

正確聲調的建立	3. 結合韻聲調練習： 當兒童能夠將單韻母聲調正確唸出後，則可以開始以結合韻聲調練習。對於較難以銜接至此階段的兒童，我們可以將聲調平均地分配在這些韻母上。 (1) 二聲部分：將上升的聲調配置在後面的韻母，例如：「維（ㄨㄟˊ）」，可以配置成「ㄨ＋ㄟˊ」 (2) 三聲的部分：我們可以先將此階段的結合韻的聲調平均分配至這兩個韻母上，如：「有（ㄧㄡˇ）」，可以平均分成「ㄧˇ＋ㄡˇ」。 (3) 四聲部分：將下降的聲調配置在後面的韻母，如：「月（ㄩㄝˋ）」，可以配置成「ㄩ＋ㄝˋ」。
建議：對於較年幼的兒童，僅要求能夠正確知道聲調的變化，以及了解聲調對於詞彙意義的改變。針對較為年長（大班以上）的兒童，則可以帶入「一聲」、「二聲」、「三聲」、「四聲」、「輕聲」的聲調分類概念。考量到臺灣在「三聲」與「四聲」的區辨往往特別困難，因此可以讓兒童注意這兩個聲調一開始哪一個音調比較高。一般而言，「三聲」起始的音調都比「四聲」要低，可作為教導兒童判斷的依據。	
目標語音練習：單音節	・當兒童能夠穩定地連續正確發出單韻母結合聲調的語音時，就可以進入結合成單音節的階段了。 ・活動建議： 通關密語：此活動可以團體進行。大人事先準備具有意義的單音節詞彙圖片（例如：花、草、樹、書、山、狗、貓、牛），接著由大人翻牌後請兒童唸出該詞彙。 ・當兒童唸完後，大人與兒童各自拿白板或白紙，彼此畫出聲調上升或下降的改變線條。接著一同數到三後，翻開來彼此比對。如果兩個人答案都一樣，則兒童得一分。
目標音練習：詞彙	・當兒童能夠穩定地連續正確發出單音節聲調的語音時，就可以進入結合成詞彙的階段了。 ・活動建議： 此階段開始就包含多音節、有意義的詞彙，其中韻母較難會因為語境而造成困難度的差異。但由於期望能夠一次讓兒童練習到所有的聲調，在此列出依聲調次序排列的常見四字詞： 清明掃墓、非常有趣、酸甜苦辣、山盟海誓、家庭主婦、挖掘寶藏、山窮水盡、諸如此類、安全可靠、經常惹事、經常打罵。

目標音練習：詞彙	・解密時間： 不論是雙字詞、三字詞或四字詞，都可以跟兒童進行以下的遊戲。大人先對兒童說：「接下來，機器人會說出一些話。聽完之後，你可試著唸出正確的音。如果不知道，每個字只要跟著我的手指發出高低音，就會知道答案喔！」例如大人說：「癲撓」，接著可以讓兒童試著想出正確組合的聲調「電腦」。 ・多音節出現連續的「三聲」變調規則： 1. 大致上的原則是最後一個「三聲」必須正確唸出，例如：「美（ㄇㄟˇ）女（ㄋㄩˇ）」就會唸成「（ㄇㄟˊ）女」。 2. 至於三字詞的部分，前面的兩個字仍須根據是否為詞彙單位來決定，分別以「李老闆」跟「洗澡水」舉例： 「李老闆」詞彙單位應該為「李」＋「老闆」，這時「李」聲調不變，但「老（ㄌㄠˇ）闆」則需改變成「（ㄌㄠˊ）闆」。 「洗澡水」詞彙單位應該為「洗澡」＋「水」，此時「洗（ㄒㄧˇ）澡（ㄗㄠˇ）」皆改唸成「二聲」，則唸成「（ㄒㄧˊ）（ㄗㄠˊ）水」。
目標音練習：片語	・當兒童能夠穩定地連續正確發出詞彙的聲調時，就可以進入結合成片語的階段了。 ・活動建議： 此階段由於是將詞彙進行結合而形成短語，建議可以試著以「動詞」＋「名詞」的方式進行。當兒童無法立即唸對時，可將片語以詞彙為單位拆解後，先讓兒童逐詞練習，再逐步結合起來，例如：「切青菜」，就可以先以拆解成「切」、「青菜」，讓兒童先分別練習這兩個字詞，當兒童皆可以自行唸出後，再重新讓兒童嘗試將兩者結合在一起。
目標音練習：句子	・當兒童能夠穩定地連續正確發出片語中所有字的聲調時，就可以進入結合成詞彙的階段了。 ・機器人請走開： 大人可以事先準備圖片較簡單的繪本、機器人玩具以及動物模型。當開始與兒童進行繪本內的語句練習之前，先告訴兒童如果彼此有發現到機器人的聲音時，就要快點說：「機器人請走開。」並且要用正常的聲音說話，不然機器人就會過來把動物給踢走。 1. 當大人故意以持平的聲調唸出句子而兒童沒有發現時，大人就可以將機器人拿出來。當兒童發現到機器人出來時，就可以請兒童試著自己將句子修正成正確的語調。如果兒童正確修正，大人就可以再將機器人收回去。

目標音練習：句子	2. 如果兒童有馬上察覺到，並説出：「機器人請走開。」就可以先給予兒童鼓勵，接著鼓勵他將正確語調的句子唸出來。 ・活動建議： 如果兒童唸錯，建議先針對錯誤的語調詞彙練習起，可採取在「詞彙」練習階段所使用的技巧，引導兒童先唸對各詞彙的聲調，再逐步結合成句子。
其他介入練習及小技巧	其他視覺回饋工具：考量到兒童可能對於抽象的聲調高低較難以掌握，以及需要即時視覺化的提示，在此列出可以使用的 APP： 1. Vocal Pitch Monitor。 2. VocalTuner。 3. Simple Pitch。 4. Pitch Tuner。
相關建議	・建議大人／家長可以利用錄音設備，將兒童的聲音錄下來後播放給兒童聽，藉以增加兒童對於錯誤語音的自我察覺。 ・兒童還在建立正確音調的階段，因此如果多次嘗試後兒童依然無法正確唸出，仍須針對兒童願意主動嘗試而給予鼓勵，可以説：「你很棒喔！你都有認真地唸出來。」以免兒童因為嘗試錯誤後感到挫敗，而害怕繼續嘗試修正。

拾壹、擦音化介入活動設計

宋韋均　設計

一、範例說明

介入向度	內容
音韻歷程／語音錯誤分析	若兒童將塞擦音／ㄑ／、／ㄘ／、／ㄔ／或／ㄐ／、／ㄗ／、／ㄓ／，發成擦音／ㄒ／、／ㄙ／、／ㄕ／音，此類型錯誤在音韻歷程分析中稱為擦音化（affrication）。 蘋果（ㄥ、ㄨㄛ）　牛奶（ㄧㄡ、ㄞ）　香蕉（ㄤ、ㄧㄠ）　報紙（ㄠ、ㄧ）　機器人（ㄧ、ㄧ、ㄣ） 手套（ㄡ、ㄠ）　耳朵（ㄦ、ㄛ）　蝴蝶（ㄨ、ㄧㄝ）　雨傘（ㄩ、ㄢ） 草莓（ㄠ、ㄟ）　老虎（ㄠ、ㄨ）　卡車（ㄚ、ㄜ）　肥皂（ㄟ、ㄠ）
教學目標選擇及原因	・教學目標：兒童可以抑制或去除擦音化，正確發出／ㄑ／、／ㄘ／、／ㄔ／、／ㄐ／、／ㄗ／、／ㄓ／這六個塞擦音。 ・塞擦音與不同韻母的口形產生的音節，會影響擦音化是否發生。也就是說，兒童未必所有塞擦音都會擦音化，這取決於與該音結合的韻母。因此，臨床上通常我們會將目標細分處理，拆分為「展唇組」（／ㄑㄐ／）與「非展唇組」（／ㄘㄔㄗㄓ／）。 ・在決定目標音順序時，大人通常會根據兒童對該音的可誘發性來選擇介入的語音，也就是從比較容易發出的那組先著手，日後再穩定依序類化至其他塞擦音。 ・另外，由於展唇組的／ㄑ／與非展唇組的／ㄘ／兩音的構音音韻特質比較強烈，都需要明顯送氣，可誘發性高且便於兒童理解與模仿，所以建議從／ㄑ／或／ㄘ／開始練習。

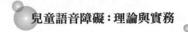

二、教學活動設計

正確音與錯誤音的區辨	在開始進入正確唸出目標音之前，建議大人先針對兒童在正確與錯誤語音的區辨進行介入。語音區辨的能力除了是讓兒童能夠正確發出目標音的基礎，也是增加兒童對自我語音監控的重要關鍵。 1. 區辨單音： 　大人告訴兒童：「聽看看這兩個聲音是不是一樣？如果覺得一樣，就點點頭；如果覺得不一樣，就搖搖頭。」接著大人可以選擇展唇組或非展唇組的其中一組，將錯誤語音與正確語音配對後，讓兒童進行區辨練習。由於氣音較能突顯塞擦音與擦音在「構音方法」的相異特質，因此在區辨單音的階段，建議大人單純從氣音開始練習即可，喉嚨不用發出聲音，減少嗓音帶來的複雜度或干擾。配對範例如下：「ㄑ／ㄒ」、「ㄐ／ㄒ」、「ㄔ／ㄕ」、「ㄘ／ㄙ」、「ㄓ／ㄕ」、「ㄗ／ㄙ」。當兒童猶豫時，大人可以提示：「是不是有一個有擠口水的聲音？」 (1) 建議活動（以／ㄘ／舉例）： 　大人以左右手拳頭當作飲料罐問：「哪個有汽水噴出來的聲音？」接著對左拳吹風／ㄙ／～～、再對右拳吹／ㄘ／～～，讓兒童對大人的手做選擇。若兒童選到正確音／ㄘ／，可以讚美：「對！這個汽水噴出來好聽！」若兒童選到錯誤音／ㄙ／，可說：「這個好像不是汽水，沒有噴出來耶！」 ＊ 小技巧：初嘗試時，除了將正確音／ㄘ／吹用力一點、錯誤音／ㄙ／弱一點，大人學噴汽水時也可以配上表情，彷彿也看見了「這罐就是可樂」；反之在做錯誤音時則不用做表情。隨著兒童區辨能力穩定，須逐漸減少上述這些提示的強度。 (2) 建議活動（以／ㄑ／舉例）： 　大人露出兩排牙齒給兒童看，並說：「找找看！有沒有看見舌頭？有看見就點點頭，如果沒有看見就搖搖頭。」大人將牙齒關上，發出「西～」的氣音，接著問兒童：「有舌頭嗎？」接下來口形一樣，露出牙齒，發出「踢～」或「七～」的氣音，同樣詢問兒童：「有舌頭嗎？」讓兒童在大人齒縫間看見舌頭。

正確音與錯誤 音的區辨	接下來幾次口形皆一樣，但隨機示範「七、踢、西」的氣音，讓兒童進行區辨。理論上，「七」與「踢」便是正確音，大人可以稱讚兒童：「你有看見舌頭耶，而且還聽到舌頭踢牙齒的聲音對不對？厲害！」 接下來可以進階將視覺提示移除，大人告訴兒童：「現在我的嘴巴要用口罩遮起來，看你是不是一樣厲害，聽得到我的舌頭？」 ＊ 小技巧：利用「七、踢」皆是舌前音的特性，讓兒童看見說這些發音時舌頭會跑來齒縫間。 2. 區辨音節： 當兒童能穩定區辨上述的單音音組時，可以使用同樣的詢問方式，進入音節區辨階段：將正確音與錯誤音與韻母結合，成為音節與音節間的配對，讓兒童嘗試區辨。 (1) 配對音組結合同韻母 　　建議先以結合同韻母、同聲調開始，以避免增加在區辨時由於不同韻母或聲調造成的複雜度與負擔，例如：「ㄑㄧ／ㄒㄧ」、「ㄑㄧㄝ／ㄒㄧㄝ」、「ㄘㄚ／ㄙㄚ」、「ㄔㄨ／ㄕㄨ」。 (2) 配對音組結合不同韻母 　　「ㄑㄧㄢ／ㄒㄧㄚ」、「ㄑㄩㄝ／ㄒㄧㄡ」、「ㄘㄟ／ㄙㄚ」。 3. 區辨詞彙： 當兒童可以區辨結合不同韻母的聲音，就可以進入詞彙區辨階段，以有意義的詞彙作為語音區辨的練習。大人先行準備包含塞擦音的物品圖卡（如：彩虹、賽車、蕃茄、水槍、青菜、長頸鹿、臭豆腐）。 (1) 區辨他人語音正確與錯誤： 　　以「長頸鹿」為例，大人拿出「長頸鹿」的圖卡後，問兒童：「這張是不是『賞』頸鹿？」或「這張是不是『長』頸鹿？」 (2) 區辨自己語音正確與錯誤： 　　同樣利用上述圖卡，當大人拿出圖卡時，請兒童試著唸出來，並在每次唸出來後詢問兒童是否正確。對於自我聽覺回饋較弱的兒童，可以藉由錄音後回放或其他立即式擴大聽覺回饋的器材。

正確音與錯誤音的區辨	4. 最小配對區辨練習： 大人唸讀正確音與錯誤音，讓兒童練習指出聽到的正確語音。 建議活動：大人準備兩顆球，分別拿在左右手上，並分別針對兩顆球唸一個詞，請兒童以手指指出覺得是正確音的球。大人一說，兒童就立刻指，不需要仿說。若兒童在仿說，可以告訴他：「用聽的喔！再聽一次喔！這個是＿＿、這個是＿＿。」以下提供一些配對範例： A. 師飽 vs. <u>吃飽</u> B. <u>汽車</u> vs. 細車 C. <u>出門</u> vs. 舒門 D. 買<u>菜</u> vs. 買賽 E. 圓宣 vs. 圓<u>圈</u> 注意：進行本活動時可以將正確詞彙隨機分布在答案選項（或前或後），以免讓兒童僅猜測固定的選項。
正確語音表徵的建立	・／ㄑ／ 用／ㄊㄧ／帶出／ㄑㄧ／。由於／ㄊ／與／ㄑ／、／ㄘ／的構音方法一致，皆是以舌頭前端踢齒槽附近，形成氣流的阻礙後釋放氣流，只是三音形成的位置各有些許差異。因此在方法上，是可以互相借用以便練習。當兒童能夠發出／ㄊ／的送氣音並維持將氣流在門齒處摩擦，大人只要要求兒童：「這次把／ㄊㄧ／的牙齒關緊、然後把長長的風從牙齒吹出來」即可形成／ㄑ／的氣音。當兒童可以穩定達成氣音後，大人可以在氣音拉長後加上些微／ㄧ／音。 若兒童將舌頭頂住齒槽的動作表現不穩定，或舌頭動來動去，大人可以提示兒童：「舌頭要踢踢牙齒喔！」或是直接問兒童：「你剛剛的／ㄊㄧ／呢？剛剛的很好聽你記得嗎？」必要時大人可以示範一邊發音一邊點頭，作為「踢出去」的視覺提示。 ・／ㄘ／ 向兒童示範「舌頭要踢牙齒」，讓兒童模仿，必要時使用鏡子。當兒童舌尖開始調整，就表示他找到對的器官，應給予稱讚：「對，你舌頭快出來了。」當兒童無法找到舌頭應放的位置，大人可以示範加強吹氣／ㄘ／，把焦點放在強烈的氣流，使／ㄘ／的舌位自然形成。若兒童仍難找到固定位置，大人應使用鏡子指出，讓兒童知道自己的舌頭在哪裡，並示範將舌尖直接明顯地放在門牙中間，誇張構音方式讓兒童看見，並能感受較明顯的氣流通過。

正確語音表徵的建立	‧建議活動： 把球踢出去：準備一顆乒乓球與一個盒子，將球放在桌上，盒子開口在球前方。大人說：「我會用舌頭踢牙齒，把球踢出去喔，／ㄊ－／（拉長的氣音）」嘗試將球吹進前面的盒子裡。當兒童沒有用舌頭踢球時，聲音會變成／ㄒ／，大人要立即壓著球，等兒童準備好基本唇齒動作，再把球放在他面前。 ＊小技巧：除了舌頭要踢牙齒，牙齒也要保持關緊。大人可示範牙齒關緊跟不關緊的差異，讓兒童發現牙齒關緊時踢出球較有力，當牙齒舌頭鬆開時氣流較弱。
建議練習時須由容易達成的目標，逐漸推進至困難的目標。以下為目標音／ㄑ／、／ㄘ／音的建議練習進程。	
目標音練習：單音節	當兒童能夠吹出穩定的氣流時，可以開始結合不同韻母，變成單音節。 ‧活動建議： 1. 狀聲詞配音： 　當遊戲中有任何東西可以發出「ㄑ－」或「ㄑ－ㄚ」的狀聲詞時，都可以拿來與兒童互動，例如：看到火車時，可學火車的聲音，添加練習的生動性。大人可以準備火車車廂的玩具，或是拼圖，當兒童想要火車時，只要對大人發出「ㄑ－」或是「ㄑ－、ㄑ－ㄚ」，便可以得到一節／一片火車拼圖。當團體課時，可以改由大人控制火車，告訴兒童：「哪裡有好聽的火車聲音我就會開過去。」讓現場的兒童輪流嘗試發出正確聲音，大人則把火車逐漸靠近正確發音的兒童，每當有兒童發出正確或接近正確語音就調頭靠近他。 2. 利用生活常規、常見概念帶入塞擦音的單音節： 　(1) 在進行丟球或折返跑活動時，大人可以讓兒童當小司儀。每回合在預備動作或起跑前，大人示意兒童，讓兒童喊口令：「去！」 　(2) 數數時，亦可將物品數量設定為七個，以讓輪到兒童唱數時練習到「七」。 3. 賽車： 　準備各種顏色的小賽車，大人問：「你要什麼？」兒童回答：「車。」即可將車子拿給兒童，請兒童將車子滑向大人，以便進行下一回練習。

目標音練習： 單音節	亦可使用接句尾的方式，如大人說：「我要給你紅色的賽＿＿。」讓兒童接單音節「車」，即可給予車子並稱讚兒童。同樣的活動亦可以使用「球」為道具，將句子改為「我要給你紅色的＿＿。」 4. 海盜桶： 　準備海盜桶玩具，大人說：「要刺海盜的人都要喊好聽的『刺』。」當兒童發出正確的音，大人可以立即給予海盜的刀，刺進桶子。當兒童發出錯誤音（如「刺」變成「四」），大人就要表現出聽到「四」的樣子：「四？四個嗎？一次只有一個喔！」 　若兒童忘記如何發「刺」的音，大人可以重新提醒或示範一次：「舌頭有沒有踢？」 ＊小技巧：在發「刺」的語音時，大人可將牙齒跟舌頭給兒童看，故意放慢與強調，嘗試後再度得到成就感的兒童會更願意配合此活動，並更注意自己的發音。同樣地，此階段若使用氣音也沒關係。
目標音練習： 詞彙	當兒童能夠穩定地連續正確發出含有目標語音的單音時，就可以開始進行詞彙的練習。此階段包含許多有意義的詞彙且屬於多音節，因此需考量到不同語境造成的難易度差異，建立日常習慣用語： ‧目標音在詞首： 　通常較容易達成，也較容易建立兒童成就感，例如：「輕的」、「前面」等詞。不僅詞彙實用且句意也完整。 ‧目標音在詞中： 　當兒童能夠穩定且連續地正確唸出目標音在詞首的詞彙時，就會進入到詞尾的階段（例如：回家、好吃、過去、椅子）。此階段的困難度可能較高，建議可以先讓兒童逐字分開唸，再慢慢結合一起，比方大人先說「過」，讓兒童仿說「過」，大人再說「去」，兒童再仿說「去」，然後大人可以緩緩地說出「過，去」，再讓兒童嘗試仿說。 ‧目標音在三字詞中間字： 　當兒童能夠穩定且連續地正確唸出目標音在詞首與詞中的詞彙後，就可以進入到最困難的階段，就是目標音在三字詞中間字（例如：安全帽、拿出來）。當兒童無法正確唸出來時，同樣可以利用上述的提示技巧，協助兒童達成目標。

目標音練習： 詞彙	・／ㄔ／音節練習：以誘發說出「成功」為例： 此活動可以在平常與兒童互動遊戲時進行。大人可以在與兒童進行丟球時，問兒童：「成功了嗎？」藉此誘發兒童模仿並回答：「成功。」如果兒童唸對了，可以稱讚：「唸得好聽，也成功了！」並給予兒童下一顆球，繼續遊戲。如果兒童無法立即唸對，可以再次給予正確的語音示範，讓兒童先唸出個別音節「成」、「功」後，再重新結合兩者一起唸出。
目標音練習： 片語	當兒童能夠穩定地連續正確發出含有目標語音／ㄔㄘㄐㄓㄗ／的詞彙時，就可以進入片語的階段。 ・生活常用語如：「快過去」、「下次見」、「上廁所」、「我猜猜」。 ・活動： 可以切：大人準備數個水果蔬菜切切的模具與刀子，將刀子交給兒童。大人將水果準備好，一次展示一個水果：「老師選水果給你，好聽就給你切，看這個你要切嗎？」兒童若達成目標短句，例如：「西瓜我要切」或「我要切這個」，就立即給他該水果；若說成「些」，大人可以說：「『些』嗎？好像又沒有力氣了耶，『切』才有力氣切！」
目標音練習： 短句	當兒童能夠穩定地連續正確發出含有目標語音的片語時，就可以將片語延伸，進入到短句的階段。生活常用語如：「這個太多了」、「我要再一次」、「我覺得很有趣」、「他要找媽媽」。 ・一起煮火鍋： 大人準備玩具火鍋組，以及菜單、配料與餐具等，本遊戲可以多人共同進行，由大人控制遊戲的進度。遊戲開始前，大人先介紹今天的火鍋菜單，並請兒童舉手點菜，若回答正確，就給予所選的食物，放進兒童的盤中。 大人引導兒童舉手時說：「我要加這個＿＿。（食物名）」、「請給我一串＿＿。」 當大家的盤子裡都備好食材了，大人拿出火鍋，請兒童一一將自己選的食材夾入火鍋內，同時大人引導兒童說：「我要加這個。」最後煮火鍋一同享用。 其他目標短句如「我們一起吃」、「火鍋煮好了」、「借我餐具」等等，皆可應用在本遊戲的互動當中。

目標音練習：長句	・找到圈起來： 大人展示情境藏寶圖，如「隱藏數字的動物園」的掛報，並說：「數字都藏起來了，在動物園裡面，請幫忙找出來。有看到數字的人舉手告訴老師，說完才可以拿筆圈起來喔！」 若有兒童舉手，可請他說：「我找到了！」並引導兒童以短句說出：「我要用紅筆把＿＿＿（數字）圈起來」、「我找到＿＿＿（數字）了，他藏在河裡。」或是將目標句結合方位敘述「我要圈老虎的旁邊」、「＿＿＿（數字）在駱駝的頭上」。 可配合的目標音，例如：「藏」、「在」、「圈」、「找到」、「這個」、「中間」。大人應注意，等兒童發言完、說出正確短句後，才給予筆請兒童上前圈出，如此兒童較能在發言時專注在發出目標音上。
類化練習素材：童謠／兒歌	・〈你猜你猜你猜猜猜　誰家的寶貝最可愛〉（以ち音為例）： 你<u>猜</u>你<u>猜</u>你<u>猜猜猜</u> 長長的牙齒 耳朵當作扇子 彎彎的鼻子 <u>粗</u>壯的四肢 你<u>猜</u>你<u>猜</u>你<u>猜猜猜</u> 大象大象 你<u>猜</u>你<u>猜</u>你<u>猜猜猜</u> 誰家的寶貝最可愛 我最乖巧我最可愛 從不調皮也不使壞 ・〈好餓的毛毛蟲〉兒歌（以ㄒ音為例）： 肚子好餓　肚子好餓　毛毛蟲肚子餓 <u>星</u>期一，<u>星</u>期一，它吃了一個蘋果。一～ <u>星</u>期二，<u>星</u>期二，它吃了兩個梨子。一～二～ <u>星</u>期三，<u>星</u>期三，它吃了三個李子。一二三～ <u>星</u>期四，<u>星</u>期四，它吃了四個草莓。一二三四～ <u>星</u>期五，<u>星</u>期五，它吃了五個橘子。一二三四五～一二三四五～ ・〈蓋房子〉〔ち（聰）、く（起）、卩（子）〕： 那<u>聰</u>明人把房<u>子</u>蓋<u>起</u>來 那<u>聰</u>明人把房<u>子</u>蓋<u>起</u>來 那<u>聰</u>明人把房<u>子</u>蓋<u>起</u>來

類化練習素材：童謠／兒歌	蓋在堅固磐石上 雨水下降，河水上漲 雨水下降，河水上漲 雨水下降，河水上漲 房子不會倒下來
類化練習素材：繪本	・《棕色的熊，棕色的熊，你在看什麼？》： 此繪本含大量重複句型與動物外在的描述。可以練習的句型，例如：「牠在看……」、「A 正在看著 B」，就包含了「ㄗ、ㄓ」這兩個語音。 ・《我要來抓你啦！》： 此繪本描述怪獸在各個地方要抓人，透過有趣的故事，讓兒童重複喊出：「我要來抓你啦」以及練習「這裡」結合的片語，包含了「ㄓ（抓、這）」這個語音。 ・《爸爸走丟了》： 爸爸在百貨公司的各處走丟了，兒童可以透過每次找尋的過程綜合練習各個塞擦音，例如：「猜猜」爸爸是否「藏在這裡」，當有大人幫你「指」就可以「朝」那邊「走」，若是猜「錯」了，就「繼續去找」爸爸。
類化練習素材：遊戲設計	・Who am I／《猜猜我是誰》： 大人在兒童額頭上貼一張圖卡，兒童看不見自己額頭上是什麼圖卡，必須要自己猜，猜對了可以過關。猜的兒童必須詢問其他人有關自己額頭上圖卡的訊息。如：「這是可以穿的嗎？」而其他人只能回答是或否、有或沒有、對或不對，不能給予太多訊息。直到猜的兒童說：「我猜到了，這張圖卡是外套。」便能過關。 當兒童無法搜集訊息歸納出答案時，大人可以在旁給予問句提示，如：「請問這個什麼時候可以穿？」並適時提醒兒童說出目前線索，例如：「這是穿的、這個有拉鍊、而且冷的時候可以穿」。
其他介入練習及小技巧	塞擦音的動詞有許多，以雙手做遊戲的有「抓、摘、切、戳、敲、撿、搶」等；以雙腳做遊戲的有「踩、翹、夾」等。其他如「吹亮片、找找看、接球、摺紙、搓湯圓、剪圖案、加減法」等等，能夠以塞擦音為目標音進行的活動不勝枚舉，需要大人發揮細心與創意來設計。

拾貳、塞擦音化介入活動設計

宋韋均　設計

一、範例說明

介入向度	內容
音韻歷程／語音錯誤範例	若兒童將擦音／ㄒ／、／ㄙ／、／ㄕ／音，發成塞擦音／ㄑ／、／ㄘ／、／ㄔ／或發成／ㄐ／、／ㄗ／、／ㄓ／，此類型錯誤在音韻歷程分析中稱為塞擦音化（affrication）。 蘋果　牛奶　香蕉（ㄒㄧㄠ）　報紙（ㄓ）　機器人（ㄒㄧ、ㄒㄧ） 手套　耳朵　蝴蝶　雨傘（ㄙ） 草莓（ㄘㄠ）　老虎　卡車（ㄔㄜ）　肥皂（ㄗㄠ）
教學目標選擇及原因	・教學目標：兒童可以抑制或去除塞擦音化，正確發出／ㄒ／、／ㄕ／、／ㄙ／音，這三個擦音即是目標音。 ・擦音與不同韻母的口形產生的結合音，會影響塞擦音化是否發生。也就是説，兒童未必所有塞擦音都會擦音化，這取決於與該音結合的韻母。因此，臨床上通常會將目標細分處理，拆分為「展唇組」（ㄒ）與「非展唇組」（ㄕ、ㄙ）。 ・在決定目標音順序時，治療師通常會根據兒童對該音的可誘發性來選擇介入的語音，也就是從比較容易發出的那組著手，之後再穩定依序類化至其他塞擦音。 ・在構音特質上，／ㄒ／、／ㄕ／、／ㄙ／皆使用相近的構音方法，也就是將氣流從上下排牙齒中間通過。三個目標音當中建議先從／ㄒ／開始練習，最後再治療／ㄕ／。

二、教學活動設計

正確音與錯誤音的區辨	語音區辨的能力是兒童能夠正確發出目標音的基礎，也是增加兒童對自我語音監控的重要關鍵。 1. 區辨單音： 　大人可以先在桌上準備笑臉與哭臉卡片各一張，告訴兒童接下來要聽看看是不是有「吹風的聲音」（擦音）。如果有的話拍笑臉，如果沒有的話，就拍哭臉。 　接著大人可以將錯誤語音與正確語音配對後，讓兒童進行區辨練習。由於氣音較能突顯塞擦音與擦音在「構音方法」的相異特質，因此可從氣音開始練習，喉嚨不用發出聲音，以減少嗓音帶來的複雜度或干擾。配對範例如：「ㄒ／ㄑ」、「ㄕ／ㄔ」、「ㄙ／ㄘ」。 　當兒童猶豫時，大人可以提示：「是不是有一個風吹長長的聲音？」 ＊小技巧：剛開始大人在示範／ㄒ／的氣音時，可以將吹風吹得較長，讓兒童有多一點聽覺線索體會擦音；而示範／ㄑ／的氣音時，可以較短促。 (1) 建議活動：以／ㄒ／舉例： 　大人伸出雙手食指，並問：「哪個吹風好好聽？ㄒ～～（對左手食指吹），ㄑ～～（對右手食指吹）。」讓兒童對大人的手指做選擇。若兒童選到正確音，可以讚美：「對！這個風很乾淨、好聽。」若兒童選到錯誤音，可說：「這個好像有口水，怪怪的。」並再示範一次錯誤音：「看，這個好像有口水。」 　＊小技巧：大人除了將正確音吹輕一點、錯誤音明顯一點，吹風時也可以配上表情，作為「這個聲音吹得好好聽」的提示，反之，在吹錯誤音時則可以露出「覺得怪怪的」的表情。隨著兒童的區辨能力穩定，就可以逐漸減少這些提示。 (2) 建議活動：／ㄒ／、／ㄕ／、／ㄙ／皆適用： 　大人露出牙齒：「看！我會用牙齒吹風。好聽就幫我拍拍手，如果不好聽就搖搖頭。」大人將牙齒關上，吹出長長的／ㄒ／的風讓兒童區辨。

正確音與錯誤音的區辨	接下來幾次吹風，口形皆維持一樣，但摻雜些許ㄑ或口水的聲音作為干擾。若有這些干擾就屬錯誤音、不好聽的風。
	＊小技巧：此階段目的為區辨，大人只要牙齒關上、輕輕柔柔地吹正確音即可。
	2. 區辨音節：
	當兒童能穩定區辨單音音組時，可以使用同樣的笑臉哭臉卡片進行音節區辨：將每對正確音與錯誤音組結合韻母，成為音節與音節間的配對，讓兒童嘗試區辨。
	(1) 配對音組結合同韻母：
	建議先從結合同韻母、同聲調開始，以免增加區辨時由不同韻母或聲調造成的複雜度與負擔，例如：「ㄒㄧ／ㄑㄧ」、「ㄒㄧㄡ／ㄑ一ㄡ」、「ㄙㄚ／ㄘㄚ」、「ㄗㄨ／ㄔㄨ」。
	(2) 配對音組結合不同韻母：
	「ㄒㄧㄢ／ㄑㄧㄚ」、「ㄒㄩㄝ／ㄑㄧㄥ」、「ㄕㄟ／ㄔㄚ」。
	建議活動：噓～誰乖乖安靜？
	大人準備不同動物的面具，以兩個動物為一組，詢問兒童：「誰說得比較好聽？」大人告知兒童：「現在晚上了，大家要睡覺了，要安靜睡覺。」並發出「噓～」聲音。
	大人說：「我們來聽聽，哪個動物有乖乖安靜，哪個還在噴口水？」然後大人戴上兔子面具並輕聲發「噓～～」，再立刻換上馬的面具「區～～」，接著大人將兩張面具並排，詢問兒童：「哪個比較好聽、安靜？」讓兒童區辨，並指認動物面具。
	若兒童選到正確音，可以小聲地讚美：「對！牠好聽。」
	若兒童選到錯誤音，可說：「這個好吵。」並再示範一次錯誤音：「看，牠比較吵。」
	3. 區辨詞彙：
	當兒童可以正確區辨結合不同韻母的聲音後，就可以使用有意義的詞彙作為語音區辨的練習。大人先行準備包含擦音的物品圖卡（如：手、雨傘、香蕉、鞋子、書包、吐司、仙人掌）。
	(1) 區辨他人語音正確與錯誤：
	以「香蕉」為例，大人拿出「香蕉」的圖卡後，問兒童：「這張是『腔』蕉嗎？」或者問：「這張是『香』蕉嗎？」
	(2) 區辨自己語音正確與錯誤：
	同樣利用上述圖卡，當大人拿出圖卡時，請兒童試著唸出來，並在每次唸出來後詢問兒童是否正確。對於自我聽覺回饋較弱的兒童，可以藉由錄音後回放或其他立即式擴大聽覺回饋的器材來輔助。

正確音與錯誤音的區辨	4. 最小配對區辨練習： 大人唸讀正確音與錯誤音，讓兒童練習指出聽到的正確語音。 建議活動：準備兩個小丑玩偶站在桌上，大人分別對兩個小丑唸一個詞，請兒童把正確音的小丑以手指指出，當猜對是哪個小丑，大人可以讓該小丑開心跳躍。大人說一回，兒童就立刻指，不需要仿說。若兒童在仿說，可以告訴他：「**用聽的喔！再聽一次喔，這個是＿＿、這個是＿＿。**」以下提供一些配對範例： A. 老**師** vs. 老吃 B. 看**書** vs. 看出 C. **觸**字 vs. **數**字 D. 瓦**斯** vs. 瓦庇 E. **翹**臉 vs. **笑**臉 F. **下**來 vs. 洽來 注意：進行本活動時須將正確詞彙隨機分布在答案選項（先或後），以免兒童僅猜測固定的選項。
正確語音表徵的建立	擦音與塞擦音是屬於「構音方法」的不同，掌握其中一個擦音的特質以後，大多能逐漸類化並涵蓋到其他擦音。 1. ／ㄒ／： 大人示範「牙齒關起來」的狀態，並吹出風。接著讓兒童模仿，必要時可以使用鏡子，確保彼此的口形皆一致。 吹風時若聽到／ㄑ／、／ㄘ／聲代表兒童舌頭亂動，可說：「輕輕吹風就好了！舌頭不用來喔。」讓兒童逐漸去模仿，並透過鏡子自行去判斷牙齒、口形、吹風有沒有三項皆達成。 ＊小技巧：可以用大人的食指引導，當兒童發／ㄒ／時，大人的食指可從兒童的嘴巴前移動到鏡子，表示被吹到鏡子上。 　　有時兒童因不習慣或不協調會不小心吹出口水，此時應將焦點持續放在吹風即可，大人應給予鼓勵：「哇！你牙齒真的吹風耶！」可以請兒童將口水吸回去或擦掉就好，不用多加評論，避免干擾兒童的練習動機。 2. 以／ㄏ／引導出／ㄒ／： 在華語的送氣音當中，／ㄏ／是最典型且容易的語音，而擦音也是持續的送氣音，因此可以借用／ㄏ／的送氣方法，搭配／ㄒ／構音時的口形，引導出／ㄒ／的發音。讓兒童在嘗試／ㄏㄧ／音的過程不知不覺地學習正確的／ㄒ／。

正確語音表徵的建立	大人可以準備吹風機的圖片或玩具，問兒童：「你會不會這樣吹風？ㄏㄚ～ㄏㄧ～」若兒童有興趣，讓他一起模仿。當兒童都吹得正確，大人可以立即讚許：「真的有風的聲音耶，風吹得好好聽啊！」 若兒童發出的聲音有干擾（塞擦音化，/ㄏㄧ/變成/ㄑㄧ/），大人可以先退回使用氣音示範，讓兒童聚焦單純送氣的/ㄏㄧ/音即可。 ＊小技巧：利用/ㄒㄧ/與/ㄏㄧ/氣音非常近似的特質，讓兒童體會純氣流通過齒間的感覺。「哈、嘿、嘻」（ㄏㄚ、ㄏㄟ、ㄏㄧ）這三個音的送氣順序是兒童可以發出正確音的關鍵方法，口形由張開逐漸接近展唇，操作時勿改變順序！ 3. 吹出一條馬路： 　請兒童選一隻蠟筆，大人用牙齒吹出/ㄒㄧ/，同時一邊畫長長的馬路。「看，我吹出一條馬路耶！」將送氣的長度視覺化，提升兒童在送氣時的穩定度。「換你吹！」若兒童有吹出/ㄒㄧ/，就立刻給他蠟筆，並幫兒童畫出一條線，吹多長線就畫多長。 　當吹/畫出五條平行線後，可以讓兒童在相鄰的線作畫，發揮創意，在馬路間上畫斜線或斑馬線。當畫紙上已經布滿馬路線，可以獎勵兒童選玩具車，給兒童車時可以同樣用/ㄒ/將車吹過去，經過剛剛畫的馬路；同樣地，大人也可以請兒童把車吹過來，若車吹不動，可邊吹風邊用手推。 4. 沖洗聲（/ㄒ/、/ㄕ/、/ㄙ/皆適用）： 　進行扮家家酒遊戲，大人與兒童輪流清洗碗盤，清洗時可以發出沖洗的聲音。大人可以準備一疊盤子，先行示範開水龍頭與沖洗的聲音：「開水龍頭洗洗喔～ㄙ～～」然後換讓兒童拿盤子並模仿。若兒童發出的是「ㄘ～～」大人可以立刻反應：「什麼東西刺刺？太用力了嗎？」並以先前提過的正確方式來提醒兒童，如：「好聽的聲音、長長的聲音」。 ＊小技巧：大人也可以故意問：「剛剛那個ㄙ好乾淨，有刺刺的聲音嗎？」讓兒童在操作物品的過程中，也隨時監控自己的聲音，提升自我覺識的能力。

建議練習時須由簡單達成的目標，逐漸推進至困難的目標。以下為目標音/ㄒ/的建議練習進程。

目標語音 練習：單音節	當兒童能夠吹出穩定的氣流時，就可以開始結合不同韻母，變成單音節了。 1. 繪本時間時，大人可以指定兒童學故事中的交通工具或是大野狼吹風「ㄒㄧㄨ～」，添加練習的趣味性與互動性。 2. 利用生活常規、常見概念帶入擦音的單音節： 　(1) 做出「ㄩ」的嘴形後，送氣發出「噓～」，表示安靜不要吵到別人。 　(2) 數數時，亦可將物品數量控制在三或四個，以便唱數時讓兒童練習「三」或「四」。 　(3) 問問題時使用附加問句「是不是？」「行嗎？」，製造機會讓兒童發單音節「是」與「行」。 3. 活動建議： 　使用教室中的白板與磁鐵，背景圖為森林。大人請兒童模仿某一種動物的叫聲後，將該動物的磁鐵貼在森林的樹上。接著大人閉起眼睛問兒童：「貼這邊嗎？告訴我，上還是下？」，讓兒童發出「上、下」以調整動物在樹上的位置，大人可向兒童一直確認問：「是這邊嗎？」藉機給予兒童機會回答「是／不是」。 4. 把車車吹過去： 　準備數輛玩具車子與一條軌道。大人對兒童說：「我今天會把這個車車吹過去喔！」大人展示「ㄧ」的口形，深吸口氣從齒間慢慢吹送出去，發出「ㄒㄧㄨ～」並同時將一輛車推送上軌道，表示車被吹走了，車子到了軌道另一邊就自然掉出軌道盡頭，亦可用桶子接住。 　當輪到兒童時，大人可以提醒：「小心不能有口水，不然車車壞掉，就吹不出去了！」大人可請兒童選一臺車，由大人控制車子。當兒童發的語音正確，大人就讓車順利溜出去；反之，可以重複前述的提示，稍做練習後，再讓兒童嘗試一次。
目標音練習： 詞彙	・當兒童能夠穩定地連續正確發出含有目標語音／ㄒ／、／ㄕ／、／ㄙ／的單音時，就可以開始進行詞彙的練習。此階段包含許多有意義的多音節詞彙，因此需考量到不同語境造成的難易度差異，建立日常習慣用語。 1. 目標音在詞首： 　通常較容易達成，也較容易建立兒童成就感，例如：挑選「喜歡」、「想要」等詞，使詞彙實用且句意也完整。

目標音練習： 詞彙	2. 目標音在詞中： 當兒童已經能夠穩定且連續地正確唸出目標音在詞首的詞彙時，就可以進入到詞尾的階段（如：不像、頭上、右手）。此階段的困難度可能較高，建議可以先讓兒童逐字分開唸，再慢慢結合一起。比即大人先說「右」，讓兒童仿說「右」，大人再說「手」，兒童再仿說「手」，然後大人可以緩緩的說出「右，手」，再讓兒童嘗試仿說。 3. 目標音在三字詞中間字： 當兒童能夠穩定且連續地正確唸出目標音在詞首與詞中的詞彙後，就可以開始進入目標音在三字詞中間字（例如：瓦斯爐、穿鞋子、拿書包）。當兒童無法正確唸出來時，同樣可以利用上述提示技巧，協助兒童達成目標。 · ／ㄒ／音節練習（想要）： 此活動可以在平常與兒童互動遊戲時進行。大人可以在與兒童進行遊戲到一半時停下，用較大的氣音問：「想要嗎？」藉此引誘兒童模仿並回答「想要」。如果兒童無法立即唸對，則大人可以稍稍皺眉頭，看著兒童並給予等待時間。如果兒童仍無法正確唸對，大人可以再次給予正確的語音示範，並讓兒童先唸出個別音節「想」、「要」後，再重新結合一起唸出。 · 建議活動： **丟圈圈**：準備一顆遊戲用的小黏球，及大白板或掛報，上下各有一橫排圈圈，圈圈裡寫上數字，如「30、50、10」。 讓兒童距離一公尺丟球，大人問：「你要丟上面還是下面？」 兒童說出「上面／下面」後，再給他小黏球並丟圈圈。丟中後問他：「丟到多少分？」請兒童唸出數字，正確即可累積分數。 ＊小叮嚀：操作本活動時，若／ㄕ／、／ㄙ／進度還比較差的兒童，可將焦點放在回答「上面／下面」即可，丟歪時亦可以告訴兒童：「啊～上面呢？太上面了。」若／ㄒ／的進度還比較差的兒童，則針對得分的數字回答即可，如「10、20」。
目標音練習： 片語	· 當兒童能夠穩定地連續正確地發出含有目標語音／ㄒ／、／ㄕ／、／ㄙ／的詞彙時，就可以進入片語的階段。 生活常用語如：下一步、寫好了、選好了、洗好了、我先走、謝謝老師、送給他、伸出來、數完了、少一個、要三個、買四個、是我的。

目標音練習：片語	・洗菜： 大人準備扮家家酒的食物、菜籃、盆子，先帶兒童到洗手檯進行洗菜。大人拿出菜籃的菜，問：「現在要洗什麼？」引導兒童發出片語「洗＿＿＿（食物名稱）。」若兒童正確說出，大人就可以將該食物放進他的盆子，讓他洗菜。一邊洗還可以與兒童一起發出「洗～」的水聲。大人也可以故意放一些非食物類，若是兒童有發現，可以問他：「鞋子可以吃嗎？」「這還要洗嗎？」引導兒童發出片語：「不行吃」、「不要洗」。 ・我說你接： 大人準備物品的拼圖，並扮演老闆，兒童扮演客人。大人說：「我講一半，你要自己說喔！」若兒童接出句尾，就可以立即得到一片物品的拼圖，然後逐漸拼完。 「你要來買東＿＿＿」→「西」 「你要來買＿＿＿」→「東西」 「你要來＿＿＿」→「買東西」 「你說你要＿＿＿」→「來買東西」 ＊引導技巧：若大人名字裡有目標音，也可以改寫此句型進行：「張老＿＿＿」→「師，我要那個」、「如果你還要貼紙，就要找＿＿＿」→「叔叔」。 隨著兒童程度漸佳，給予接的句尾字數可以漸多。
目標音練習：短句	當兒童能夠穩定地連續正確發出含有目標語音／ㄒ／、／ㄕ／、／ㄙ／的片語時，就可以將片語延伸，進入到短句的階段。生活常用語如：我沒有吸管、下次見、我先丟、我喜歡它、我不想喝、他要三個、誰要吃。 ・簡筆畫畫： 大人準備鉛筆、蠟筆與一張畫紙，並事先挑選一個兒童喜歡但還沒畫過的簡筆圖案範本（如佩佩豬），展示給兒童看後，先把範本收起來。大人使用鉛筆，並讓兒童在鉛筆輪廓上再用蠟筆描。 大人：「今天來畫你選的佩佩豬，我用鉛筆畫完，換你用蠟筆畫，你要選顏色嗎？」引導兒童說出「選這個」或「我要＿＿＿色」。 大人畫每個步驟前都讓兒童以二選一方式做選擇：「你想要我先畫脖子還是先畫肚子？」引導兒童說出：「先畫＿＿＿（部位）。」並告訴兒童：「畫好了要叫我『下一步』喔！」 大人每用鉛筆畫出一個部位，就可以換兒童用蠟筆描在上面，當兒童一說「下一步」，就可以繼續讓他二選一，直到畫完，最後拿出範本對照，並問兒童：「像不像？」

目標音練習：短句	最後是分享時間，可以讓兒童以短句說出哪些部分「像」、哪些部分「不像」、或是哪些部分「好笑」，比如「尾巴不像」、「鼻子好好笑」。
目標音練習：長句	當兒童已經能夠在短句中正確唸出目標音時，就可以開始進入到長句的階段。 ・找找哪裡不一樣： 大人準備兩張看似一樣，但有某幾處不同的照片或圖，展示給兒童看。 大人：「找找看，哪裡不一樣？看誰可以發現最多，發現要舉手告訴老師喔！」當有兒童舉手，其他人需聽舉手的人說完才可以發言。 引導兒童使用句型「我發**現**，這邊＿＿，可**是**這邊＿＿。」例如：「老師，我發**現**這邊的**樹**有**四**片葉子，可**是**這邊少了一片。」說出正確音與完整句後，應給予稱讚與加分，最後也要獎勵認真、有舉手發言的兒童。 ・故事骰子： 大人事先製作說故事使用的大骰子，並配合看完短片或繪本，在對兒童問答時使用。 骰子的六面分別為「誰、哪裡、什麼、怎麼、什麼時候、為什麼」，或是也可將其中一面改成「再骰一次」。 遊戲開始時，請兒童輪流來骰骰子，拿到骰子的人要說：「換我骰！」當骰到其中一面，大人就按照骰到的問句詢問兒童剛才故事裡的內容，以完整句答對者可加分。針對有能力發問的兒童，可以讓他們自己造問句。參考句型如下： 問：「剛才故事中，誰帶他們去公園？」 答：「是奶奶帶他們去公園。」 問：「故事裡面，他們玩遊戲到什麼時候？」 答：「他們玩到下雨就停了。」 問：「下雨天他們是怎樣躲雨的？」 答：「有一個叔叔，叫他們去商店躲雨。」
類化練習素材：童謠／兒歌	當兒童能夠在長句中正確唸出目標音時，就可以開始利用其他媒材開始作為教材練習。 ・下雨歌： 淅瀝淅瀝嘩啦嘩啦雨下來了 我的媽媽拿著雨傘來接我 淅瀝淅瀝嘩啦嘩啦啦啦啦啦

類化練習素材：繪本	・推薦繪本：
	1. 《噓，大家安靜！》：此繪本有大量「噓」的聲音與情境，除了可以作為兒童送氣至牙齒發出「ㄒ～～ㄩ」時的單音節練習情境，也可以作為類化至句子階段時對話的對話媒材。
	2. 《不行喔！可以喔！》：此繪本同時呈現兩個寶寶的生活場景，透過討論與共讀，讓兒童回答哪個寶寶的行為「行」、「不行」，能作為詞彙和句子階段時練習對話的媒材。
	3. 《蜘蛛修理鋪》：動物們的「線」斷掉了，蜘蛛會用牠的線幫大家「修」。
	4. 《超神奇雨傘鋪》：此繪本裡常常會從天上掉下不同的東西，可以讓兒童描述「這是什麼雨傘？」亦可以輪流猜猜天上會掉下什麼。
	5. 《好多顏色的巴士》：此繪本有除了每一頁有不同顏色的巴士，還有不同批上車與下車的乘客，除了可以重複句型「＿＿坐上藍色的巴士」，還可以引導認識公共交通上的禮儀。
	6. 《熊貓先生，你喜歡什麼顏色？》：有大量重複的問句，可以角色扮演與彼此問答「什麼、顏色、喜歡」，並做顏色形狀等描述性句子。
	7. 《可以說晚安了嗎？》：此繪本除了可以描述兩個動物「一個睡覺、一個不睡覺」之間的互動與對白，與空韻或／ㄒ／結合較弱的兒童還可藉此練習到「是、誰、說、睡」等詞句。
	8. 《善良我做得到！》：此繪本中描述許多善良的行為，除了看圖指出與討論，亦可以用完整句去敘述「……是善良的行為」。
類化練習素材：遊戲設計	・馬賽克拼貼： 可以結合在班級上的勞作或畫畫的時間，準備有圖案的紙張，讓兒童選好要創作的圖案。將拼貼片按照顏色分別放在桶子裡。治療師準備發拼貼片時，按桌次詢問：「老師拿的是什麼色？」等兒童正確回答「＿＿色」，即給予該色的拼貼片。
其他介入練習及小技巧	・用吸管吹笛子（示範「ㄙ」）： 可像前面例子一樣，大人提供鏡子作為視覺回饋，並強調「牙齒中間吹風」。若兒童不善理解或控制風的方向，可以給予吸管法回饋——將一般塑膠吸管剪成 3 到 5 公分長，輕貼下唇、兩顆上門牙中間。大人示範用吸管吹出尖銳的／ㄙ／聲，並告訴兒童：「如果你會用門牙中間吹風，就可以像老師一樣有吹笛子的聲音！」讓兒童嘗試模仿。可以準備長短稍不同的吸管，讓兒童體會門牙吹風的樂趣。

其他介入練習及小技巧	・數字接龍： 在讓兒童練習數數量時，可以準備四個物品讓兒童數，如四種顏色的車、四顆水果、四層樓、骰子點數等等，輪流數數（大人先數「一」，然後把「四」留給兒童）。當「四」已經穩定正確後，再將目標音改為「三」，這是因為「四」是空韻，通常比結合音「三」更容易學習，因此在數數時，以「四」為目標音的練習會優先於「三」。

拾參、聲母省略介入活動設計

宋韋均　設計

一、範例說明

介入向度	內容
音韻歷程／ 語音錯誤範例	發音時如果聲母時常消失，或是只聽得見韻母，例如：將「茶壺」唸成〔ㄚˊㄨˊ〕或是「怕怕」唸成〔ㄚˋㄚˋ〕，這類的情況稱之為聲母省略（omission）。 <table><tr><td>蘋果</td><td>牛奶</td><td>香蕉</td><td>ㄑㄧㄤ 報紙</td><td rowspan="3">機器人</td></tr><tr><td>手套</td><td>ㄔㄡ 耳朵</td><td>蝴蝶</td><td>雨傘 ㄅㄢ</td></tr><tr><td>草莓</td><td>老虎</td><td>卡車</td><td>肥皂</td></tr></table>
教學目標選擇 及原因	順序選擇： 1. 先以／ㄏ／、／ㄇ／、／ㄆ／這幾個語音為優先介入。可以藉由以下活動引導兒童發出簡單的聲母／ㄏ／、／ㄇ／、／ㄆ／等語音，待兒童精熟單音後，再與韻母結合。 2. 在目標音的安排上會建議先從／ㄏ／開始，再接續至／ㄇ／，最後到／ㄆ／。此順序的考量點除了建立語音的動作較為快速外，在最後的／ㄆ／即包含了：／ㄇ／的雙唇動作，以及／ㄏ／的送氣動作，在治療上可以縮短針對個別語音治療的時間。

二、教學活動設計

正確音與錯誤音的區辨	在開始進入正確唸出目標音之前，會建議先針對兒童在正確與錯誤語音的區辨進行介入。語音區辨的能力除了是兒童能夠正確發出目標音的基礎，也是增加兒童對自我語音監控的重要關鍵。

1. 區辨單音與音節：

  先準備好○×牌，告訴兒童接下來要聽看看是不是有「一樣的聲音」。如果有一樣的話，就舉畫○的牌子；如果沒有一樣的話，就舉起畫×的牌子。大人可以針對兒童錯誤的語音，作為區辨練習的主要目標音的配對。音節跟單音之區辨範例如下。

  (1) 以「ㄏ」音為例：

    可以問兒童：「請問『河』跟『ㄜˊ』聽起來有沒有一樣？」、「請問『猴』跟『ㄡˊ』聽起來有沒有一樣？」

  (2) 以「ㄇ」音為例：

    可以問兒童：「請問『貓』跟『ㄠ』聽起來有沒有一樣？」、「請問『馬』跟『ㄚˇ』聽起來有沒有一樣？」

  (3) 以「ㄆ」音為例：

    可以問兒童：「請問『跑』跟『ㄠˇ』聽起來有沒有一樣？」、「請問『皮』跟『一ˊ』聽起來有沒有一樣？」

  (4) 建議：由於音節較容易讓兒童察覺到語音的差異性，因此進行比較時，多半都直接比較單音與結合成音節時的異同。此時也可以藉由樂高或是積木等堆疊玩具，提供視覺回饋。

    事先準備好同樣大小的正方體積木三個，以下圖的方式堆疊：

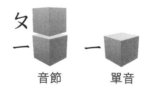

    音節　　　　單音

    積木疊好之後，可以結合上面的配對組別，讓兒童根據聽到的語音去分辨出有無省略聲母，例如：聽到「音節」就要指左邊有堆疊的積木，如果是聽到「單音」就要指右邊沒有堆疊的單一積木。大人可以用此方式詢問兒童：「『包』這個聲音，你覺得是左邊的積木還是右邊的積木？」如果兒童判斷正確，就給予鼓勵。如果兒童判斷錯誤指了右邊的積木，可以說：「你仔細聽喔！右邊積木的聲音是『ㄠ』。」

正確音與錯誤音的區辨	2. 區辨他人語音： 當兒童可以正確區辨有無結合不同韻母的聲音後，就可以開始進行有意義的詞彙語音區辨練習。 先行準備包含／厂／、／ㄇ／、／ㄆ／的物品圖卡（如：花、猴子、海洋、斑馬、饅頭、玫瑰、泡麵、盤子）。以「海洋」為例，大人拿出「海洋」的圖卡後，問兒童：「這張卡片是不是『矮』洋？」亦或者問：「這張卡片是不是『海』洋？」 3. 區辨自我語音： 藉由上面的圖卡，請兒童每次唸完後，判斷自己是唸對還是唸錯。如果兒童無法區辨自己是否判斷正確，可以利用手機錄下兒童唸出的語音，然後重播給兒童聽。如果兒童聽完之後發現自己有唸錯，就可以結合上面的積木活動，藉由視覺的提示，讓兒童根據錄下的語音判斷自己是屬於左邊積木還是右邊積木的聲音。 4. 其他活動： 大人可以在地板上畫格子，或將地毯分為左右兩格，一格標示圈圈，另一格為叉叉，請兒童根據大人說出的語音判斷是否為音節。如果大人是唸出完整的音節，就請兒童跳到左邊格子；如果是只有單音（韻母）就跳右邊格子。
正確語音表徵的建立	1. ／厂／音的建立（魔鏡啊魔鏡）： 藉由鏡子起霧的原理，給予兒童視覺的回饋。可以先拿出鏡子並對兒童說：「我們來讓鏡子變白白的。」接著對著鏡子示範「哈」的氣音，並提醒嘴巴要打開開。 讓兒童看看鏡子變成白白起霧的部分，並嘗試模仿「哈～」或「后～」，若正確，鏡子便會起霧；若省略了／厂／的氣音，鏡子就不會起霧。 然後大人再說：「我要再吹氣讓鏡子白白的。」此時可以故意沒吹氣，只發出／ㄚ／或／ㄛ／音，讓兒童有機會指正：「這樣鏡子不會白白的啦！」 ＊小叮嚀：嘗試此練習時，每次的發音前最好將鏡子擦乾。

正確語音表徵的建立	2. /ㄆ/音建立（相撲比賽）：
	(1) 拿出兩個相撲選手放在桌上，大人跟兒童比賽，看誰可以將相撲選手吹風撲倒。大人先示範使用「噗！」的聲音，將相撲選手吹倒。當大人改發出／ㄨ／、／ㄟ／時，讓兒童猜猜為何這樣吹不倒。
	＊ 小技巧：示範時應讓兒童看見，嘴巴緊閉、嘴唇嘟嘟時的吹風才容易吹倒。示範時應避免用手，並提醒保持距離，也可以依據與相撲選手的距離近、中、遠作為挑戰的關卡。若兒童模仿／ㄆ／音吃力或不習慣閉唇，可以先從／ㄏ／音開始，使用「呼！」來吹倒相撲選手。
	3. /ㄇ/音建立（親親嘴 m～～嘛）：
	(1) 先行準備兒童喜歡的玩偶或點心作為本活動的互動媒材。跟兒童說：「如果是我們喜歡的東西，我們可以這麼做⋯⋯」接著指一下自己嘴巴並同時示範親吻「嘴巴閉閉，m～～嘛」。
	(2) 大人在操作的玩偶打招呼時、感謝時，發出親吻聲，並問兒童：「有親到嗎？」兒童若說「有」，大人可以強調：「對！嘴巴閉閉就有親到。」若回「沒有」，便可以再次示範「你看，m～～嘛，我有閉嘴巴，親到了」並馬上將玩偶親上去。
	＊ 小技巧：遊戲中與玩偶進行的親吻，其實是提供兒童一些視覺的回饋與示範，若能帶入其他生活情境示範與模仿更佳，例如：跟老師打招呼時。

建議：通常聲母省略是較不常見的音韻歷程錯誤類型，因此建議需要儘早進行介入。也再次提醒大人，如果對於需要介入的語音不知如何選擇時，可以與正在服務兒童的語言治療師討論。另外，由於聲母省略在交談上容易讓人難以理解，更會使得溝通效度下降，所以務必注意兒童在溝通過程是否有持續累積挫折感，同時大人應更有耐心，盡可能給予正向的回應。

目標音練習：單音節	當／ㄏ／、／ㄆ／、／ㄇ／的聲母概念建立後，就可以練習發出與韻母結合的語音。
	1. /ㄏ/音節練習活動說明：
	(1) 建議先由常見的「好」、「哈」開始，誘發兒童練習仿說或回答。利用兒童喜歡的點心或人物，以封閉式問句詢問：「買這個給你好不好？」「跟○○○一起玩，好不好？」 如果是／ㄏㄨ／結合較容易成功發音的兒童，可以練習單音「呼～」。建議可以藉由說故事的情境（例如：三隻小豬），提示「很像大野狼吹房子的聲音」，將「呼～」的構音動作強調示範，再給兒童練習與表演的機會。兒童將「呼」的聲音吹得愈明顯，則應把故事講得更生動，作為對兒童的回饋。

目標音練習： 單音節	(2) 引導技巧： 初期換兒童練習時，應讓兒童知道這與前面玩過的氣音活動都是一樣的，目的在於維持先前／ㄏ／的氣音，若兒童氣音變弱或消失了，可盡量示範明顯氣音，並重複前面活動中建議的提示。此外，由於／ㄏ／、／ㄎ／發音位置皆接近軟腭，兒童若能發〔ㄏㄨ〕、〔ㄏㄜ〕、〔ㄏㄛ〕的音，未來誘發／ㄎㄨ／、／ㄎㄜ／、／ㄎㄛ／的音也會比較容易。 (3) 以／ㄨ／的結合韻母時的引導技巧： 以「回」（ㄏㄨㄟˊ）為例，有兩種拆分方式可以放慢引導。針對擅長發〔ㄏ〕單音的兒童，可拆「ㄏ（氣音）＋ㄨㄟˊ」較易引導；針對較擅長結合〔ㄏㄨ〕的兒童，可拆為「ㄏㄨ＋ㄟˊ」來引導。通常此法由語言治療師在治療室操作，應根據語言治療師的建議下執行。 2.／ㄇ／音節練習活動說明（猜猜有沒有）： (1) 先準備小珠珠 5 個（小球亦可）、盤子與杯子各一個。把裝了珠珠的杯子倒入盤中，輕輕搖晃盤子就可以看見並聽見珠子在盤中流動，跟溜冰一樣。 接著對著兒童說：「猜猜哪隻手有珠珠，如果你猜對 5 個的話，就給你倒進去溜冰喔！」 如果兒童猜對了一隻手，就將另一手打開並問兒童：「這裡有嗎？沒，如果你也有學我說，就給你一個珠珠。」 同樣地，如果兒童猜測的手沒有東西，也請兒童說「沒」。每當兒童正確地說出「沒」，就可以得到一顆珠珠丟進杯中。若兒童沒有發出〔ㄇ〕音，可以重複示範並提醒「嘴巴先閉閉」。 當杯中集滿 5 個珠珠，表示本輪的活動結束。這時可以請兒童玩前述珠子溜冰的遊戲。 (2) 引導技巧： 對聲母省略的兒童而言，發「沒」的音需要兩個步驟，所以當示範時，可將閉嘴巴的「m」音稍微拉長，發出「m～沒」，或提示兒童「閉完嘴巴以後才會打開」。 3.／ㄆ／音節練習活動說明（噴噴車子、戳破格子）： (1) 先準備好酒精瓶或噴水瓶，並在桌上準備一些玩具車子。接著對兒童說：「你看！今天好多車車要洗澡，等一下我們要用瓶子幫這些車子噴噴，讓它們變乾淨喔！」

目標音練習： 單音節	當兒童開始清洗車子時，只要說出：「噴！」的時候，就立刻將水瓶的水噴到玩具車子上。
	(2) 等兒童「噴」音較穩定後，可以說：「好像噴一次還是洗不乾淨，我們現在來說噴三次，看看能不能洗得比較乾淨。」藉以誘發兒童連說三個「噴」，等兒童穩定說完三次後再噴水。
	(3) 同樣的遊戲也可以使用在玩「戳破格子」的遊戲。準備好 12 宮格盒子，上面鋪著一層色紙或玻璃紙，並在某幾格裡面藏小玩具。大人可以說：「等一下我們要用手把這些格子戳破，要說『破』才可以來戳破喔！」接著使用接話的方式，大人說「戳」，讓兒童接著說「破」，便能用手戳破一個格子。接著，可以將目標放在連續三個音：「現在來說『破』三次，看看能不能找到更多小禮物。」藉以誘發兒童連說三個「破」，等兒童穩定說完三次後，再給他戳破格子。
目標音練習： 詞彙	・當兒童已經能夠穩定正確地發出目標語音後，就可以進入詞彙的階段。 1. 目標音在詞首： 　通常較容易達成，也較容易建立兒童成就感。例如，挑選「**還**要」一詞，目標音作首音，且以無聲母的音作為第二音節。其他詞彙如：「**還**要」、「**好**啊」、「**沒**有」。如此一來，不僅可以讓語意實用且完整，亦可協助聲氣結合困難的兒童在送氣後結合聲音。 2. 目標音在詞中： 　當兒童能夠穩定且連續地正確唸出目標音在詞首的詞彙時，就會進入到詞尾的階段（如：不**會**、一**片**、我**們**）。此階段的困難度可能較高，建議可以先讓兒童逐字分開唸，再慢慢結合一起。 3. 目標音在三字詞中間字： 　當兒童能夠穩定且連續地正確唸出目標音在詞首與詞中的詞彙後，就可以進入到本層次最困難的階段，就是目標音在詞彙的中間（例如：救**護**車、兒**童**、酸**梅**汁）。當兒童無法正確唸出來時，同樣可以利用上述提示技巧，協助兒童達成目標。 ・將目標語音融入日常生活：以／ㄏ／音詞彙舉例 ／ㄏ／音節練習（還要還要，我還要） 此活動可以在平常與兒童在互動遊戲時進行。可以在與兒童進行遊戲到一半時停下，用較大的氣音問：「還要嗎？」藉此誘導兒童模仿並回答「還要」。如果兒童無法立即唸對，則可以稍稍皺眉頭，看著兒童並給予等待時間。如果兒童仍無法正確唸對，可以再次給予正確的語音示範，讓兒童先唸出個別音節「還」、「要」後，再重新結合一起唸出。

目標音練習： 片語	當兒童能夠穩定地連續正確發出含有目標語音的詞彙時，就可以進入片語的階段。
	‧拼拼圖：／ㄆ／音練習： 先準備好花片或是拼圖，接著與兒童進行喜歡的花片或拼圖遊戲（9片以上），拼圖都在大人手中。大人跟兒童說：「等一下你說『我要拼』，就可以拼一個。」 當兒童正確說出，則立刻給他一片拼圖去拼，進行數回將拼圖一一拼完。剩下3、4片時亦可以給予機會，順便問兒童：「還要拼幾片？」讓兒童練習數數並回答數量，由此可以挑戰視覺完形的概念，亦可以在數數的時候練習詞彙「1片、2片……」若發音錯誤，大人可以示範「拼」的發音，強調閉嘴與氣流噴出。
	‧畫畫畫（以目標語音／ㄏ／為例）： 先準備好蠟筆以及印有兒童喜歡的圖案線條的畫紙。接著跟兒童說：「這邊有你最喜歡的圖案喔！那我們一起來畫畫，可是你要先跟我說你想要畫什麼地方喔！」接著，在兒童要拿色筆與圖畫紙時，可以引導兒童說出「要畫筆」、「要畫紙」；也可以問兒童要塗上去的位置：「你在畫哪裡？」如果兒童正在畫動物的眼睛，可以請兒童說出：「畫眼睛。」 本活動可以練習的其他片語：畫好了、換你了、還沒畫、我畫的。
	‧奇怪的臉： 準備一張臉的圖樣（立體玩具或白板作畫皆可），臉上有五官及表情。大人問：「記得這個笑笑臉喔，等一下他去睡覺，我們再來找他。」說完後大人可以將臉蓋上一塊布，並偷偷將一個或數個器官移走（如擦掉鼻子跟眼睛），當大人將布掀開時，可以說：「天亮了！咦？他怎麼了？」引導兒童說：「沒鼻子、沒眼睛。」當兒童正確說出後，可讓兒童將器官補上，亦可以換上他喜歡的樣式或表情增加趣味性。
目標音練習： 短句	當兒童能夠穩定地連續正確發出含有目標語音的片語時，就可以將片語延伸，進入到短句的階段。
	‧Shopping Time（以目標語音／ㄇ／為例）： 準備數個購物商店卡或情境圖，以及給兒童的購物清單（依兒童程度使用圖片、照片或文字）。請兒童拿著購物清單去商店裡買東西，當兒童正確說出後，可從店內拿出兒童要買的物品給他。 參考對話如下：

目標音練習： 短句	兒童扮演客人：「我要買＿＿＿。」或「有沒有賣＿＿＿？」兒童正確說出後可以把該物品給兒童。 兒童扮演老闆：「你要買什麼？」「我們沒有賣＿＿＿喔！」「那個你要去玩具店買。」
目標音練習： 長句	當兒童已經能夠穩定正確地說出含有目標語音的短句時，就可以進入到長句的階段。 ・妹妹逛花園（以目標語音／ㄇ／為例）： 準備好公園情境圖與磁鐵貼紙，參與者各自選擇一個玩偶，在遊戲場景中互動，藉由角色扮演讓玩偶互相聊天、遊戲。大人可以融入前面階段教過的慣用語，若兒童有參與討論、回答問題，則可以得到該物品的貼紙並貼到情境圖中。 參考對話如下： 大人：「**妹妹**要去那邊玩了，可以玩什麼？」 兒童：「溜滑梯。」 大人：「還有呢？」 兒童：「**泡泡**。」 大人：「那你說『**妹妹**要玩溜滑梯還……』」 兒童：「**妹妹**要玩溜滑梯還有**泡泡**。」 當兒童說出正確長句，應立即給予稱讚，並拿出溜滑梯與泡泡的貼紙。 大人：「那我**們**找**貓咪**一起去，好不好？」 兒童：「好，**妹妹**要找**貓咪**一起去。」 ＊引導技巧：長句的練習除了引導兒童自動說出之外，提供範例也是不可缺少的。除了建立架構、提供兒童訊息，同時也要讓兒童看見，大人作為參與者，也有自己發出長句。因此應當注意，是否有先示範或提供例句，以免兒童不清楚句子要多長。
類化練習 素材：童謠／ 兒歌	當兒童已經能夠在句子中正確唸出目標音時，就可以開始利用其他媒材作為教材練習。例如兒歌〈小花貓〉、〈蝴蝶〉、〈說哈囉〉歌詞中可練習的字。 ・〈小花貓〉：咪、貓。 ・〈蝴蝶〉：蝴、美、花、會。 ・〈說哈囉〉：哈、很。

類化練習 素材：繪本	·《傑布龍與紅氣球》（以／ㄏ／音為例）： 透過每一頁尋找紅氣球的過程中，可以問兒童：「他在找什麼？」「為什麼你猜那是氣球？」誘發兒童說出「紅氣球」、「因為他也是紅色的」。 ·《我變成一隻噴火龍》（以／ㄏ／音為例）： 此繪本主要帶領兒童認識自己的情緒，此外，也可以提升兒童音韻的自我覺識能力。可以引導兒童說出「噴火、噴到＿＿」，當噴火龍的火力小時，可以陪兒童一起輕輕說：「噴到＿＿。」；而當火力大時，可以用力「噴」出去，藉此覺識並操弄／ㄆ／的發音。另外，引導兒童認識情緒時，說出「很生氣、很煩、很多朋友、很喜歡交朋友」也能藉此讓兒童敘述自己的感受。 ·《大家都在打呵欠》（以／ㄏ／音為例）： 本書每一頁都有一個動物張開嘴巴打呵欠，搭配大人的示範，能讓兒童對打呵欠更具象化，並且使用不同力道產生大呵欠、小呵欠，因此本書亦可以作為初階建立／ㄏ／的語音時參考使用。此外，在帶領兒童敘述打呵欠的原因時，亦可將／ㄏ／音的各個類化階段應用在其中。 ·《躲好了沒》（以／ㄇ／、／ㄏ／音為例）： 此繪本每一頁的動物都在躲藏，可以讓兒童透過那些動物的姿態去判斷躲好了沒，適合以生動或營造氣氛的方式去引導。兒童可以幫該動物說「躲好了」或「他還沒躲好」，不僅練習敘述動物的外在狀態，也可以請兒童一同想想，動物要怎樣躲才不會被發現。
類化練習 素材：遊戲 設計	·你畫我猜（以／ㄏ／音為例）： 準備一張紙（或電子白板），兒童作畫，大人準備好題目卡讓他挑選作畫，其他人輪流猜猜看他在畫什麼，要猜的人可以舉手，並說：「他畫的是＿＿。」發音正確者可以獲得加分，猜對的人可以上臺畫下一題。 如果真的不幸沒人猜對，最後仍可以給每人猜三次的機會，說出：「他畫的是＿＿。」若仍然沒有人猜中，大家可以感謝作畫的人，並按照目前分數高者優先，看他想出題或選擇作畫。

其他介入練習及小技巧	・雙唇「吧」音： 聲母省略的兒童通常尚未習慣、或不知道如何使用雙唇，故在生活中應增加雙唇使用的多元性，讓聲母省略的兒童體會用雙唇製造聲音。除了前面提到過的打招呼（kiss），還可玩發「吧」的聲音：請兒童雙唇閉起，接著迅速打開，嘴唇因為吸附作用，或是輕微的負壓，會自然發出「吧」的聲音。此方法在雙唇溼潤時更為明顯。 ・吹破氣球： 大人示範將雙頰吹氣鼓起（此時嘴唇與腭咽閥門必然是緊閉的），接著大人抓著兒童的雙手拍自己的雙頰，讓剛才雙頰鼓起的氣囊頓時洩氣，氣流從雙唇間噴出，兒童聽到會覺得有趣。搭配大人失望地說：「破掉了、放屁了。」通常更能誘發兒童的好奇心。然後大人可以對兒童說：「換你了，換你用嘴巴吹氣球！」
相關建議	・兒童有時即使練習了正確的語音，但多半不習慣以新的方式發音，使類化過程較慢，建議也可以從幫玩偶配音開始，以玩偶的角色發出語音，增添趣味性，也避免兒童羞於自己發出。 ・在做構音引導時，先不要急著直接拼唸注音給兒童聽。對於不認識符號、甚至語音的結合或拆分能力尚未發展穩定的兒童而言，這樣反而會讓兒童在進行練習時產生混淆，不知到底該著重在語音還是在認識符號上。 ・若兒童所有聲母都省略，說話時看起來較費力，或有摻雜一些雜音、鼻音時，建議可釐清是否有聽力與腭裂等問題。如果是構造上造成的問題，建議仍須先解決器質性的原因。 ・在構音練習的任何階段，當非目標音發音錯誤，務必暫時忽略，將焦點放在正在練習的目標音即可。

參考文獻

中文部分

方宣燁（2017）。中耳積水的外科治療。**長庚醫訊，38**（10），328。

王淑慧、張維珊、童寶娟（2010）。**華語構音／音韻臨床測驗工具**。國立臺北護理學院溝通障礙科學研究所。

台灣精神醫學會（譯）（2014）。**DSM-5 精神疾病診斷準則手冊**（原作者：American Psychiatric Association）。合記。（原著出版年：2013）

余光雄（1994）。**英語語言學概論**。書林。

吳咸蘭（1990）。**構音教學活動彙整**。國立高雄師範大學特殊教育中心。

卓士傑（2008）。**臺灣學齡前 3 到 6 歲兒童構音／音韻發展**（未出版之碩士論文）。國立臺北護理學院。

林燾、王理嘉（1992）。**語言學教程**。北京大學出版社。

林寶貴（1985）。聽覺障礙兒童語言障礙與構音能力之研究。**特殊教育研究學刊，1**，141-164。

林寶貴、林美秀（1993）。**學齡前兒童語言障礙評量：指導手冊**。國立臺灣師範大學特殊教育研究所。

林寶貴、黃玉枝、黃桂君、宣崇慧（2007）。**修訂學前兒童語言障礙評量表：指導手冊**。國立臺灣師範大學特殊教育中心。

林寶貴、黃玉枝、黃桂君、宣崇慧（2009）。**修訂學齡兒童語言障礙評量表：指導手冊**。國立臺灣師範大學特殊教育中心。

林寶貴、錡寶香、楊淑蘭、李秀妃、劉惠美、童寶娟、詹妍玲、王淑娟、鄭靜宜、鍾莉娟、楊熾康、陳小娟（譯）（2019）。**溝通障礙導論：以實證本位觀點為導向**（原作者：R. E. Owens & K. A. Farinella）。華騰。（原著出版年：2019）

席行蕙、許天威、許享良（2004）。**國語正音檢核表**（第二版）。心理。

國民健康署（2022）。https://www.hpa.gov.tw/Home/Index.aspx

國立臺灣師範大學（2009）。**華語語音學**。正中。

國立臺灣師範大學國音教材編輯委員會（2009）。**華語語音學**。正中。

張世彗（2021）。**行為改變技術**（第八版）。五南。

張春興（2009）。**現代心理學**（重修版）。東華。

張維珊（2005）。**二至六歲幼兒塞音化音韻歷程研究**（未出版之碩士論文）。國立臺北護理學院。

張顯達、許碧勳（2000）。國語輔音聽辨與發音能力之發展研究。**中華民國聽力語言學會雜誌**，**15**，1-10。

教育部（2013）。**身心障礙及資賦優異學生鑑定辦法**。作者。

許洪坤（1987）。**中國兒童學習國語及語法發展階段研究**。行政院國家科學委員會研究報告。

曾思綸、鄭靜宜（2018）。學齡前兒童之口腔輪替運動速率表現。**台灣聽力語言學會雜誌**，**38**，25-41。

雅文兒童聽語文教基金會（2022）。**認識聽力篩檢**。取自 https://minimal-hearing-loss.chfn.org.tw/protect/screening?page=1

黃家定（1995）。國音韻母。載於國立臺灣師範大學國音教材編輯委員會（編撰），**國音學**（新修訂第八版）（頁 157-219）。正中。

黃瑞珍、郭于靚（譯）（2008）。**語言治療評估指引**（原作者：M. N. Hegde）。心理。（原著出版年：2007）。

黃瑞珍、蔣孝玉、羅羿翾、曾尹霆、陳嘉玲（2017）。**華語兒童口腔動作檢核表**。心理。

黃瑞珍、鍾玉梅（1994）。兒童說話清晰度的評估。**聽語會刊**，**10**，80-85。

葉德明（2005）。**華語語音學**。師大書苑。

臺北市政府衛生局（2002）。**臺北市學前兒童發展檢核表**。取自 https://health.gov.taipei/News_Content.aspx?n=890BB287E6A590F0&sms=FEDD3204A66CD37D&s=341720F573D7CFC9

臺北市政府衛生局（2006）。**臺北市學前兒童發展檢核表**（修訂二版）。引自 https://88nb.cc/o14ya

遠流出版公司（2022）。**活用中文大辭典**。取自 https://lib.ctcn.edu.tw/chtdict/edit.aspx

劉潔心（1986）。臺北市國民小學一年級聽覺障礙學生國語音素構音能力及其相關因素之探討。**特殊教育研究學刊，2**，127-162。

蔣孝玉（2005）。**兒童口腔動作檢核表編製之研究**（未出版之碩士論文）。臺北市立師範學院。

鄭靜宜（2013）。**話在心，口難言：運動性言語障礙的理論與實務**。心理。

鄭靜宜（2018）。**華語兒童溝通與音韻測驗**。心理。

鄭靜宜（2020）。**兒童語音障礙：構音與因韻的評估與介入**。心理。

錡寶香（2006）。**兒童語言障礙：理論、評量與教學**。心理。

錡寶香（2009）。**兒童語言與溝通發展**。心理。

錡寶香（2013）。特殊教育中語言障礙學生的鑑定與安置：流程與評量。**國民教育，54**（1），11-21。

錡寶香（2014）。語言障礙兒童的鑑定。**基隆特教，7**，4-7。

錡寶香、魏筠家（2015）。植入人工電子耳聽損兒童的聲母構音能力。**特教論壇，18**，32-46。

謝采容（2019）。**學齡前語音障礙兒童的音韻表徵及口腔動作功能之探究**（未出版之碩士論文）。國立臺北教育大學。

謝國平（1990）。**語言學概論**。三民。

英文部分

Alhaidary, A. (2021). Treatment of speech sound disorders in children: Nonspeech oral exercises. *International Journal of Pediatrics and Adolescent Medicine, 8*(1), 1-4.

Allen, M. M. (2013). Intervention efficacy and intensity for children with speech sound disorder. *Journal of Speech, Language, and Hearing Research, 56*(3), 865-877.

American Speech-Language-Hearing Association. [ASHA] (2007). *Childhood apraxia of speech: Position statement.* Retrieved from https://reurl.cc/9Gn3VY

American Speech-Language-Hearing Association. [ASHA] (2022a). *Speech sound disorders.* Retrieved from https://reurl.cc/7DVdR5

American Speech-Language-Hearing Association. [ASHA] (2022b). *Permanent childhood hearing loss.* Retrieved from https://reurl.cc/anxd13

American Speech-Language-Hearing Association. [ASHA] (2022c). *Motor speech disorders evaluation.* Retrieved from https://reurl.cc/moYyl1

Andrich, D. (1978). A rating formulation for ordered response categories. *Psychometrika, 43*(4), 561-573.

Baker, E. (2010). Minimal pairs. In A. L. Williams, S. McLeod, & R. J. McCauley (Eds.), *Intervention for speech sound disorders in children* (pp. 41-72). Paul H. Brookes.

Baker, E., & Williams, A. L. (2010). Complexity approaches to intervention. In A. L. Williams, S. McLeod, & R. J. McCauley (Eds.), *Intervention for speech sound disorders in children* (pp. 95-115). Paul H. Brookes.

Ball, M. J. (2016). *Principles of clinical phonology: Theoretical approaches*. Routledge.

Bankson, N. W., & Bernthal, J. E. (1990a). *Quick Screen of Phonology*. Riverside Press.

Bankson, N. W., & Bernthal, J. E. (1990b). *Bankson-Bernthal Test of Phonology*. Riverside Press.

Barlow, J. A., & Gierut, J. A. (2002). Minimal pair approaches to phonological remediation. *Seminars in Speech and Language, 23*(1), 57-67.

Bauman-Waengler, J. (2004). *Articulatory and phonological impairments: A clinical focus*. Allyn & Bacon.

Bauman-Waengler, J., & Garcia, D. (2020). *Phonological treatment of speech sound disorders in children: A practical guide*. Plural.

Bernhard, B., & Holdgrafer, G. (2001). Beyond the basis II: Supplemental sampling in-depth phological analysis. *Language, Speech, and Hearing Services in Schools, 32*, 28-37.

Bernthal, J. B., & Bankson, N. W. (1998). *Articulation and phonological disorders*. Allyn & Bacon.

Bernthal, J. B., Bankson, N. W., & Flipsen, P. (2017). *Articulation and phonological disorders: Speech sound disorders in children*. Pearson.

Bleile, K. M. (1996). *Articulation and phonological disorders: A book of exercises* (2nd ed.). Thomson Delmar Learning.

Bleile, K. M. (2004). *Manual of articulation and phonological disorders: Infancy through adulthood*. Thomson/Delmar Learning.

Bleile, K. M. (2015). *The manual of speech sound disorders* (3rd ed.). Cengage Learning.

Bloom, L., & Lahey, M. (1978). *Language development and language disorders*.

John Wiley & Sons.

Bowen, C. (1998). *Developmental phonological disorders: A practical guide for families and teachers*. ACER Press.

Bowen, C. (2010). Parents and Children Together (PACT) intervention. In A. L. Williams, S. McLeod, & R. J. McCauley (Eds.), *Interventions for speech sound disorders in children* (pp. 407-426). Paul H. Brookes.

Bowen, C. (2015). *Children's speech sound disorders* (2nd ed.). John Wiley & Sons.

Bowen, C., & Cupples, L. (1998). A tested phonological therapy in practice. *Child Language Teaching and Therapy, 14*(1), 29-50.

Bowen, C., & Cupples, L. (2006). PACT: Parents and children together in phonological therapy. *Advances in Speech-Language Pathology, 8*(3), 282-292.

Bradford, A., & Dodd, B. (1997). A treatment case study of inconsistent speech disorder. *Australian Communication Quarterly, Autumn*, 24-28.

Bradford-Heit, A., & Dodd, B. (1998). Learning new words using imitation and additional cues: Differences between children with disordered speech. *Child Language Teaching and Therapy, 14*(2), 59-179.

Broomfield, J., & Dodd, B. (2004). The nature of referred subtypes of primary speech disability. *Child Language Teaching and Therapy, 20*, 135-151.

Broomfield, J., & Dodd, B. (2011). Is speech and language therapy effective for children with primary speech and language impairment? Report of a randomised control trial. *International Journal of Language and Communication Disorders, 46*(6), 628-640.

Brumbaugh, K. M., & Smit, A. B. (2013). Treating children ages 3-6 who have speech sound disorder: A survey. *Language, Speech, and Hearing Services in Schools, 44*(3), 306-319.

Calvert, D. (1982). Articulation and hearing impairments. In L. Lass, J. Northern, D. Yoder, & L. McReynolds (Eds.), *Speech, language and hearing* (Vol. 2). Saunders.

Camarata, S. M. (1993). The application of naturalistic conversation training to speech production in children with speech disabilities. *Journal of Applied Behavior Analysis, 26*(2), 173-182.

Camarata, S. M. (2010). Naturalistic intervention for speech intelligibility and speech accuracy. In A. L. Williams, S. McLeod, & R. J. McCauley (Eds.), *Interventions for speech sound disorders in children* (pp. 381-405). Paul H. Brookes.

Campbell, T. F., Dollaghan, C. A., Rockette, H. E., Paradise, J. L., Feldman, H. M., Shriberg, L. D. et al. (2003). Risk factors for speech delay of unknown origin in 3-year-old children. *Child Development, 74*, 346-357.

Cantwell, D., & Baker, L. (1987). *Developmental speech and language disorders*. Guilford Press.

Chomsky, N., & Hale, M. (1968). *The sound pattern of English*. Harper & Row.

Cooper, J. O., Heron, T. E., & Heward, W. L. (2020). *Applied behavior analysis*. Pearson.

Coplan, J., & Gleason, J. R. (1988). Unclear speech: Recognition and significance of unintelligible speech in preschool children. *Pediatrics, 82*, 447-452.

Creaghead, N. A., & Newman, P. W. (1989). Articulatory phonetics and phonology. In W. Secord (Ed.), *Assessment and remediation of articulatory and phonological disorders*. Merrill.

Cummings, L. (2008). *Clinical linguistics*. Edinburgh University Press.

Dale, P. S., & Hayden, D. A. (2013). Treating speech subsystems in childhood apraxia of speech with tactual input: The PROMPT approach. *American Jour-*

nal of Speech-Language Pathology, 22(4), 644-661.

Dalston, R., & Marquardt, T. P. (2016). Cleft and palate. In R. B. Gillam & T. P. Marquardt (Eds.), *Communication sciences and disorders: From science to clinical practice* (pp. 177-192). Jones & Bartlett Learning.

Darley, F., Aronson, A., & Brown, J. (1975). *Motor speech disorders*. Saunders.

Davis, B. L. (2005). Clinical diagnosis of developmental speech disorders. In A. G. Kamhi & K. E. Pollock (Eds.), *Phonological disorders in children: Clinical decision making in assessment and intervention* (pp. 3-33). Paul H. Brookes.

Dean, E. C., Howell, J., Waters, D., & Reid, J. (1995). Metaphon: A metalinguistic approach to the treatment of phonological disorder in children. *Clinical Linguistics and Phonetics, 9*, 1-19.

Dixon, M. J., Marazita, M. L., Beaty, T. H., & Murray, J. C. (2011). Cleft lip and palate: Understanding genetic and environmental influences. *Nature Reviews. Genetics, 12*(3), 167-178.

Dodd, B. (Ed.). (2005). *Differential diagnosis and treatment of children with speech disorders* (2nd ed.). Whurr.

Dodd, B., & Iacano, T. (1989). Phonological disorders in children: Changes in phonological process use during treatment. *British Journal of Disorders of Communication, 24*, 333-351.

Dodd, B., Holm, A., Crosbie, S., & McIntosh, B. (2006). A core vocabulary approach for management of inconsistent speech disorder. *Advances in Speech-Language Pathology, 8*(3), 220-230.

Dodd, B., Holm, A., Crosbie, S., & McIntosh, B. (2010). Core vocabulary intervention for inconsistent speech disorder. In A. L. Williams, S. McLeod, & R. J. McCauley (Eds.), *Interventions for speech sound disorders in children* (pp.

117-136). Paul H. Brookes.

Dodd, B., Hua, Z., Crosbie, S., Holm, A., & Ozanne, A. (2006). *Diagnostic evaluation of articulation and phonology*. San Antonio, TX: Pearson Assessment.

Duffy, J. R. (2005). *Motor speech disorders: Substrates, differential diagnosis, and management* (2nd ed.). Mosby.

Eadie, P., Morgan, A., Ukoumunne, O. C., Ttofari Eecen, K., Wake, M., & Reilly, S. (2015). Speech sound disorder at 4 years: Prevalence, comorbidities, and predictors in a community cohort of children. *Developmental Medicine & Child Neurology, 57*(6), 578-584.

Edwards, M. L. (1992). In support of phonological processes. *Language, Speech, and Hearing Services in Schools, 23*, 233-240.

Edwards, M. L. (1995). Developmental phonology. In H. Winitz (Ed.), *Human communication and its disorders: A review* (Vol. IV) (pp. 223-246). York Press.

Elbert, M., & Gierut, J. A. (1986). *Handbook of clinical phonology: Approaches to assessment and treatment*. College-Hill Press.

Elbert, M., & McReynolds, L. V. (1978). An experimental analysis of misarticulating children's generalization. *Journal of Speech and Hearing Research, 21*, 136-149.

Elbert, M., Powell, T. W., & Swartzlander, P. (1991). Toward a technology of generalization: How many exemplars are sufficient? *Journal of Speech and Hearing Research, 34*, 81-87.

Felsenfeld, S., McGue, M., & Broen, P. A. (1995). Familial aggregation of phonological disorders: Results from a 28-year follow-up. *Journal of Speech and Hearing Research, 38*, 1091-1107.

Fey, M. E. (1986). *Language intervention with young children*. College-Hill Press.

Flipsen, P. J. (2006). Measuring the intelligibility of conversational speech in children. *Clinical Linguistics and Phonetics, 15*, 763-770.

Flipsen, P., Hammer, J., & Yost, K. (2005). Measuring severity of involvement in speech delay: Segmental and whole-word measures. *American Journal of Speech-Language Pathology, 14*, 298-312.

Fluharty, N. (2000). *Fluharty Preschool Speech and Language Screening Test* (2nd ed.). Pro-ed.

Fortnum, H. M., Summerfield, A. Q., Marshall, D. H., Davis, A. C., & Bamford, J. M. (2001). Prevalence of permanent childhood hearing impairment in the United Kingdom and implications for universal neonatal hearing screening: Questionnaire based ascertainment study. *British Medical Journal, 323*, 536-540.

Fox, C. M., & Boliek, C. A. (2012). Intensive Voice Treatment (LSVT LOUD) for children with spastic cerebral palsy and dysarthria. *Journal of Speech and Hearing Research, 55*(3), 930-945.

Fudala, J. B. (2000). *Arizona Articulation Proficiency Scale* (3rd ed.). Western Psychological Services.

Fudala, J. B., & Reynolds, W. (1993). *Arizona Articulation Proficiency Scale* (2nd ed.). Western Psychological Services.

Ghazanfar, A. A., & Schroeder, C. E. (2006). Is neocortex essentially multisensory? *Trends in Cognitive Sciences, 10*(6), 278-285.

Gierut, J. A. (1989). Maximal opposition approach to phonological treatment. *Journal of Speech and Hearing Disorders, 54*, 9-19.

Gierut, J. A. (1990). Differential learning of phonological oppositions. *Journal of Speech and Hearing Research, 33*, 540-549.

Gierut, J. A. (1998). Treatment efficacy: Functional phonological disorders in children. *Journal of Speech, Language, and Hearing Research, 41*, S85-S100.

Gierut, J. A. (1999). Syllable onsets: Clusters and adjuncts in acquisition. *Journal of Speech, Language, and Hearing Research, 42*, 708-726.

Gierut, J. A. (2001). Complexity in phonological treatment: Clinical factors. *Lang Speech Hear Serv Sch, 32*(4), 229-241.

Gierut, J. A. (2007). Phonological complexity and language learnability. *American Journal of Speech-Language Pathology, 16*(1), 6-17.

Gierut, J. A., & Hulse, L. E. (2010). Evidence-based practice: A marix for predicting phonological generalization. *Clinical Linguistics and Phonetics, 24*(4-5), 323-334.

Gierut, J. A., & Neumann, H. J. (1992). Teaching and learning /th/: A non-confound. *Clinical Linguistics and Phonetics, 6*(3), 191-200.

Gillam, R. B., & Marquart, T. P. (2016). *Communication sciences and disorders from sciences to clinical practice* (3rd ed.). Jones & Bartlett Learning.

Gironda, F., Musayeva, S., & Fabus, R. (2011). Assessment of the oral-peripheral speech mechanism. In C. Stein-Rubin & R. Fabus (Eds.), *A guide to clinical assessment and professional report writing in speech-language pathology.* Delmar Learning.

Golding-Kushner, K. J. (2001). *Therapy techniques for cleft palate speech and related disorders.* Routledge.

Goldman, R., & Fristoe, M. (2015). *Goldman-Fristoe Test of Articulation 3* (3rd ed.). Pearson.

Goldstein, B. A., Fabiano, L., & Iglesias, A. (2004). Spontaneous and imitated productions in Spanish-speaking children with phonological disorders. *Language, Speech, and Hearing Services in Schools, 35*(1), 5-15.

Gordon-Brannan, M., & Hodson, B. (2000). Intelligibility/severity measurements of prekindergarten children's speech. *American Journal of Speech-Language Pathology, 9*, 141-150.

Gordon-Brannan, M., & Weiss, C. (2007). *Clinical management of articulatory and phonologic disorders* (3rd ed.). Lippincott Williams & Wilkins.

Gorlin, R. J., & Baylis, A. L. (2009). Embryologic and genetic aspects of clefting and selected craniofacial anomalies. In K. T. Moller & L. E. Glaze (Eds.), *Cleft lip and palate: Interdisciplinary issues and treatment* (2nd ed.) (pp. 103-169). Pro-ed.

Grunwell, P. (1987). *Clinical phonology* (2nd ed.). Croom Helm.

Hall, B. J., Oyer, H. J., & Haas, W. H. (2001). *Speech, language, and hearing disorders: A guide for the teacher.* Allyn and Bacon.

Hayden, D. (2006). The PROMPT model: Use and application for children with mixed phonological-motor impairment. *International Journal of Speech-Language Pathology, 8*(3), 265-281.

Hayden, D., Eigen, J., Walker, A., & Olsen, L. (2010). PROMPT: A tactually grounded model. In A. L. Williams, S. McLeod, & R. J. McCauley (Eds.), *Intervention for speech sound disorders in children* (pp. 453-474). Paul H. Brookes.

Hegde, M. N., & Davis, D. (2010). *Clinical methods and practicum in speech-language pathology* (5th ed.). Delmar Learning.

Helwany, M., & Rathee, M. (2022). *Anatomy, head and neck, palate.* StatPearls Publishing LLC.

Hesketh, A. (2010). Metaphonological intervention: Phonological awareness. In A. L. Williams, S. McLeod, & R. J. McCauley (Eds.), *Intervention for speech sound disorders in children* (pp. 247-274). Paul H. Brookes.

Hewlett, N. (1990). Processes of development and production. In P. Grunwell (Ed.), *Developmental speech disorders* (pp. 15-38). Churchill Livingstone.

Hodson, B. (2004). *Hodson Assessment of Phonological Patterns* (3rd ed.). Pro-ed.

Hodson, B. (2010). *Evaluating and enhancing children's phonological systems: Research and theory to practice.* Phonocomp Publishers.

Hodson, B. W., & Paden, E. P. (1983). *Targeting intelligible speech: A phonological approach to remediation* (2nd ed.). College-Hill Press.

Hodson, B., & Paden, E. (1991). *Targeting intelligible speech: A phonological approach to remediation* (2nd ed.). Pro-ed.

Hoffman, P. R. (1993). A whole-language treatment perspective for phonological disorder. *Seminars in Speech and Language, 14*, 142-151.

Holm, A., Crosbie, S., & Dodd, B. (2013). Treating inconsistent speech disorders. In B. Dodd (Ed.), *Differential diagnosis and treatment of children with speech disorder* (pp. 182-201). John Wiley & Sons.

Honein, M. A., Rasmussen, S. A., Reefhuis, J., Romitti, P., Lammer, E. J., Sun, L., & Correa, A. (2007). Maternal smoking, environmental tobacco smoke, and the risk of oral clefts. *Epidemiology, 18*, 226-233.

Howell, J., & Dean, E. (1994). *Treating phonological disorders in children: Metaphon: Theory to practice* (2nd ed.). Whurr.

Hua, Z., & Dodd, B. (2000). The phonological acquisition of Putonghua (Modern Standard Chinese). *Journal of Child Language, 27*(1), 3-42.

Hulit, L., & Howard, M. (2006). *Born to talk: An introduction to speech and language development* (6th ed.). Allyn & Bacon.

Ingram, D. (1976). *Phonological disability in children.* Arnold.

Ingram, D. (1991). *First language acquisition: Method, description and explana-*

tion. Cambridge University Press.

Johnson, C. D., & Seaton, J. F. (2012). *Educational audiology handbook*. Cengage Learning.

Johnson, C., Weston, A., & Bain, B. (2004). An objective and time-efficient method for determining severity of childhood speech delay. *American Journal of Speech-Language Pathology, 19*, 51-65.

Kamhi, A. G., & Pollock, K. E. (2005). *Phonological disorders in children: Clinical decision making in assessment and intervention*. Paul H. Brookes.

Kent, R. D. (1998). Normal aspects of articulation. In J. E. Bernthal & N. W. Bankson (Eds.), *Articulation and phonological disorders* (4th ed.) (pp. 1-62). Prentice-Hall.

Kent, R. D. (2015). Nonspeech oral movements and oral motor disorders: A narrative review. *American Journal of Speech-Language Pathology, 24*, 763-789.

Kent, R. D., Miolo, G., & Bloedel, S. (1994). The intelligibility of children's speech: A review of evaluation procedures. *American Journal of Speech-Language Pathology, 3*(2), 81-95.

Ketelaars, M. P., Cuperus, J. M., Daal, J., Jansonius, K., & Verhoeven, L. (2009). Screening for pragmatic language impairment: The potential of the Children's Communication Checklist. *Research in Developmental Disabilities, 30*, 952-960.

Khan, L., & Lewis, N. (2002). *The Khan-Lewis phonological analysis* (2nd ed.). American Guidance Service.

Khan, L., & Lewis, N. (2015). *The Khan-Lewis phonological analysis* (3rd ed.). Pearson.

Klein, E. (1995). *Clinical phonology: Assessment and treatment of articulation di-*

sorders in children and adults. Singular.

Knight, R. A., Bandali, C., Woodhead, C., & Vansadia, P. (2018). Clinicians' views of the training, use and maintenance of phonetic transcription in speech and language therapy. *International Journal of Language & Communication Disorders, 53*(4), 776-787.

Koegel, R. L., Koegel, L. K., Ingham, J. C., & Van Voy, K. (1988). Within-clinic versus outside-of-clinic self-monitoring of articulation to promote generalization. *Journal of Speech, Language, and Hearing Disorders, 53*(4), 392-399.

Kritikos, E. P., McLoughlin, J. A., & Lewis, R. B. (2018). *Assessing students with special needs* (8th ed.). Pearson.

Lass, N. J., & Pannbacker, M. (2008). The application of evidence-based practice to nonspeech oral motor treatments. *Language, Speech, and Hearing Services in Schools, 39*(3), 408-421.

Law, J., Garrett, Z., & Nye, C. (2004). The efficacy of intervention for children with developmental speech and language delay/disorder: A meta-analysis. *Journal of Speech, Language, and Hearing Research, 47*, 924-943.

Lewis, B. A., Freebairn, L., Hansen, A., Miscimarra, L., Iyengar, S., & Taylor, G. (2007). Speech and language skills of parents of children with speech sound disorders. *American Journal of Speech-Language Pathology, 16*, 108-118.

Lewis, B. A., Shriberg, L., Freebairn, L., Hansen, A., Stein, C., Taylor, G. et al. (2006). The genetic basis of speech sound disorders: Evidence from spoken and written language. *Journal of Speech, Language, and Hearing Research, 49*, 1294-1312.

Lewis, B., Ekelman, B., & Aram, D. (1989). A familial study of severe phonological disorders. *Journal of Speech and Hearing Research, 32*, 713-724.

Lippke, B. A., Dickey, S. E., Selmar, J. W., & Soder, A. L. (1997). *Photo Articu-*

lation Test (3rd ed.). Pro-ed.

Locke, J. L. (1980). The inference of speech perception in the phonologically disordered child: II. Some clinically novel procedures, their use, some findings. *Journal of Speech and Hearing Disorders, 45*, 445-468.

Lof, G. L. (2008). Controversies surrounding nonspeech oral motor exercises for childhood speech disorders. *Seminar on Speech and Language, 29*(4), 253-255.

Lof, G. L., & Watson, M. M. (2008). A nationwide survey of nonspeech oral motor exercise use: Implications for evidence-based practice. *Language, Speech, and Hearing Services in Schools, 39*, 392-407.

Low, G., Newman, P., & Ravsten, M. (1989). Pragmatic considerations in treatment: Communication-centered instruction. In N. Creaghead, P. Newman, & W. Secord (Eds.), *Assessment and remediation of articulatory and phonological disorders* (2nd ed.). Merrill Macmillan.

Luckner, J., & Luetke-Stahlman, B. (1991). *Effectively educating students with hearing impairments*. Longman Publishing Group.

Mai, C. T., Isenburg, J. L., Canfield, M. A., Meyer, R. E., Correa, A., Alverson, C. J., Lupo, P. J., Riehle-Colarusso, T., Cho, S. J., Aggarwal, D., & Kirby, R. S. (2019). National population-based estimates for major birth defects, 2010-2014. *Birth Defects Research, 111*(18), 1420-1435.

Mandel, E. M., Doyle, W. J., Winther, B., & Alper, C. M. (2008). The incidence, prevalence and burden of OM in unselected children aged 1-8 years followed by weekly otoscopy through the "common cold" season. *International Journal of Pediatric Otorhinolaryngology, 72*, 491-499.

Marquardt, T. P. (2016). Motor speech disorders. In R. B. Gillam & T. P. Marquardt (Eds.), *Communication sciences and disorders: From science to cli-*

nical practice (pp. 229-256). Jones & Bartlett Learning.

Marquardt, T. P., & Matyear, C. L. (2016). Speech science. In R. B. Gillam & T. P. Marquardt (Eds.), *Communication sciences and disorders: From science to clinical practice* (pp. 91-126). Jones & Bartlett Learning.

Masterson, J., Bernhardt, B., & Hofheinz, M. (2005). A comparison of single words and conversational speech in phonological evaluation. *American Journal of Speech-Language Pathology, 14*, 229-241.

Mazur, J. E. (2016). *Learning and behavior* (8th ed.). Routledge.

McCabe, P., & Ballard, K. (2015). ReST program. In C. Bowen (Ed.), *Children's speech sound disorders* (2nd ed.). Wiley-Black Well.

McCauley, R. (2009). Prioritising goals for children with speech and language disorders. In C. Bowen (Ed.), *Children's speech sound disorders* (pp. 82-84). Wiley-Blackwell.

McComb, R. W., Marrinan, E. M., Nuss, R. C., Labrie, R. A., Mullliken, J. B., & Padwa, B. L. (2011). Predictors of velopharyngeal insufficiency after Le Fort I Maxillary advancement in patients with cleft palate. *Journal of Oral and Maxillofacial Surgery, 69*(8), 2226-2232.

McDonald, E. T. (1964). *Articulation testing and treatment: A sensory motor approach*. Stanwix House.

McLeod, S., & Baker, E. (2017). *Children's speech: An evidence-based approach to assessment and intervention*. Pearson.

McLeod, S., & Harrison, L. J. (2009). Epidemiology of speech and language impairment in a nationally representative sample of 4- to 5-year-old children. *Journal of Speech, Language and Hearing Research, 52*(5), 1213-1229.

Mei, M., Reilly, S., Reddihough, D., Mensah, F., & Morgan, A. (2014). Motor speech impairment, activity, and participation in children with cerebral palsy. *In-*

ternational Journal of Speech-Language Pathology, 16(4), 427-435.

Miltenberger, R. G. (2016). *Behavior modification: Principles and procedures* (6th ed.). Cengage Learning.

Mowrer, D. E. (1989). The behavioral approach to treatment. In N. Creaghead, P. W. Newman, & W. A. Secord (Eds.), *Assessment and remediation of articulatory and phonological disorders* (pp. 159-192). Macmillian.

Mullen, R., & Schooling, T. (2010). The national outcome measurement system for pediatric speech-language pathology. *Language, Speech, and Hearing Services in Schools, 41*, 44-60.

Munoz, K. (2016). Hearing disorders. In R. B. Gillam & T. P. Marquardt (Eds.), *Communication sciences and disorders: From science to clinical practice* (pp. 379-400). Jones & Bartlett Learning.

Munson, B., Edwards, J., & Beckman, M. E. (2005). Phonological knowledge in typical and atypical speech-sound development. *Topics in Language Disorders, 25*(3), 190-206.

Murray, E., McCabe, P., & Ballard, K. (2012). A comparisosn of two treatments for childhood apraxia of speech: Methods and treatment protocol for a parallel group randomized control trial. *BMC Pediatrics, 12*(1), 1-9.

Murray, E., McCabe, P., & Ballard, K. (2015). A randomized controlled trial for children with childhood apraxia of speech comparing rapid syllable transition treatment and the Nuffield Dyspraxia Programme-Third Edition. *Journal of Speech and Hearing Research, 58*(3), 669-686.

Murray, E., McCabe, P., Heard, R., & Ballard, K. (2015). Differential diagnosis of children with suspected childhood apraxia of speech. *Journal of Speech and Hearing Research, 58*(1), 43-60.

Murray, E., McCabe, P., Kirrie J., & Ballard, K. (2014). A systematic review of treatment outcomes for children with childhood apraxia of speech. *American Journal of Speech-Language Pathology, 23*(3), 486-504.

Murray, M. M., Thelen, A., Thut, G., Romei, V., Martuzzi, R., & Matusz, P. J. (2016). The multisensory function of the human primary visual cortex. *Neuropsychologia, 83*, 161-169.

Nasreddine, G., Hajj, J. E., & Ghassibe-Sabbagh, M. (2021). Orofacial clefts embryology, classification, epidemiology, and genetics. *Mutation Research/Reviews in Mutation Research, 787*(1), 108-373.

Nasser, M., Fedorowicz, Z., Newton, J. T., & Nouri, M. (2008). Interventions for the management of submucous cleft palate. *The Cochrane Database of Systematic Reviews, 1*, CD006703.

National Institute on Deafness and Other Communication Disorders. (2016). *Quick statistics about voice, speech, language.* Retrieved from https://reurl. cc/6ZqdNZ

Nelson, H. D., Nygren, P., Walker, M., & Panoscha, R. (2006). Screening for speech and language delay in preschool children: Systematic evidence review for the US Preventative Services Task Force. *Pediatrics, 117*, e298-e319.

Newman, D. (2022). *Multiple oppositions therapy guide.* Retrieved from https:// reurl.cc/p1YvLQ

Nicolosi, L., Harryman, E., & Kresheck, J. (1989). *Terminology of communication disorders.* Williams & Wilkins.

Niskar, A. S., Kieszak, S. M., Holmes, A. et al. (1998). Prevalence of hearing loss among children 6 to 19 years of age: The Third National Health and Nutrition Examination Survey. *The Journal of the American Medical Association, 279* (14), 1071-1075.

Owens, R. E. (2016). *Language development: An introduction* (9th ed.). Pearson.

Owens, R. E., & Farinella, K. A. (2019). *Introduction to communication disorders: A lifespan evidence-based perspective* (6th ed.). Pearson.

Palmer, J. M., & Yantis, P. A. (1990). *Survey of communication disorders*. Williams & Wilkins.

Pascoe, M., Stackhouse, J., & Wells, B. (2006). *Persisting speech difficulties in children: Children's speech and literacy difficulties III*. Wiley & Sons Ltd.

Paynter, W., & Bumpas, T. (1977). Imitative and spontaneous articulatory assessment of three-year-old children. *Journal of Speech, Language and Hearing Disorders, 42*, 119-125.

Peña-Brooks, A., & Hegde, M. N. (2015). *Assessment and treatment of speech sound disorders in children* (3rd ed.). Pro-ed.

Petinou, K. C., Schwartz, R. G., Gravel, J. S., & Raphael, L. J. (2001). A preliminary account of phonological and morphophonological perception in young children with and without otitis media. *International Journal of Language and Communicate Disorders, 36*, 21-42.

Pindzola, R. H., Plexico, L. W., & Haynes, W. O. (2016). *Diagnosis and evaluation in speech pathology*. Pearson.

Plante, E. M., & Beeson, P. M. (2008). *Communication and communication disorders: A clinical introduction* (3rd ed.). Pearson Education.

Powell, T. W. (1991). Planning for phonological generalization: An approach to treatment target selection. *American Journal of Speech-Language Pathology, 1*, 21-27.

Powell, T. W. (1997). Assessing consonant cluster production under imitative and more spontaneous conditions. *Perceptual and Motor Skills, 84*, 1134.

Prather, E. M., Hederick, D. L., & Kern, C. A. (1975). Articulation development in children aged two to four years. *Journal of Speech, Language and Hearing*

Disorders, 60, 179-191.

Preston, J. L. (2008). *Phonological processing and speech production in preschoolers with speech sound disorders*. Unpublished doctoral dissertation, Syracuse University.

Prezas, R. F., & Hodson, B. W. (2010). The cycles phonological remediation approach. In L. Williams, S. McLeod, & R. McCauley (Eds.), *Interventions for speech sound disorders in children* (pp. 137-158). Paul H. Brookes.

Rafaat, S., Rvachew, S., & Russell, R. (1995). Reliability of clinician judgments of severity of phonological impairment. *American Journal of Speech-Language Pathology, 4*, 39-46.

Rakerd, B., Hunter, E. J., & Lapine, P. (2019). Resonance effects and the vocalization of Speech. *Perspectives of the ASHA Special Interest Groups, 4*(6), 1637-1643.

Randolph, C. C. (2017). Overview of phonological disorders: The language-based speech sound disorder. *Journals of Phonetics and Audiology, 3*(1), 1-2.

Reilly, J., & Fisher, J. L. (2012). Sherlock Holmes and the strange case of the missing attribution: A historical note on "The Grandfather Passage". *Journal of Speech, Language and Hearing Research, 55*(1), 84-88.

Roberts, J. E., Rosenfeld, R. M., & Zeisel, S. A. (2004). Otitis media and speech and language: A meta-analysis of prospective studies. *Pediatrics, 113*, 238-248.

Rosenbek, J. C., Lemme, M. L., Ahern, M. B., Harris, E. H., & Wertz, R. T. (1973). A treatment for apraxia of speech in adults. *Journal of Speech, Language and Hearing Disorders, 38*(4), 462-472.

Rosenberg, L. (2015). *The effects of multisensory, explicit, and systematic instructional practices on elementary school students with learning impairments in encoding and oral reading*, Unpublished education doctoral theses, Northe-eastern University.

Roth, F. P., & Worthington, C. K. (2016). *Treatment resource manual for speech language pathology* (5th ed.). Cengage Learning.

Royal College of Physicians. (2017). In relaxed normal breathing the RR is 12-20 breaths per minute (bpm). *National Early Warning Score (NEWS) 2.*

Rvachew, S. (2007). Phonological processing and reading in children with speech sound disorders. *American Journal of Speech-Language Pathology, 16,* 260-270.

Rvachew, S., & Bernhardt, B. M. (2010). Clinical implications of dynamic systems theory for phonological development. *American Journal of Speech-Language Pathology, 19,* 34-50.

Rvachew, S., & Brosseau-Lapre, E. (2010). Speech perception intervention. In A. L. Williams, S. McLeod, & R. J. McCauley (Eds.). *Interventions for speech sound disorders in children* (pp. 295-314). Paul H. Brookes.

Sander, E. K. (1972). When are speech sounds learned? *Journal of Speech and Hearing Disorders, 37*(1), 55-63.

Scies, L., Taylor, H. G., Freebairn, L., Hansen, A., & Lewis, B. A. (2007). Relationship between speech-sound disorders and early literacy skills in preschool-age children: Impact of comorbid language impairment. *Journal of Developmental and Behavioral Pediatrics, 28*(6), 438-447.

Secord, W. A. (1981). *Test of minimal articulation competence.* Psychological Corporation.

Secord, W. A., Boyce, S. E., Donohue, J. S., Fox, R. A., & Shine, R. E. (2007). *Eliciting sounds: Techniques and strategies for clinicians* (2nd ed.). Cengage Learning.

Seikel, J. A., Drumright, D. G., & Hudock, D. J. (2019). *Anatomy & physiology for speech, language, and hearing* (6th ed.). Plural Publishing.

Seikel, J. A., King, D. W., & Drumright, D. G. (2000). *Anatomy & physiology for speech, language, and hearing.* Thomson Delmar Learning.

Senechal, M., Ouellette, G., & Young, L. (2004). Testing the concurrent and predictive relations among articulation accuracy, speech perception, and phoneme awareness. *Journal of Experimental Child Psychology, 89*(3), 242-269.

Shine, R. (1989). Articulatory production training: A sensory-motor approach. In N. Creag-Head, P. Newman, & W. Secord (Eds.), *Assessment and remediation of articulatory and phonological disorders* (pp. 355-359). Charles E. Merrill.

Shipley, K. G., & McAfee, J. G. (2021). *Assessment in speech-language pathology: A resource manual* (6th ed.). Plural.

Shriberg, L. D. (1980). Developmental phonological disorders. In T. J. Hixon, L. D. Shriberg, & J. S. Saxman (Eds.), *Introduction to communication disorders* (pp. 262-309). Prentice-Hall.

Shriberg, L. D., & Kent, R. D. (2013). *Clinical phonetics* (4th ed.). Allyn & Bacon.

Shriberg, L. D., & Kwiatkowski, J. (1982). Phonological disorders III: A procedure for assessing severity of involvement. *Journal of Speech and Hearing Disorders, 47*, 256-270.

Shriberg, L. D., & Kwiatkowski, J. (1990). Self-monitoring and generalization in preschool speech-delayed children. *Language, Speech and Hearing Services in Schools, 21*, 157-170.

Shriberg, L. D., & Kwiatkowski, J. (1994). Developmental phonological disorders I: A clinical profle. *Journal of Speech and Hearing Research, 37*, 1100-1126.

Shriberg, L. D., & Widder, C. (1990). Speech and prosody characteristics of adults with mental retardation. *Journal of Speech and Hearing Research, 33,* 627-653.

Shriberg, L. D., Aram, D. M., & Kwiatkowski, J. (1997). Developmental apraxia of speech: I. Descriptive and theoretical perspectives. *Journal of Speech and Hearing Research, 40,* 273-286.

Shriberg, L. D., Austin, D., Lewis, B., McSweeny, J. L., & Wilson, D. L. (1997). The percentage of consonants correct (PCC) metric: Extensions and reliability data. *Journal of Speech, Language, and Hearing Research, 40,* 708-722.

Shriberg, L. D., Tomblin, J. B., & McSweeny, J. L. (1999). Prevalence of speech delay in 6-year-old children and comorbidity with language impairment. *Journal of Speech, Language, and Hearing Research, 42,* 1461-1481.

Silverman, F. H., & Miller, L. (2016). *Introduction to communication sciences and disorders* (5th ed.). Pro-ed.

Skahan, S. M., Watson, M., & Lof, G. L. (2007). Speech-language pathologists' assessment practices for children with suspected speech sound disorders: Results of a national survey. *American Journal of Speech-Language Pathology, 16,* 246-259.

Smit, A. B., Hand, L., Freilinger, J. J., Bernthal, J. E., & Bird, A. (1990). The Iowa articulation norms project and its Nebraska replication. *Journal of Speech and Hearing Disorders, 55,* 779-798.

Snowling, M. J. (2000). *Dyslexia* (Vol. 2). Wiley-Blackwell.

Stackhouse, J., & Wells, B. (1997). *Children's speech and literacy difficulties: A psycholinguistic framework.* Whurr.

Steele, D., Adam, G. P., Di, M., Halladay, C., Pan, I., Coppersmith, N., Balk, E. M., & Trikalinos, T. A. (2017). Tympanostomy tubes in children with Otitis Media. *Comparative Effectiveness Review, 185.*

Stemberger, J. P. (1992). In C. A. Ferguson, L. Menn, & C. Stoel-Gammon (Eds.), *Phonological development: Models, research, implications* (pp. 165-189). York Press.

Stoel-Gammon, C. (1988). *Evaluation of phonological skills in pre-school children*. Thieme Medical Publishers.

Stoel-Gammon, C., & Dunn, C. (1985). *Normal and disordered phonology in children*. University Park Press.

Storkel, H. L. (2018). The complexity approach to phonological treatment: How to select treatment targets. *Language, Speech, and Hearing Services in Schools, 49*, 463-481.

Strand, E. A. (2020). Dynamic temporal and tactile cueing: A treatment strategy for childhood apraxia of speech. *American Journal of Speech Language pathology, 29*(1), 30-48.

Strand, E. A., & McCauley, R. J. (2008). Differential diagnosis of severe speech impairment in young children. *The ASHA Leader*.

Strand, E. A., & Skinder, A. (1999). Treatment of developmental apraxia of speech: Integral stimulation methods. In A. Caruso & E. A. Strand (Eds.), *Clinical management of motor speech disorders in children* (pp. 109-148). Thieme.

Strand, E. A., Stoeckel, R., & Baas, B. (2006). Treatment of severe childhood apraxia of speech: A treatment efficacy study. *Journal of Medical Speech-Language Pathology, 14*(4), 297-307.

Swan, D., & Goswami, U. (1997). Phonological awareness deficits in developmental dyslexia and the phonological representations hypothesis. *Journal of Experimental Child Psychology, 66*, 18-41.

Templin, M. C. (1957). *Certain language skills in children: Their development and interrelationships*. University of Minnesota Press.

Tennessee Department of Education. (2018). *Speech or language impairment evaluation guidance*. Retrieved from https://reurl.cc/9Ojo8V

Tos, M. (1984). Epidemiology and natural history of secretory otitis. *American Journal of Otolaryngology, 5*, 459-462.

Tyler, A. A. (2002). Language-based intervention for phonological disorders. *Seminars in Speech and Language, 23*, 69-82.

Tyler, A. A., Edwards, M. L., & Saxman, J. H. (1987). Clinical application of two phonologically based treatment procedures. *Journal of Speech and Hearing Disorders, 52*, 393-409.

U.S. Department of Education. (2021). *43rd Annual Report to Congress on the Implementation of the Individuals with Disabilities Education Act*. Retrieved from https://reurl.cc/Mba1l3

Van Riper, C. (1978). *Speech correction: Principles and method* (6th ed.). Prentice-Hall.

Van Riper, C., & Emerick, L. (1984). *Speech correction: An introduction to speech pathology and audiology* (7th ed.). Prentice-Hall.

Van Riper, C., & Erickson, R. (1996). *Speech correction: An introduction to speech pathology and audiology* (9th ed.). Prentice-Hall.

Vitevitch, M. S., & Luce, P. A. (1999). Probabilistic phonotactics and neighborhood activation in spoken word recognition. *Journal of Memory and Language, 40*, 374-408.

Weiner, F. F. (1981). Treatment of phonological disability using the method of meaningful minimal contrast: Two case studies. *Journal of Speech and Hearing Disorders, 46*, 97-103.

Wells, B. (1994). Junction in developmental speech disorder: A case study. *Clini-*

cal Linguistics and Phonetics, 8(1), 1-25.

Werler, M. M., Ahrens, K. A., Bosco, J. L., Michell, A. A., Anderka, M. T., Gilboa S. M., Holmes, L. B. (2011). National birth defects prevention study: Use of antiepileptic medications in pregnancy in relation to risks of birth defects. *Annals of Epidemiology, 21*, 842-850.

Weston, A. D., & Shriberg, L. D. (1992). Contextual and linguistic correlates of intelligibility in children with developmental phonological disorders. *Journal of Speech and Hearing Research, 35*, 1316-1332.

Wheatley, I. (2018). Respiratory rate 4: Breathing rhythm and chest movement. *Nursing Times, 114*(9), 49-50.

Whitmire, K., Karr, S., & Mullen, R. (2000). Action: school services. *Language, Speech, and Hearing Services in Schools, 31*, 402-406.

Wilcox, K., & Morris, S. (1999). *Children's speech intelligibility measure.* Psychological Corporation.

Williams, A. L. (2000a). Multiple oppositions: Case studies of variables in phonological intervention. *American Journal of Speech-Language Pathology, 9*, 289-299.

Williams, A. L. (2000b). Multiple oppositions: Theoretical foundations for an alternative contrastive intervention approach. *American Journal of Speech-Language Pathology, 9*, 282-288.

Williams, A. L. (2001). Phonological assessment of child speech. In D. M. Ruscello (Ed.), *Tests and measurements in speech-language pathology* (pp. 31-76). Butterworth-Heinemann.

Williams, A. L. (2003). Target selection and treatment outcomes. *Perspectives on Language Learning and Education, 10*, 12-16.

Williams, P., & Stackhouse, J. (2000). Rate, accuracy and consistency: Diadochokinetic performance of young, normally developing children. *Clinical Linguistics & Phonetics, 14*(4), 267-293.

Williams, P., Stephens, H., & Connery, V. (2006). What's the evidence for oral motor therapy? A response to Bowen 2005. *Acquiring Knowledge in Speech, Language, and Hearing, 8*(2), 89-90.

Wren, Y., Harding, S., Goldbart, J., & Roulstone, S. (2018). A systematic review and classification of interventions for speech-sound disorder in preschool children. *International Journal of Language and Communication Disorders, 53*(3), 446-467. Retrieved from https://doi.org/10.1111/1460-6984.12371

Yoder, P., Camarata, S., & Gardner, E. (2005). Treatment effects on speech intelligibility and length of utterance in children with specific language and intelligibility impairments. *Journal of Early Intervention, 28*, 34-44.

Yorkston, K. M., Beukelman, D. R., Strand, E. A., & Hakel, M. (2010). *Management of motor speech disorders in children and adults* (3rd ed.). Pro-ed.

國家圖書館出版品預行編目（CIP）資料

兒童語音障礙：理論與實務／錡寶香，陳佳儀，
張旭志，謝采容，宋韋均著. -- 初版. --
新北市：心理出版社股份有限公司, 2022.10
面；　公分. --（溝通障礙系列；65046）
ISBN 978-626-7178-18-8（平裝）

1. CST: 構音障礙　2. CST: 語言障礙　3. CST: 兒童

416.867　　　　　　　　　　　　　　111014189

溝通障礙系列 65046

兒童語音障礙：理論與實務

主　　編：錡寶香
作　　者：錡寶香、陳佳儀、張旭志、謝采容、宋韋均
執行編輯：高碧嶸
總 編 輯：林敬堯
發 行 人：洪有義
出 版 者：心理出版社股份有限公司
地　　址：231026 新北市新店區光明街 288 號 7 樓
電　　話：(02) 29150566
傳　　真：(02) 29152928
郵撥帳號：19293172　心理出版社股份有限公司
網　　址：https://www.psy.com.tw
電子信箱：psychoco@ms15.hinet.net
排 版 者：辰皓國際出版製作有限公司
印 刷 者：辰皓國際出版製作有限公司
初版一刷：2022 年 10 月
I S B N：978-626-7178-18-8
定　　價：新台幣 500 元